生 生 文 库

生命　生机　生活

女性瑜伽与健康

［美］琳达·斯帕罗　［美］帕特里夏·瓦尔登 / 著

姚　阳　马佳勋 / 译

海南出版社

·海口·

版权合同登记号：图字：30–2022–015 号

　　女性瑜伽与健康 /（美）琳达·斯帕罗
(Linda Sparrowe)，（美）帕特里夏·瓦尔登
(Patricia Walden) 著；姚阳，马佳勋译 . –– 海口：
海南出版社，2022.6
　　书名原文：THE WOMAN'S BOOK OF YOGA & HEALTH
　　ISBN 978–7–5730–0516–8

　　Ⅰ . ①女… Ⅱ . ①琳… ②帕… ③姚… ④马… Ⅲ .
①瑜伽 – 基本知识 Ⅳ . ① R793.51

　　中国版本图书馆 CIP 数据核字 (2022) 第 075774 号

女性瑜伽与健康
NÜXING YUJIA YU JIANKANG

作　　者：［美］琳达·斯帕罗　　［美］帕特里夏·瓦尔登
译　　者：姚　阳　马佳勋
出 品 人：王景霞
特约策划：广州龙象文化传播有限公司
责任编辑：张　雪
执行编辑：于同同
责任印制：杨　程
印刷装订：北京兰星球彩色印刷有限公司
读者服务：唐雪飞
出版发行：海南出版社
总社地址：海口市金盘开发区建设三横路 2 号
邮　　编：570216
北京地址：北京市朝阳区黄厂路 3 号院 7 号楼 102 室
电　　话：0898–66812392　010–87336670
电子邮箱：hnbook@263.net
经　　销：全国新华书店经销
版　　次：2022 年 6 月第 1 版
印　　次：2022 年 6 月第 1 次印刷
开　　本：787 mm × 1092 mm　1/16
印　　张：28
字　　数：500 千
书　　号：ISBN 978–7–5730–0516–8
定　　价：98.00 元

前 言

　　现如今，将瑜伽练习融入日常生活来改善健康状况、促进精神成长比以往任何时候都更加重要。一边是逐渐恶化的自然环境、日益减少的自然资源，一边是不断增加的人口对自然资源所造成的压力，这些时刻在警示着我们所面临的严峻状态。如果想要留给子孙后代一个美好的世界，我们就要承担在生活中创造福祉的责任，并支持他人选择更健康的生活。换句话说，想要改造世界，我们必须先改造自己。

　　我的瑜伽之旅缘于自己的健康问题。二十多岁的时候我患上了关节炎，因为不愿每天服用一堆处方药，我尝试了公司组织的瑜伽课，结果给我带来了巨大的转变。通过认真地调控饮食和每日的瑜伽练习，我的关节炎症状几个月内就消失了。毫无疑问，疼痛的消失极大地激发了我练习瑜伽的热情。而且我发现自己变得更有活力了，在各个层面上都"打开"了。简单地说，我在身体和精神层面都变得更健康了。我强烈地感受到，尽管瑜伽不能治愈我们所有的病症，但有规律的练习可以帮我们找回真实的自己，激发内在力量，唤醒悲悯之心，从而获得更深层次的精神和情感健康。

　　事实上，越来越多的健康和幸福研究表明，瑜伽练习、呼吸技巧和冥想的减压效果是显著而强大的。然而，尽管与瑜伽相关的书籍已有很多，也都关注其对身体、情绪和灵性层面的益处，但很少会有书专注于女性的特殊需求。现在，《女性瑜伽与健康》一书的出版将弥补这一缺憾。

　　作为现代女性，我们正面临越来越大的工作和生活压力。我们生活在一个充满快速餐食的时代，我们需要快速解决问题，甚至连与家人的团聚也是匆忙而短暂的。我们更快地奔跑，更努力地工作，我们还要保护身边的人，把事情从我们的"待办事项"清单上画掉。然而，我们中的许多人都有一种深切的渴望——我们渴望得到慰藉和满足。我们渴望自由——不是脱离生活的自由，而是我们需要在生活中找到自由。

瑜伽可以帮助我们找到这种自由，我们不仅可以摆脱疼痛，也可以摆脱恐惧、焦虑和分离感。瑜伽可以带给我们一种同自己以及更广大女性群体的联结。当我们每天站在垫子上时，我们可以确信其他女性也在做同样的事情。于是瑜伽练习变成了既是个人的也是普世的练习。通过在体式中记住我们的深层自我，我们与世界各地的女性在灵性层面上强化了这种联结——她们也在为生存、成长、生产并养育她们的女儿以及练习以开放的心灵和清明的头脑面对人生而努力。

当我们在瑜伽课上弯曲和伸展时，我们正在训练自己的身体，使其变得灵活，同时也在培养我们的适应能力。适应性是女性一生中最大的优势——神秘的月经突然将我们从童年推向成年，我们经历了受孕和分娩的奇迹，我们不可避免地随着月经的停止而在下一个生命阶段再一次蜕变。在一次次地迎接生命所赋予的新角色，并见证身体不断变化的过程中，我们需要这种灵活性和适应性。《女性瑜伽与健康》一书认可并赞颂我们身体的这些变化，还为之提供了具体的练习方法，让我们在穿越人生的不同阶段时，无论遇到任何生理和心理上的问题，都能够自我理解并平和地接纳自我。

我非常希望你能拿起这本书，并开始练习。不要让你的怀疑使你偏离正轨。哪怕只选择作者建议的一个体式，也可以坚持每天练习。如果你的时间有限，只能做一个体式，那我建议你做摊尸式——一个深度放松的体式。美国人普遍睡眠不足，且女性多于男性：我们要早起照料宝宝，联系拼车，准备早餐，出门上班；我们要熬夜付账单，叠衣服，最后赖在电视机前几分钟——从对自己没完没了的完美要求中逃离，寻求几分钟的喘息。那么，就将这个时间拿来练习摊尸式吧，每天给自己 15 分钟的时间，来修复你的身体。因为你现在没有时间练习太多体式，所以体式的选择至关重要。

你很快就会回到这本书来学习其他体式。你会发现作者琳达·斯帕罗（Linda Sparrowe）和帕特里夏·瓦尔登（Patricia Walden）已经为你备好了一桌瑜伽盛宴：孕期体式、更年期体式、改善免疫系统的体式、缓解头痛的体式、减轻抑郁的体式、放松下背部的体式等。本书图文并茂，将充满指导性的文字和艺术化的美妙体式图片有机地结合在一起。但关键在于，没有你的全然参与，这只是一本躺在书架上的书。你才是那个可以将这些练习带到生活中去的人，它们将从你尝试练习的那一刻起帮助你。

所以我希望你问问自己："我现在想要什么样的生活？"你可能没有能力改变当前面临的生活处境：生病的父母、缺钱、家里有一个脾气古怪的青少年。但你确实拥有足够的力量去转变自己面对这些挑战时的感受，你可以使用这本书中的技巧来掌控这种力量，并改变自己面对这些挑战时的感受。

　　琳达、帕特里夏与我和你一样，我们都是与身体和生活抗争的女人。我们面临着不融洽的关系带给我们的困难，也面临着那些和谐关系所带来的挑战。在这一切之中，我们发现有规律地练习瑜伽体式和呼吸，以及那些自省的安宁时刻，已经成为我们生活的根基。我们希望你的练习能像我们在练习中所感受到的那样滋养你，并且希望你尽可能经常地与我们一起踏上垫子练习。这将解放你，为你带来健康、强大的能量，并让你与自己和所有其他生命保持美好而深刻的联结。

　　愿我们的生命都能如莲花般扎根于淤泥之中。

——朱迪丝·汉森·拉萨特（Judith Hanson Lasater）博士

导 语

如今瑜伽无处不在：遍布全国各地的健身俱乐部、休闲娱乐中心和专业瑜伽馆。有的医生推荐用瑜伽来治疗背痛，进行产前锻炼和缓解压力——效果卓著。但瑜伽不仅仅是针对疾病的一服药方，更是一生的良伴。瑜伽起源于古代印度文化中的一个古老传承，直到现代才作为一种健康的生活方式流行起来。我们所知道的瑜伽——缓解经前期综合征、让紧张的神经变得平静或给衰老的关节带来更多灵活性的体式——最初只是一种教授男人在冥想中如何正确坐立的方式，而后发展成一种净化和强化身体的方法来帮助人们应对冥想练习的强度。

随着瑜伽发展成由冥想和体式练习组成的高度成熟的修行组合（有些学校认为只存在 84 个体式，但有些学校可以教授 200 个以上，甚至还有学校宣称可以教授 900 个以上的体式），越来越多的女性被它吸引。不幸的是，强调阳性的身体力量和严苛的教学规则仍然占主导地位，并且，正如我们许多人在二十世纪七八十年代切身体会到的那样，瑜伽成了我们获得开悟的工具，或者说它可以让我们的身体变得紧致、健美，但它并没有被看作疗愈我们自己的一种手段。

那么，瑜伽是如何成为女性的"疗愈伴侣"的呢？幸运的是，女性有一种可以从她们所热爱的任何事物当中发展出女性特质的能力。事实证明，瑜伽也不例外。在 2000 年 5 月的克里帕鲁女性瑜伽大会上，帕特里夏和我共同发表了一篇演讲，帕特里夏做了特别精彩的解说："随着越来越多的女性成为瑜伽练习者，她们渴望找到属于她们自己的独特瑜伽。她们开辟了一门新的学科，鼓励女性去寻找关于自己的真相，去发现自己身体和心灵的需求。这些女性瑜伽练习者们致力于创造这样一种新的传承：瑜伽可以帮助女性摆脱社会对完美身材和理想女性（丰满、扁腹、顺从）极具危害的无理定义，并让她们变得强大和有力量，使她们安住于自己女性的优雅和个人特质中。"

下面这些西方女性们——安杰拉·法默（Angela Farmer），费莉西蒂·格林（Felicity Green），多娜·霍利曼（Dona Holleman），朱迪丝·汉森·拉萨特和帕特里夏·瓦尔登，均接受同一位印度大师的指导，她就是非常赞同女性需要自己独特的瑜伽风格的吉塔·艾扬格（Geeta Iyengar）博士。作为 B.K.S. 艾扬格大师的女儿，吉塔是美国瑜伽界教父级人物之一，她通过两件事改变了许多女性练习瑜伽的方式。首先，她引入了修复序列和经典体式的变体（某种形式的辅助），给原本忙碌的生活带来一种平静和清明。其次，她发展出了体式练习的新方法，并为之设计序列，使女性能够尊重自己的月经周期，在任何特定时刻根据自己的身心需要进行练习以趋于整体平衡，并让女性在变得更加完整和平衡的过程中获得健康。她的瑜伽序列能够帮助女性带着觉知，优雅地度过人生的各个阶段。

瑜伽的这种阴性能量让女性和男性都有机会在更深的层次上与自己联结。但帕特里夏和我相信，它为女性额外创造了一些特别的东西。它给我们提供了一个工具，让我们尊重并走过生命的每一个阶段——从青春期和成年期到生育期和职业发展的繁忙时期，从更年期的中年特征到老年时期的智慧。它向我们展示了女性的生命周期和宇宙周期之间深刻而持久的联系，它能让我们过滤掉外面世界的喧嚣，明了那些人生中的是非取舍，去倾听和回应我们自己内在的声音。

我写这本书是为了向女性展示瑜伽是如何成为这样一个终身伴侣的，并为无论处在哪一个人生阶段的她们提供支持；也向她们证明，练习瑜伽永远不会太迟。所以，我请帕特里夏帮我，因为帕特里夏的名字是美国瑜伽的代名词，她已经在这个领域里热情地奉献了超过 25 年。她美丽的面容为许多世界顶级的瑜伽视频增色不少，其中最令人难忘的是《瑜伽》杂志系列教学磁带。她在全世界培训瑜伽教师，带领工作坊，教授瑜伽课，并管理她在波士顿郊外的瑜伽馆的日常运作，与此同时，她仍始终如一地保持着自己身体和灵性的修习。她全心全意地追随她的老师们——B.K.S. 艾扬格及他的女儿吉塔和儿子普尚——并将吉塔和她的同事多娜·霍利曼看作她生命中两个重要的女性影响者。

在本书中，帕特里夏整理的瑜伽序列来自艾扬格瑜伽的练习方法。即使你刚刚开始练习瑜伽，也可能已经听说它是西方最流行的一种瑜伽练习方法。瑜伽老师强调精确的对位和使用各式各样的辅具来帮助那些不那么灵活或尚不熟练的人从体式中获得最大的好处。在帕特里夏关于经期、抑郁、更年期和绝经期等不同主题的瑜伽工作坊中，成千上万名女性受益匪浅。除了编排了本书中的大部分瑜伽序列外，帕特里夏在每一章中都分享了她的智慧、温婉、幽默和实用技巧。

正如帕特里夏一样，我也是在20世纪70年代初开始接触瑜伽的，但我寻求觉悟的道路却略有不同。在读研究生时，我把时间花在了研究吠陀、印度的古代经文、瑜伽哲学和梵语上。当1992年我以执行主编的身份加入《瑜伽》杂志时，我已经养成了非常稳定的冥想习惯和每周练习瑜伽的习惯。除了继续担任《瑜伽》杂志的特约编辑和撰稿人外，我还要运营《草药季刊》并担任其编辑总监，该季刊是最早致力于研究植物疗愈功效的出版物。一路走来，我有幸向许多充满智慧的出色的东西方药师学习，因此20多年来我一直用天然药物来治疗我和我的家人。

帕特里夏和我写这本书是为了告诉不同年龄段的女性如何在身体上、情感上和精神上关爱自己。我们把这些信息大致地贯穿于一个女人生命中的四个阶段：觉醒时期（进入青春期到二十多岁），生命丰满时期（三四十岁），说真相的时期（从五十岁到六十五岁），以及内心的智慧期（绝经后期直至生命终结）。在每一个阶段，我们首先指出有什么是值得庆祝的，然后看看如何应对我们都面临的现实困难。

例如，尽管对一个年轻女性来说青少年时期是个很艰难的时期，她们在青春期艰难的水域中航行，努力地寻找自己的声音，身边充满了社会的需要和同龄人的压力，但这也是一个自我发现、实验尝试和建立关系的奇妙时期。在三四十岁的时候，女性为了努力巩固自己在这个世界中的位置而奋斗，她会建立长期关系，生孩子或孕育新想法；当她为自己建立一种生活方式时，她会感到充满活力、动力十足，她的人生充满各种可能性。中年可能是一段混乱时期：荷尔蒙分泌旺盛、性能量日渐衰竭、身形走样。但这段岁月也让女性有更多时间去发现自己真正想要的东西，有更多勇气去直言不公，有更多机会去表达真实的自我。有智慧的年长女性可能会对骨质疏松症和心脏病的破坏性影响感到恐惧，但她已经准备好并愿意像小时候那样庆祝生命的成长，她可以将青春期前的自我灵性和直觉天性与一生经历所积淀的智慧和力量结合起来。

无论你处于哪一个生命阶段，持续的瑜伽练习都能为你带来很多益处。在身体层面，它可以增强力量，增加灵活性和平衡性，并解决如经前期综合征、背痛、潮热或消化不良这样的问题。瑜伽也能给你的生活带来灵性和情感方面的元素。它要求你全然安住于当下，这能帮助你清空头脑，给你带来一种平和的感觉。帕特里夏告诉她的学生，每天练习瑜伽可以提振她们的精神，提升她们的宝贵能量，并为她们提供沉思冥想所需的时间，以便她们可以做出经过深思熟虑的选择。

无论你练习多久瑜伽，你都别指望能在不改变不良生活方式的情况下预防疾病或保持健康。如果你一直坚持练习瑜伽，但是仍然吃得很不健康，睡得很少，或者一直处于不被善待或紧张的关系中（无论是在你的个人生活还是职场生活中），你很可能仍会生病。所以，我们在书中也专门分享了很多关于饮食、草药疗法、冥想技巧和自我护理方法的建议。不过，请记住，在开始任何新的健康项目和锻炼项目之前，要和你的医生或整体保健专家（最好是熟悉瑜伽的人）谈谈。

　　在女性所面临的状况中，你会很容易发现几个共同之处。例如，不良的身体姿态带来的问题远不止于下背部疼痛。你会惊讶地发现，你所做的每一件事几乎都会影响你的生殖健康。

　　帕特里夏和我确信，女性从彼此的故事中所得到的东西与她们从自我探索、书本知识和专家建议中得到的一样丰富。因此，我们收录了我们自己的经历，以及我们在课堂、工作坊和会议上遇到的很多女性的启发性的故事。我们甚至制作了一份调查问卷，让女性描述瑜伽是如何在身体上、情感上或精神上（或三者兼而有之）帮助她们的。许多女性会回信分享一些美妙的个人故事，并给我们以鼓励。为了尊重每个人的意愿（她们不想公开自己的身份），我们几乎给每个人都使用了化名。为了进一步保护她们的隐私，许多例子实际上是多个女性故事的汇编。

　　虽然你在本书中找到的很多信息都是自然疗愈性的，但帕特里夏和我希望你能抵制住诱惑，不要把这本书作为治疗疾病的处方集。我们希望你能从瑜伽中获得（身体上的）好处——从伸展和强健你的肌肉到帮助你平衡免疫系统。我们也鼓励你和你生活中的男性分享你所学到的东西。毕竟，瑜伽体式对他们的背部酸痛、情绪低落或免疫系统的帮助肯定会让他们受益匪浅。但最重要的是，我们希望瑜伽成为你的人生伴侣——无论在你身体健康时，还是情绪低落时，抑或是生病时，它都能支持你。瑜伽可以教会你由内而外地爱自己，每当你踏上瑜伽垫的时候，它都会提醒你，你已经很完美了。我们希望你把你在垫子上学到的东西用在你的生活中。把瑜伽练习看作你灵魂的一面镜子，衡量你感受的晴雨表，健康行动的方案。我们不能保证瑜伽能治愈你所有的身体、心理和灵性上的问题，但如果你坚持规律练习，我们可以保证它会改变你的人生。

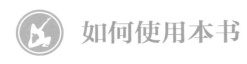# 如何使用本书

瑜伽序列的使用

为了确保你在充满欢乐与挑战的每一个人生阶段都能保持平衡，帕特里夏编排了女性必备序列。这 26 个体式将带着你的身体经历全方位的运动。它们可以帮助你平衡内分泌和神经系统；将器官中不新鲜的血液排出，并让新鲜的、含氧量高的血液充满器官；为你带来全新的宁静、力量和专注。它们也会提醒你，当强健腹部时，要放松并使之柔软——无论时尚杂志怎么说——腹部的紧绷与收缩只会阻碍循环。

如果觉得身体健康，你可以将女性必备序列作为瑜伽练习的日常序列，或者将其与女性能量激活序列和女性修复序列交替练习。但是，如果你感到精疲力尽或者处于经期或孕期，或者你正面临某种健康问题——我们会在特定章节中进行讨论，那么就使用这些章节中提供的相应体式和序列来调整你的练习。

尽管本书是按女性的生命阶段划分的章节，但请不要局限于你所处阶段的章节。许多三四十岁的女性每月都会经历经前期综合征和痛经，并与饮食失调作斗争；青少年和年轻女性也可能会头痛和背痛；而且每个年龄段的女性都需要增强免疫系统功能。所有章节都要看，才能保证你找到对自己最适用的内容。

在所有章节中，你将看到我们不仅针对每种身体问题提供了体式和序列，还列出了它们的预期效果。如果你觉得我们选择的一些体式太难或太费时，那么理解我们之所以选择这个体式的原因将有助于你编排适合自己的序列。例如，当你知道打开胸腔有助于缓解深藏的抑郁情绪，而前屈体式可能会加剧抑郁情绪时，你便可以选择做一系列柔和的后弯体式并跳过前屈体式。当你怀孕的时候，如果你知道练习的重点应该是为宝宝创造空间，你就应牢记这一原则来选择适合你的体式。

如何开始

瑜伽练习的最好方法是"开、空、裸"。也就是说，要有一个开放的心态、一个空空的胃和一双赤裸的脚。一个开放的心态能让你清楚地、不带评判地去聆听身体在教你什么。瑜伽的挑战在于让你去接受当下，感受此刻的存在，并对必须经过一定的时间才能带来的变化保持喜悦。大餐后等两三个小时，轻餐后等一两个小时再练习。空腹练习瑜伽可以确保内脏不会负荷过重。脱下鞋子和袜子，去感受脚下的垫子或地板，并且防止你在练习站立体式时滑倒，你的脚会十分愿意成为练习中的积极参与者。当然，你也可以准备一双易于穿脱的袜子，在练习摊尸式时保持双脚温暖。

找个时间

如果可以的话，至少保证每天练一会儿瑜伽。有些女性觉得每天选择一个特定的时间并保持下去是最容易做到的方式，而其他人则只能在有时间的时候练习。每天练几分钟比每周只练一次，每次练几小时要好。如果很难找到足够的时间，那就从每周进行 3 次完整的练习开始，这期间还可以做几次简短的练习。

创造空间

选择一个没有人会打扰你的房间。在你周围应该有足够的空间确保你可以向任意方向充分伸展，并且你需要一面无障碍的墙壁在必要时作为支撑。如果没有足够的无障碍墙壁，也可以用一扇关闭的房门代替。有些女性喜欢在轻柔的背景音乐下练习，另一些人则需要宁静带来的舒适感。如果你能够保持专注的话，听从身体和呼吸的节奏通常会使练习变得更容易。穿着舒适，不要穿紧绷的衣服或者练习时会缩上去的衣服。连体衣或瑜伽服是不错的选择，但短裤、背心或轻便的运动衫也同样可以。

所需辅具

你会注意到在图片展示和体式描述中，我们会使用辅具来调整一些体式。尽管你可以用家里的物品来代替一些辅具（一个结实的沙发垫可以起到瑜伽枕的作用），但最好还是拥有一套属于自己的专业辅具。

在开始练习之前将你需要的东西都准备好。打开瑜伽垫，将辅具放在一旁，不要将其放在瑜伽垫上。

瑜伽垫

置备一个质量好的瑜伽垫，我喜欢较厚的。虽然你可以在客厅的地毯上做瑜伽，但是一个防滑的垫子可以确保在双腿分开距离较大的站立体式中双脚不会打滑，比如三角伸展式。它也能为坐立和仰卧体式提供缓冲。

瑜伽毯

在仰卧体式中，你会需要瑜伽毯来支撑背部和颈部，例如在倒立体式中支撑头部和颈部；在坐立体式中垫高臀部，以帮助脊柱保持挺直。瑜伽毯是由羊毛或棉花精织而成的，其他稍硬的毯子也可以。两三条折叠好的瑜伽毯可以代替瑜伽枕。

瑜伽枕

瑜伽枕有各种形状和大小，它们能为在修复体式中伸展和放松提供所需的支持。你需要两个结实的长方形瑜伽枕，最好套有可拆卸的棉枕罩。

瑜伽带

在坐立或仰卧体式中使用瑜伽带来伸展腘绳肌，在修复体式中使用瑜伽带来避免肌肉紧张。你需要一两条瑜伽带，虽然可以用浴袍腰带或男士领带来做一些体式，但配上卡扣的专业瑜伽带更好。

瑜伽砖

瑜伽砖有各种各样的使用方法。它可以帮助你保持平衡；在有些体式中当你够不到地面时可以使用瑜伽砖来支撑手或头；或者在坐立时作为底座，这样可以拉长脊椎。瑜伽用品店提供木质砖或轻质的泡沫砖。

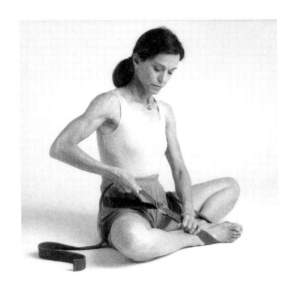

将瑜伽带的末端穿过卡扣，做成环形，将其绕过头部，套在背部的骶骨处（腰部下方）。再将其绕到双脚下方，让瑜伽带位于脚踝上方，并靠在大腿上方，最后拉紧瑜伽带

椅子

一些扭转体式、后弯体式和倒立体式的变体，如肩倒立和半犁式，需要一把椅子。椅子最好是金属的、可折叠的，并有一个开放的靠背可以让腿轻松地从中穿过，同时双手可以抓住靠背。木制的厨房椅也可以，只要确保它足够坚固，可以承受你的重量且不会打滑。使用椅子时，一定要把它放在瑜伽垫上。

眼枕和沙袋

眼枕或沙袋会阻挡外界的干扰，帮助你更充分地放松。它们有多种颜色，有香味或无香味。沙袋（约 4.5 公斤左右）可以针对身体的特定部位施加压力。

进入和退出体式

如何进入和退出体式与保持体式同样重要，而安全和舒适应是首要的考虑因素。在进入和退出体式时，慢慢地移动身体，并保持眼睛睁开。练习站立体式时——大多数体式以山式开始并先从一侧开始练习，通过下压双腿从体式中起身，再回到起始姿势，然后慢慢地换另一侧练习。从站立前屈或坐立前屈体式中退出时要慢慢地起身，直到身体完全直立时，再抬起头。从仰卧体式中退出时要先向一侧转身，在侧卧中呼吸一两次，然后小心地用手推地起身。在头倒立之后，应在俯英雄坐中让前额触地，停留几个呼吸，这有助于倒立之后的调整；之后慢慢地逐一提起每节椎骨，坐立起身，最后抬起头。

很多体式都给出了吸气和呼气的指导方法，大多数情况下吸气时起身，呼气时前屈或移动身体。不要太担心呼吸是否正确，当不确定如何呼吸时，就用鼻子（嘴巴合拢）尽可能自然顺畅地呼吸。

身体语言和警示信号

因为本书是为所有女性而写的，里面可能包含了一些你以前从未练习过的，或你认为太难的体式。然而，在你放弃它们之前，请先尝试一下书中提供的变体。你会发现，根据健康情况或身体能力，书中已经在体式名称旁标上了短剑符号，并在体式描述下方给出了解释，以提示你应该跳过或练习已做出调整的体式。

不要做超出身体承受能力的动作，你会学习如何分辨疼痛和强化肌肉所产生的感觉，但基本的原则是：如果感到疼痛，就立刻停止；如果感到筋疲力尽，就休息一会或练习变体。呼吸是一个可靠的信号，如果练习超出了你的舒适区，呼吸会变得费力、不稳定或短浅。放松一些，练习变体，替换成其他体式，或直接跳过这个体式。

请记住，不要气馁。仅仅某一天不能做到某个特定的体式并不意味着它永远遥不可及。即使你养成了有规律的运动习惯，你的身体也有可能不习惯某种方式的运动。要有耐心，去倾听身体和呼吸给你的信号。你不是为了完美而练习，而是为了感觉更好而练习。

大体型者建议

没有哪种体型是必须练习瑜伽的，也不是只有某种体型才可以从中受益。如果你属于大体型人群，可以遵循吉尼亚·保利·哈登（Genia Pauli Haddon）对大体型练习者的建议：

坐立前屈体式。双膝分开时比指令要求的稍宽一点，这样在前屈时它们可以舒适地容纳你的胸部和腹部。如果头触地有困难，就将前额放在折叠好的瑜伽毯上。

坐立扭转体式。如有必要，分开双膝，确保它们可以舒适地容纳腹部。

倒立体式。你应该避免做像头倒立、肩倒立和犁式这样的体式，因为如果失去平衡，会有较高的脊椎损伤风险。先通过山式和其他站立体式来培养平衡感，你可以靠墙练习这些体式，直到熟练为止。在适当的时候使用辅具来调整紧张的关节或鼓起的肚子。你也可以用下犬式代替头倒立，用倒箭式代替肩倒立来获得相同的益处。

解剖学基础

在通读本书章节并遵循体式指令时，你会遇到各种骨骼名称、肌肉名称等陌生的术语。下面的图示列举了我们在全书中经常提及的术语，有关特定区域的详细说明，如内分泌和生殖系统以及脊柱，具体信息可在专门介绍它们的章节中找到。

人体骨骼结构图

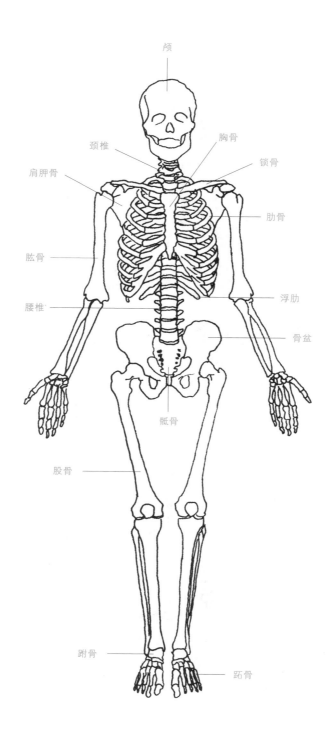

颅

颈椎

肩胛骨

肱骨

腰椎

胸骨

锁骨

肋骨

浮肋

骨盆

骶骨

股骨

跗骨

跖骨

肌肉和身体部位图

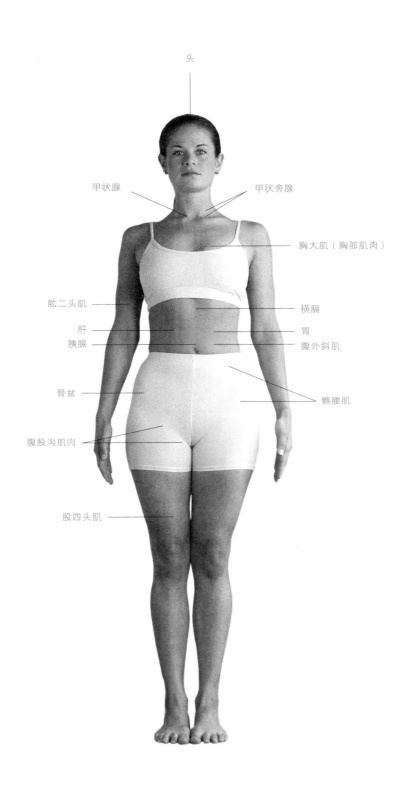

头

甲状腺

甲状旁腺

胸大肌（胸部肌肉）

肱二头肌

横膈

肝

胃

胰腺

腹外斜肌

骨盆

髂腰肌

腹股沟肌肉

股四头肌

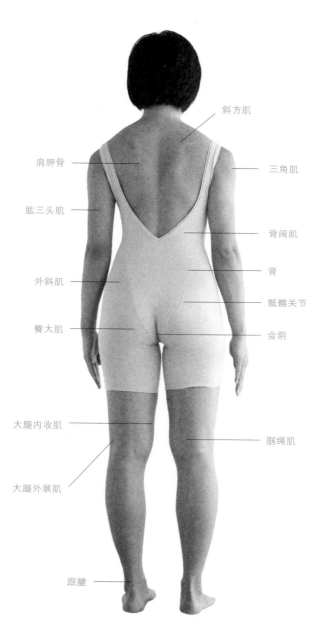

斜方肌

肩胛骨　　　　　　　　　　　三角肌

肱三头肌

　　　　　　　　　　　　　　背阔肌

　　　　　　　　　　　　　　肾

外斜肌　　　　　　　　　　　骶髂关节

臀大肌　　　　　　　　　　　会阴

大腿内收肌

　　　　　　　　　　　　　　腘绳肌

大腿外展肌

跟腱

注：以上三幅图是为了练习瑜伽所做的骨骼、肌肉、身体部位示意图，是根据医学解剖图绘制而成，
但不代表严格意义上的医学术语

目 录

PART ⑤   智由心生

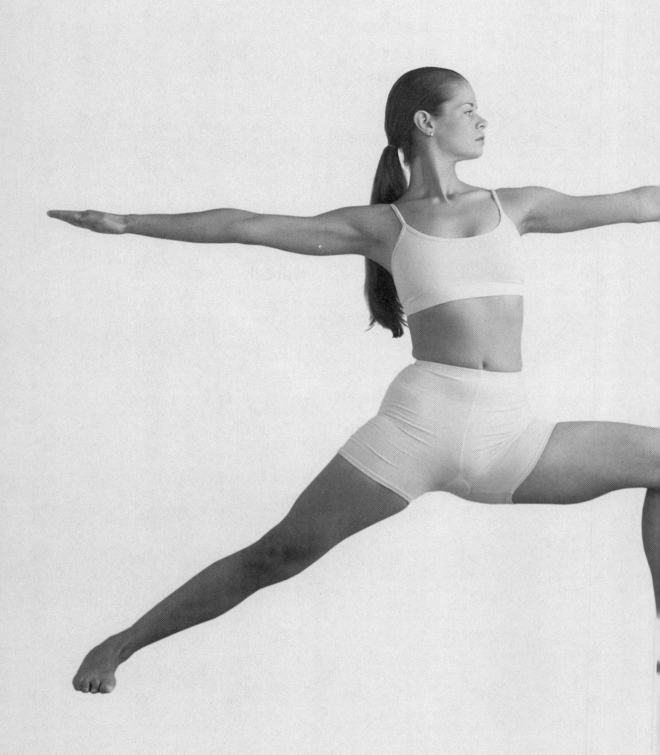

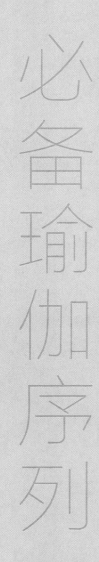

PART **1**

必备瑜伽序列

我编排的这套女性必备序列可以通过前屈、后弯、倒立和扭转来实现身体的全方位运动。前两个体式对中老年女性特别有益，年轻女性可以跳过这两个体式直接从山式开始练习。要想获得最大的收益，每周至少练习该序列3次。

　　在练习中，要学会区分肌肉的不适和疼痛。在开始练习的头一两天，初学者可能会感到疼痛，这是正常的；但如果疼痛持续不断，或者在任何时候练习都感到疼痛，就放松下来，尝试练习体式的变体，或者寻求经验丰富的瑜伽老师的指导。

　　这套序列本质上是预防性方法，是为了保护内分泌系统、神经系统、消化系统和生殖系统，从而让你保持健康和强壮。但不要忘了，有意识的、持续的瑜伽练习不仅有益于外在，也有益于内在。保持身体的平衡和健康可以让头脑和心灵向生命中令人喜悦的可能性欣然打开。瑜伽是体验更深层次自我意识的工具。

　　注意　如果你患有心脏病或其他严重疾病，抑或是处于经期或孕期，不要练习无支撑的后弯体式。如果你处于经期或头痛，不要练习倒立体式。如果你有膝盖、背部或颈部的问题，请向有经验的老师寻求帮助。

Chapter
01 女性必备序列

- 束角式
- 坐角 I 式
- 山式
- 手臂上举式
- 三角伸展式
- 战士 II 式
- 侧角伸展式
- 半月式
- 加强脊柱前屈伸展式

- 战士 I 式
- 三角扭转式
- 加强侧伸展式
- 双角式
- 英雄坐牛面式
- 巴拉瓦伽式
- 圣哲玛里琪 III 式
- 头碰膝式
- 加强背部伸展式

- 下犬式
- 头倒立
- 俯英雄坐
- 肩倒立
- 犁式
- 桥式肩倒立
- 倒箭式及其循环
- 摊尸式

（帕特里夏·瓦尔登编排）

1. 束角式

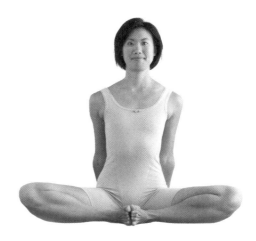

1.1　束角式

　　坐立，挺直背部，腹部向上提。弯曲双腿，打开双膝，双脚掌心贴合。抓住脚背，拉动脚跟靠向会阴或耻骨，双脚外侧应保持贴地。用头顶拉动脊柱向上伸展。从腹股沟开始直至膝盖，拉长大腿内侧，双膝轻轻向下落，尽可能靠近地面。双手在身后撑地，进一步坐直，并且向上提起腹部。自然地呼吸，保持30秒。如果你正处于经期或髋部僵硬而不能充分将脊柱向上提，应靠墙坐在一块约10厘米厚的瑜伽砖或瑜伽毯上面。放松双臂，逐一抬起双膝，向前伸直双腿，退出体式。

　　功效　这个体式对所有年龄的女性都很有助益。它可以改善肾功能，强健膀胱和子宫，缓解月经失调，如痛经、经血过多、腹部坠胀、经前期综合征或更年期综合征。

2. 坐角 I 式

　　坐在瑜伽垫中央，向身体两侧充分张开双腿，双脚往回勾。将臀部肌肉向后并向两侧伸展。如果在体式中很难坐直，可以靠墙坐在两条或多条瑜伽毯上，也可以靠墙坐在一块瑜伽砖上。双手在身后撑地，将腹部和浮肋向胸腔上提，将肩胛骨收入背部。

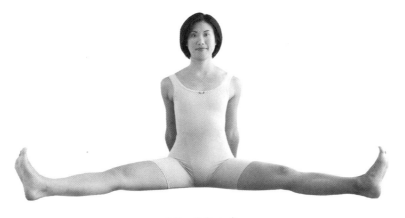

1.2　坐角 I 式

坐直，双腿下压地面，并且向上伸展脊柱，保持体式 30 ～ 60 秒。放松双臂，释放双腿，退出体式。

功效 这个体式可以促进盆腔内部及其外围区域的循环，改善卵巢功能，有助于上提并强健子宫。

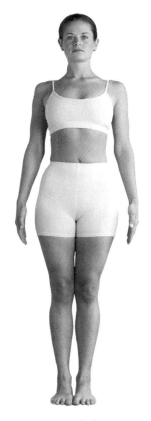

1.3 山式

3. 山式

双腿并拢，站直。如果你觉得两个大脚趾相触舒适的话，就将其靠在一起。将身体的重量均匀地分布在前脚掌与脚跟之间，上提股四头肌（大腿前侧）来收紧双膝。胸骨向上提，肩膀向后旋转，并将肩胛骨收入背部，以此来扩展胸腔。上提腹部，在将尾骨向内收的同时注意不要将大腿向前推。保持手指并拢，掌心朝着大腿。向下伸展手臂，让肩膀远离耳朵。腰椎区域（下背部）存在一些曲度是正常的，保持体式 20 ～ 30 秒或者更长时间。自然地呼吸，保持面部、颈部与喉咙放松。

功效 这个体式能够使整个身体变得强壮、稳定，使头脑保持警觉，并且有助于建立平衡。这个体式（尤其是靠墙站立）是帮助我们观察自己如何站立，以及纠正身体姿态的绝佳方法。

4. 手臂上举式

以山式站立，将掌心向外转，从身体两侧缓缓地将手臂举过头顶，保持肩膀向下并且远离耳朵。提起

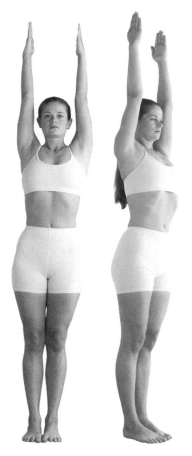

1.4 手臂上举式

胸腔，并将肩胛骨深深地收入背部。自然地呼吸，保持体式15～20秒。手臂落回到身体两侧，退出体式。

功效 这个体式能够唤醒整个身体，强健手臂、腿部、脚及脚踝，缓解肩膀、手臂、上背部以及下背部的僵硬，改善全身的循环。

5. 三角伸展式

以山式站立。双脚分开约107厘米，左脚向外旋转90度，右脚微微向内转。左脚脚跟应与右脚足弓对齐。如果需要，可在左脚外侧放置一块瑜伽砖。向两侧伸展手臂，上提股四头肌，上提腹部和胸腔。呼气，保持背部挺直，向左伸展躯干，将左手放在地面或瑜伽砖上。左手下压地面或瑜伽砖，让伸展的力向上贯穿胸腔一直到达右臂。将肩胛骨收入背部，向天花板转动胸腔，直视前方或目视右手方向。向右转动腹部，自然地呼吸，保持体式20～30秒。吸气，向上提起躯干，并再一次伸展躯干。换右侧重复该体式。然后向前转动脚趾，双脚并拢，回到山式。

功效 这个体式可以拉长并强健脊柱，让背部肌肉变得灵活，也可以促进骨盆区域的循环，调节和改善生殖器官和消化器官功能，并且能够使头脑保持平静，缓解焦虑和紧张。

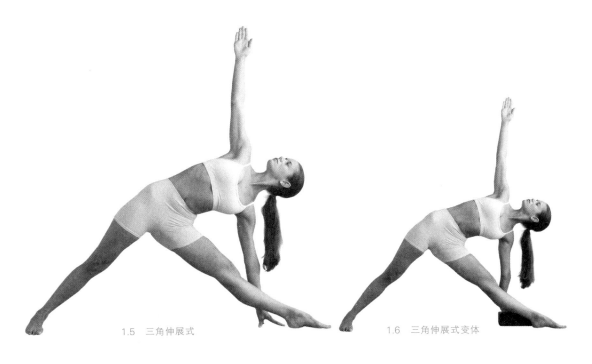

1.5 三角伸展式　　　　　　　　　　　　　　1.6 三角伸展式变体

6. 战士Ⅱ式

以山式站立。在舒适的范围内最大限度分开双脚（约137厘米），左脚向外旋转90度，右脚微微向内转，左脚脚跟应与右脚足弓对齐。向两侧伸展手臂，使手臂平行于地面。呼气，屈左膝，让左大腿平行于地面，而左小腿垂直于地面。屈膝后如果左膝超过了脚踝，就需要将两脚间的距离变宽。转头，让眼睛越过左臂上方看向手指的延长线。想象两手臂分别向两侧拉伸，就像在拔河一样。如果可以，保持体式20～30秒。退出体式时，在吸气的同时伸直左腿，转动双脚至彼此平行，退出体式。换另一侧重复该体式。

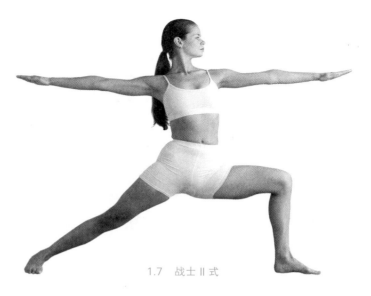

1.7　战士Ⅱ式

功效　这个体式能带来稳定、力量与平衡，它会打开胸腔，改善呼吸和循环，缓解抑郁和疲劳，也能够强健腿部及腹部区域。

7. 侧角伸展式

以山式站立。最大限度地分开双脚（如果可以，双脚分开约137厘米），左脚向外旋转90度，右脚微微向内旋转，左脚脚跟应与右脚足弓对齐。向两侧伸展手臂，使手臂平行于地面。呼气，屈左膝，让左大腿平行于地面，而左小腿垂直于地面。屈膝后如果左膝超过了脚踝，就需要将两脚间距离变宽。保持背部挺直，呼气，向左伸展躯干，将左手放在地面或瑜伽砖上，并且在右耳的上方伸展右臂。将肩胛骨收入背部，向天花板转动胸腔，直视前方或看向天花板。向右转动腹部，自然地呼吸，可能的话，保持体式20～30秒。吸气，起身站立，挺直躯干。换右侧重复该体式，然后向前转动脚趾，回到山式。

功效　这个体式可以拉长并强健脊柱，使背部肌肉变得灵活，促进骨盆区域的循环，强健消化器官和生殖器官，并改善其功能。这个体式也能够使头脑平静，缓解焦虑和紧张，缓解坐骨神经痛和关节僵硬，缓解髋部、腹股沟和腘绳肌（膝后侧）的疼痛。

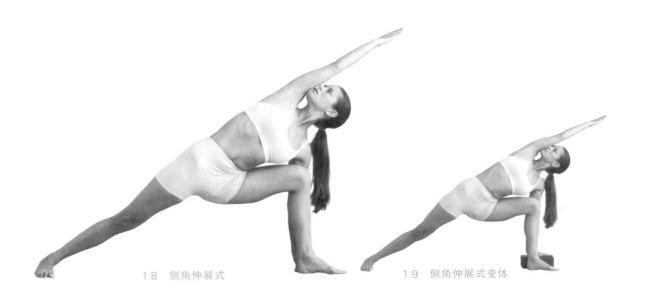

1.8　侧角伸展式 　　　　　　　　　　1.9　侧角伸展式变体

8. 半月式

　　进入三角伸展式。屈左腿，让左膝处于脚踝上方，将左手指尖放在左腿前方约30厘米处的地面或瑜伽砖上。右脚跟抬离地面，脚尖着地。呼气，在伸直左腿的同时将右腿抬高，直到右腿与地面平行（或稍高一些）。向天花板转动骨盆区域和胸腔。向上

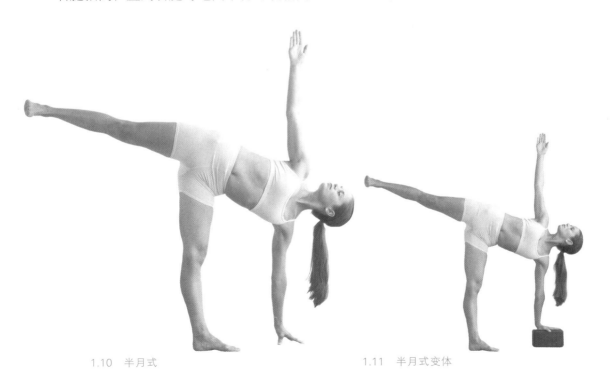

1.10　半月式 　　　　　　　　　　　1.11　半月式变体

伸展右臂,使之与肩对齐,更充分地打开骨盆和胸腔。将肩胛骨收入背部并且扩展胸腔。目视右手方向或直视前方,保持体式 10 ～ 15 秒,自然地呼吸。

退出体式时,右腿伸展,向后落腿,同时弯曲左腿,回到三角伸展式。吸气,站立起身,换另一侧重复体式,然后回到山式。

功效 这个体式有助于改善经血过多的症状,对缓解疲劳、抑郁和晨吐症状,改善经前期综合征非常有效。这个体式在打开胸腔的同时能让腹部保持柔软,可以改善呼吸,并促进胸腔与骨盆区域的循环。

9. 加强脊柱前屈伸展式

以山式站立,将身体的重量均匀地分布在两脚之间。大腿内侧向上伸展,并且将大腿向内旋转。提起手臂举过头顶,同时保持双腿和双膝的稳定,将腰和肋骨向上伸展。交叠手臂,双手抓握住肘部。呼气时,保持双腿伸直,从髋进入前屈,并且向下放松身体两侧。持续抓握住肘部并放松脊柱,自然地呼吸 30 ～ 60 秒。退出体式时,松开手臂,保持双腿的活力,缓缓提起身体,最后抬起头。

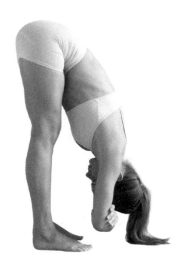

1.12 加强脊柱前屈伸展式

功效 当你感到激动不安或焦虑时,这个体式会为你带来平静。它能够放松胃部,并有助于强健子宫,防止子宫下垂,改善骨盆区域的循环。这个体式还能通过缓解头脑和身体的紧张来降低血压,所以有利于缓解高血压症状。

10. 战士 I 式

以山式站立,最大限度地分开双脚(约 137 厘米宽),脚趾朝前。向两侧伸展手臂,向上转动手掌心,举起手臂,直到两臂与耳朵对齐并彼此平行。肘部伸直,向上拉伸股四头肌,上提下腹部和胸腔。呼气时,将躯干和左腿同时向左旋转 90 度,右脚向左旋转约 60 度。吸气,前臂向上伸展;呼气,弯曲左腿,使左大腿与左小腿形成一个直角。如果膝盖向前超过了脚踝,则增大双脚间的距离。如果能够保持肘部不弯曲或胸腔不塌陷,就将双手合十。在躯干向天花板伸展的同时眼睛看向双手或者目视正前方。保持体式 10 ~ 15 秒，均匀地呼吸。

退出体式时，向两侧放松手臂，伸直腿。身体回正，然后换另一侧重复该体式。最后双脚并拢，回到山式。

功效 这个体式对提高身体的稳定性和柔韧性，增强力量和平衡效果显著。女性在这个体式中可以感受到身体的力量与强壮，非常有助于缓解老年女性的关节僵硬。

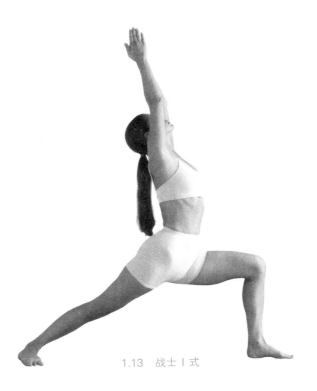

1.13　战士Ⅰ式

11. 三角扭转式

以山式站立，双脚分开 90 ~ 107 厘米，将右脚向外旋转 90 度，左脚微微向内旋转，右脚脚跟对齐左脚足弓。如果需要，可在与右脚平行的外缘处放置一块瑜伽砖。呼气时，向右方转动躯干，左腿和左膝向内旋转。将左手指尖落在右脚外侧的地面上或者

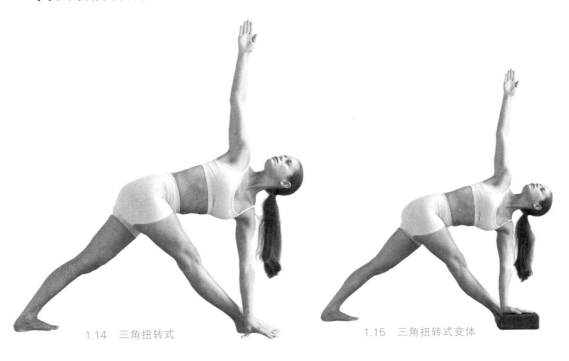

1.14　三角扭转式　　　　　　　　　　1.15　三角扭转式变体

瑜伽砖上。收紧双腿，将左肩胛骨收入背部从而保持胸腔扩展。向上伸展右臂，转头并向上看。如果难以保持平衡，在扩展胸腔时可以用右手扶髋，并且目视前方。自然地呼吸 10 ～ 15 秒，吸气时提起左手，起身。换另一侧重复该体式，然后回到山式。

功效　这个体式增加了流向腹部、骨盆和双腿的血液，并能够强健身体，给骨骼与肌肉带来稳定性和灵活性。扭转的动作也会强健肾脏、肝脏和脾脏。

12. 加强侧伸展式

以山式站立。双手在背后合掌，指尖朝着地面，然后转动手腕让指尖朝着天花板。双手呈祈祷的姿势，然后将双手向上移到两肩胛骨之间——尽可能地向上移动。如果太困难，可以将手臂在背后交扣，让手指尖触碰肘部。向后转动双肩，将手掌对推，打开胸腔并展开双肩，上提胸骨。双脚分开 90 ～ 107 厘米，将身体的重量均匀地分布在双腿之上。左脚向外旋转 90 度，右脚向左旋转约 75 度，向左侧转动躯干，轻柔地弯曲背部并看向天花板（如果舒适的话）。保持这个姿势（图 1.16A），完整地呼吸一至两次。再次呼气时，向上抬头，伸展脊柱并前屈，头部向下，靠在左膝下方（图 1.16B）。在该体式中要始终保持双腿伸直，保持体式 15 ～ 20 秒，正常地呼吸。如果难以保持平衡，可以将双手放在地面上或左小腿上。吸气时抬起头和躯干，回到站立姿

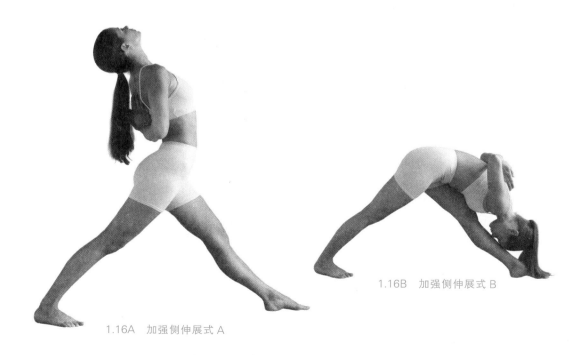

1.16B　加强侧伸展式 B

1.16A　加强侧伸展式 A

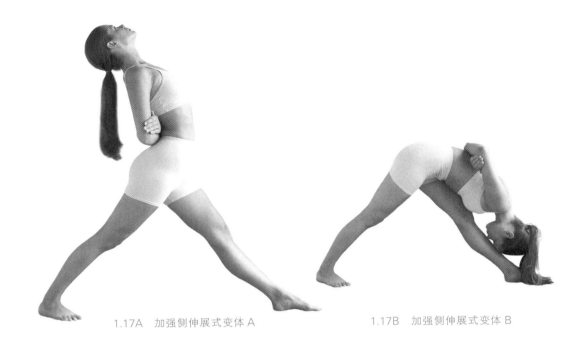

1.17A　加强侧伸展式变体 A　　　　　　　1.17B　加强侧伸展式变体 B

势。向上看，轻柔地弯曲背部，然后再放松手臂。右脚向外旋转 90 度，左脚向右旋转约 75 度，换另一侧重复该体式，然后再回到山式。

功效　这个体式尤其有益于缓解颈部、双肩、肘部、手腕的僵硬，并有助于缓解关节炎、脊柱侧弯、驼背引起的疼痛。这个体式还能加强腹部力量，平静头脑，缓解焦虑与神经紧张。

13．双角式

双脚分开约 122 厘米（尽可能宽），双脚外侧保持平行，收紧股四头肌来提起髌骨，并使大腿充分地向上提。呼气时，从髋部前屈，向下，手落在地面上，并将手放置在两脚之间，与肩对齐。如果感到下背部紧张，可以将手放在瑜伽砖上。向天花板的方向提升髋部，将肩胛骨收入背部，并向前伸展胸腔（1.18A）。向前看并向前伸展躯干，保持整个脊柱向内凹。这样保持 10 ～ 15 秒。

保持躯干的伸展，呼气，肘部弯曲，将头顶落向地面，可以的话让头顶在地面上休息一会儿（1.18B）。双腿保持紧实，但要放松双肩和颈部，保持深长的呼吸，让躯干向下放松。可以的话，保持体式 1 分钟。退出体式时，先还原到背部内凹的姿势，手扶髋部，提起躯干，双脚并拢。

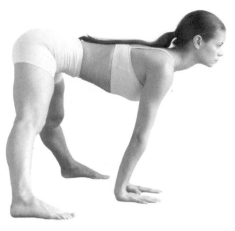
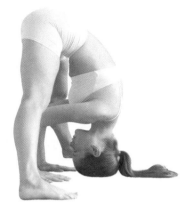

1.18A 双角式 A   1.18B 双角式 B

功效 这个体式的功效与加强脊柱前屈伸展式类似。除了能增强腘绳肌的柔韧性，还可以对抗疲劳，缓解焦虑与神经紧张；有助于上提并强健子宫，改善骨盆区域的循环；有利于缓解经期血量过多的症状和减轻沉重感，还可以通过缓解头脑和身体的紧张来降低血压；对缓解头痛也有效果。

14. 英雄坐牛面式

双膝并拢，跪在地面上，双脚朝着正后方，小腿分开，略宽于髋部。坐在双脚之间的地面上。如果觉得膝盖有压力，可以坐在瑜伽砖或瑜伽枕上。左臂背在身后，并将前臂尽可能地向上伸展，手背紧贴背部。右臂举过头，肘部弯曲，沿着背部向下，双手手指扣到一起。如果双手扣不到一起，也可以握住瑜伽带。保持右肘部朝着天花板，抬头，向后转动肩膀，打开胸腔。自然地呼吸，保持体式 30 ～ 60 秒，换另一侧重复该体式。

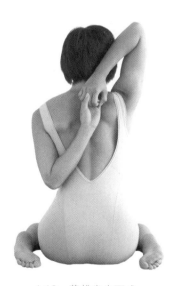

1.19 英雄坐牛面式

功效 以这种方式坐立可以伸展下半身，尤其是小腿、股四头肌、膝盖和双脚，给关节和肌肉带来灵活性。这个体式是养成良好的身体姿态和改善骨盆区域循环的极好方法。手臂的姿势可以打开胸腔和肩膀，改善呼吸和循环，也有利于缓解抑郁和疲劳。这个体式对孕妇和哺乳期女性，以及绝经前后倍受关节僵硬、关节炎之苦的人非常有益。

15. 巴拉瓦伽式

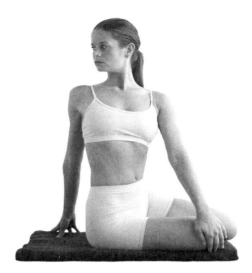

1.20　巴拉瓦伽式

双腿向前伸展，坐直。向左弯曲双腿，把双脚放在左髋旁边。保持大腿和双膝朝前，确保左脚踝在右脚足弓的上方，臀部坐在地面上而不是脚上。将肩胛骨收入背部，扩展胸腔，并且向上伸展脊柱。呼气时，腹部、肋骨、胸腔和肩（按此顺序）向右转动，左手放在右大腿外侧，右手放在身后的地面上或瑜伽砖上。呼吸几次，保持体式20 ～ 30 秒。放松面部、颈部和喉咙。从体式中还原，身体回正，伸直双腿，换另一侧重复该体式。

功效 这个体式可以保持脊柱与髋关节的灵活性，让你远离背痛，同时释放颈部和肩部的紧张。这种轻柔的扭转会按摩生殖器官，使肾上腺充满活力，并且强健肾脏。这个体式也会让腰部区域变得强壮紧实，并增强腹部力量。

注意 如果腹泻或感到恶心，请不要练习扭转体式。如果有膝关节炎请不要练习这个体式。如果骶髂关节疼痛，练习任何扭转体式时都要注意放松骨盆。

16. 圣哲玛里琪 III 式

坐立，双腿向前伸展。弯曲右腿，右脚平放在地面上，使其靠近会阴处，小腿紧贴大腿。保持左腿向前伸展并保持活力。深呼吸，呼气时，伸展脊柱并且将躯干转向右腿方向，腹部靠近右大腿，右手放在身后离臀部十几厘米远的地面上或瑜伽砖上，打开胸腔。提起左臂，肘部弯曲，将肘部外侧放在右膝的外侧，手指尖指向天花板。转头看向左肩方向，保持体式 10 ～ 20 秒，自然地呼吸。退出体式时，放松头部、手臂和腿，双腿向前伸直，之后换另一侧重复该体式。

功效 这个体式能够增强脊柱的灵活性，调节和强健腹部，为肝、肾和脾带来活

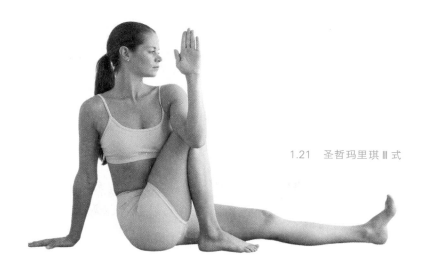

1.21 圣哲玛里琪 Ⅲ 式

力。轻柔地做这个体式，它会打开胸腔，改善呼吸和循环，缓解抑郁和疲劳，并且增强肩部和上背部的灵活性。

17. 头碰膝式

坐在地面上，双腿向前伸展。弯曲右膝，使其与左腿成 45 度角，右脚跟靠近右侧腹股沟。右膝在舒适的前提下尽量向后展开，保持左腿伸直。

转动腹部和胸腔，使胸骨与左腿中心线对齐。呼气时，从髋部前屈，双手抓左脚两侧，保持头和背部上提（1.22A）。如果不弯曲左膝很难做到这一点，可将瑜伽带绕在左脚球骨上。吸气，从骨盆底部向上提起躯干。如果可以，保持这个体式15 ～ 20 秒。

呼气时，肘部弯曲，拉动躯干向前屈，将头放在左膝上，不要过度用力（图 1.22B）。尽量让头沿着腿向前伸展，但要保持头部放松；如果头落不到膝盖上，可以抓住膝盖、小腿或者脚踝。保持体式 30 秒，放松颅骨、眼睛和大脑。退出体式时，稍微提起头和躯干，松开

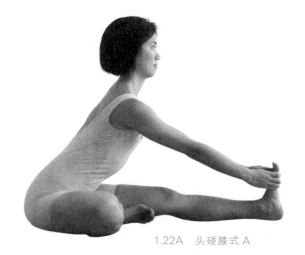

1.22A 头碰膝式 A

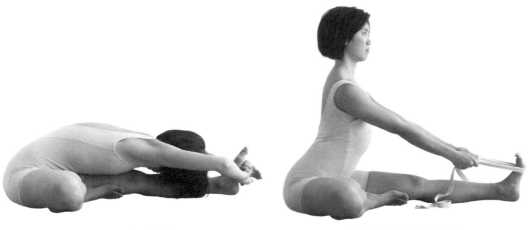

1.22B　头碰膝式 B　　　　　　　1.23　头碰膝式 A 变体

手，坐直。伸直右腿，换另一侧重复该体式。

　　功效　这个体式能够抵消压力对身体和大脑的影响，缓解髋关节的僵硬。此外，体式中的扭转动作也会使肝、脾、肾和生殖器官的功能得到增强和激活。

　　注意　如有腹泻，请不要练习这个体式。

18. 加强背部伸展式

　　坐在瑜伽垫或一两条折叠好的瑜伽毯上，双腿向前伸展。深长地呼吸一次，呼气时前屈，向前伸展手臂，超过双脚，如果可以，用一只手握住另一只手的手腕。吸气时，向上伸展

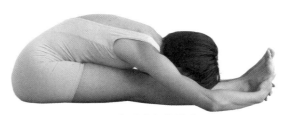

1.24　加强背部伸展式

脊柱并提起胸骨和头，保持背部轻柔内凹的状态。呼气时，在双腿上方伸展躯干，如果可以，将头落于膝盖前方。不要让臀部离开地面。保持体式 20 ～ 30 秒，之后慢慢回到坐立姿势。

　　功效　这个体式对高血压、经前期综合征或更年期早期无特定原因的焦虑以及严重的痛经都十分有益。吉塔·艾扬格说，这个体式对消化系统有好处，因为它能够按摩和强健腹部的器官，增强肾和肝的功能，并有助于建立安全感和保持内在平静。

　　注意　如果腹泻或感到恶心，请不要练习这个体式。

19. 下犬式

为了找到手和脚之间的正确距离，俯卧下来。手掌放在胸部两侧的地面上，手指充分伸展并指向前方。起身，双手和膝盖着地，脚趾踩地。

呼气，双手用力压向瑜伽垫，通过手臂内侧拉动身体向上伸展。再次呼气，臀部向上提起，大腿向上、向后移动。保持双腿伸展，将脚跟踩向地面。将臀部向上提起时，要保持双腿坚实有力，肘部伸直。通过手臂和腿的动作使脊柱拉长，头部放松。保持体式 30 ～ 60 秒，深深地呼吸。让头部完全放松，放松颈椎底部。退出体式时，回到手、膝着地的姿势，向后坐在脚跟上；或者双脚向前走，进入加强脊柱前屈伸展式，然后缓缓站起来。

功效　这个体式会增加大脑区域的血液供应，如果你的练习中不包含头倒立，这个体式提供了许多与头倒立相同的益处。这也是一个对抗抑郁的绝佳体式，因为它有助于促进胸腔区域的循环，让头脑平静，尤其是当你用瑜伽毯或者瑜伽枕支撑头部的时候。

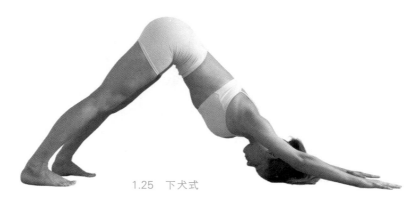

1.25　下犬式

20. 头倒立

靠近墙壁放一条折叠好的瑜伽毯，双脚和双膝并拢，跪在瑜伽毯前方。将手指紧紧地交扣到一起，拇指相触，双手呈碗状。双手离墙不超过 8 厘米，肘部间距不超过肩宽，使手腕垂直于地面。手腕、前臂和肘部组成了这个体式的根基。

伸长颈部并将头顶放在瑜伽毯上，头的后侧应接触双手。前臂压地，提起肩部，使其远离地面——在体式中要一直保持这个动作。伸直双腿，向天花板方向上提髋部，双脚向前走，直到脊柱几乎与地面垂直。呼气时，双腿依次向上抬起，将双脚抵靠在

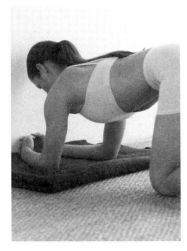

1.26A　头倒立 A

墙壁上（或者同时弯曲双腿，将膝盖靠近胸腔，脚趾离开地面，慢慢将双膝向天花板方向移动，然后向上伸直双腿）。

　　保持脚跟和臀部抵靠墙壁，大腿向内旋转，上提尾骨，向上伸展双腿，并保持双脚并拢。谨记，头顶中心要保持平衡，通过前臂下压地面来支撑身体，并持续地上提肩膀，使其远离耳朵。保持呼吸平稳，放松眼睛和喉咙，放松腹部。通过有规律的练习，便可以慢慢地学会将臀部和脚跟离开墙壁。尽量长时间地保持这个体式，但不要超过 5 分钟。

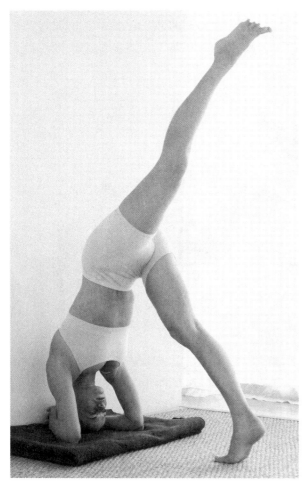

1.26B　头倒立 B

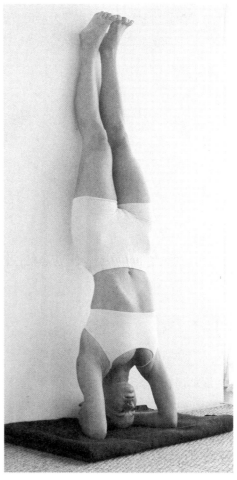

1.26C　头倒立 C

退出体式时，呼气，弯曲膝盖，依次将双腿落回地面。在抬起头之前可以先休息一会。离开墙壁，向前伸展手臂，在俯英雄坐这一体式中休息，后面会讲解这个体式。

功效 像所有的倒立体式一样，这个体式可以改善神经内分泌。它会促进血液流向大脑，激活脑垂体和松果体，并为整个身体注入能量。有规律地练习这个体式可以调节月经和消化系统，缓解泌尿系统问题。许多女性发现，当她们感到抑郁、焦虑，或者因经前期综合征、早期更年期综合征而感到精神恍惚时，这个体式非常有益。

注意 只有当头倒立已经成为你瑜伽练习的一部分时，才能去练习这个体式。有高血压、偏头痛的人，处于经期的女性以及颈部和背部疼痛的人请不要练习这个体式。

21. 俯英雄坐

跪在瑜伽垫上，双膝分开略宽于臀部，两大脚趾相触。前屈，将手臂和躯干向前伸展。头在瑜伽垫或瑜伽毯上放松。

功效 这个体式可以安抚神经系统，有助于降低血压，让身体和头脑得到放松。将其作为主动练习的一部分，可以伸展并强健脊柱，释放背部和颈部的压力。

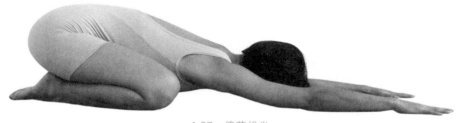

1.27　俯英雄坐

22. 肩倒立

躺下来，用两条折叠好的瑜伽毯支撑肩膀。头放松，落在地面上。手臂靠近身体两侧并充分伸展，掌心向下。将肩的外侧向后旋转，使其远离耳朵，并下压瑜伽毯。呼气时，屈膝，让双腿靠近胸腔，双手下压地面，双腿摆动，越过头部。双手支撑背部，肘部用力压向瑜伽毯。提起躯干，直到躯干与地面垂直，双膝靠近胸腔（1.28A）。保持双手支撑背部，抬起双腿，直到大腿与地面平行（1.28B）。均匀地呼吸。继续抬起双腿，直至膝盖指向天花板（1.28C），之后随着呼气，完全向上伸直双腿，由脚跟处向上伸展，直到整个身体垂直于地面（1.28D）。向上提起尾骨，用双手上提后肋。

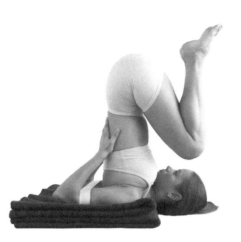

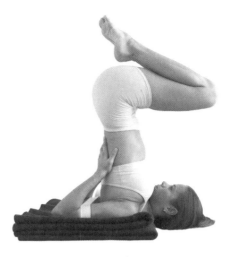

1.28A　肩倒立 A　　　　　　　　　　　　　　　1.28B　肩倒立 B

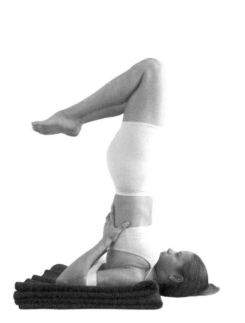

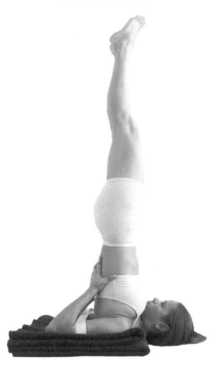

1.28C　肩倒立 C　　　　　　　　　　　　　　　1.28D　肩倒立 D

　　如果保持肘部内收很困难，可以先退出体式，在紧靠肘部上方处系一条瑜伽带，再进
入体式。感受整个身体又长又直，由腋窝至双脚球骨向上伸展。保持肩膀压向瑜伽毯
并远离耳朵。尽可能长时间地保持体式，最好是不少于 2 分钟。

　　退出体式时，呼气，弯曲膝盖，慢慢向下卷落身体，背部着地后，仰卧不动几个呼吸的时间。

功效 这个体式有时被称作"体式王后"，它为甲状腺和甲状旁腺提供新鲜的、含氧量高的血液，还可以舒缓神经，激活肾脏，让头脑平静。这个体式有助于缓解经前紊乱、消化不良和子宫异常（比如子宫肌瘤）。同时，这个体式也能带来平静和力量，当你感到疲倦、无精打采、情绪不稳定或紧张时，它能为你注入新的能量。

注意 如果你的肩颈有问题、处于经期或有高血压、头痛等症状，请不要练习这个体式。

23. 犁式

躺下来，用两条折叠好的瑜伽毯支撑肩膀和颈部，头放松，落在地面上。手臂位于身体两侧，手掌下压地面。双腿向远处伸展，双脚并拢，膝盖收紧。呼气时，屈膝，将大腿靠近胸腔。手掌压地，转动双肩，使其远离耳朵并展开胸腔。再次呼气，上提臀部并向上摆动双腿，双手支撑背部（手指朝着脊柱的方向，肘部保持平行），然后将腿伸过头顶。将脚趾落在头顶上方的地面上，膝盖应该稍微超过前额的位置。如果保持肘部向内收很困难，可以先退出体式，用瑜伽带绑住上臂，再进入体式。收紧膝盖来保持大腿的活力，创造腿与面部之前的空间。如果可以的话，让背部与地面垂直。提起胸骨，使其靠近下颌（而不是反过来让下颌靠近胸骨），让颈部保持拉伸并且放松。保持这个体式几分钟，或者在舒适的前提下保持更长时间，深长而缓慢地呼吸。退出体式时，椎骨缓慢地逐节向下落。平躺在地面上放松一会儿，做几次深呼吸。

功效 这个体式会平衡内分泌系统，使交感神经系统平静下来，因此会让人感到

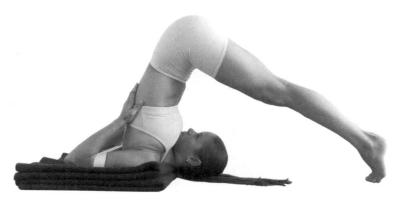

1.29 犁式

头脑清醒和深度的放松。在这个体式中休息可以提振精神，缓解紧张型头痛，并有利于缓解急躁和焦虑。有规律地练习这个体式，可以改善身体姿态，伸展脊柱。

注意　如果你有颈部问题或处于经期，请不要练习这个体式。

24. 桥式肩倒立

将一块瑜伽砖靠墙放置，将另一块瑜伽砖放在身旁。屈膝躺下来，手臂在身体两侧伸展，掌心朝上。向后转动双肩，使其远离头部，扩展胸腔。髋部和胸腔尽量抬高，手指朝着脊柱的方向，双手支撑背部。头和肩平放在地面上，进一步上提脊柱，增大拱起的幅度，然后将一块瑜伽砖垂直放在臀部最饱满区域的下方（大概在骶骨的位置）。逐一伸直腿，将脚跟放在靠墙的瑜伽砖上。放松手臂，让手臂在瑜伽砖（臀部下方）后方相触，如果可以，将双手紧扣在一起。保持体式至少1分钟，自然地呼吸。

退出体式时，屈膝，双脚落于地面。将臀部下方的瑜伽砖拿开，让椎骨缓慢地逐节向下落。在胸前抱住双膝，休息几次呼吸的时间。

功效　这是一个活跃的，能为身体注入能量的体式，可以增强肾和肾上腺的功能，有助于恢复有规律的月经周期。

变体　如果这个体式对你来说太难，或者让你感到疲惫，可以使用瑜伽枕来代替瑜伽砖。将一个瑜伽枕横放在墙边，将另一个瑜伽枕放在它前面且与其垂直，使两个瑜伽枕形成一个"T"形。地面上放一条折叠好的瑜伽毯支撑头部。坐在瑜伽枕的一

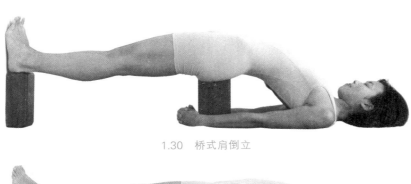

1.30　桥式肩倒立

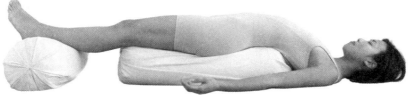

1.31　桥式肩倒立变体

端，保持膝盖弯曲，向后躺在瑜伽枕上。身体向后滑动，直到背部中段位于瑜伽枕的末端，而肩膀刚好落于地面上。将头和肩落在瑜伽毯上。双脚并拢，脚跟相触，向墙壁方向伸直双腿，将脚跟放在横放的瑜伽枕上，脚趾触碰墙壁。手臂在身体两侧放松，闭上眼睛，完全地放松。保持这个体式 5 ～ 10 分钟，或任意你想要停留的时长。退出体式时，屈膝，慢慢地向一侧转身。用双手推地坐立起身。

功效 这个变体可以缓解焦虑和高血压症状，对患有抑郁症或神经衰弱的女性比较有益。

25. 倒箭式及其循环

在离墙 8 厘米处放置一个瑜伽枕。如果你很高，可能需要更高的支撑，比如在瑜伽枕上加一条折叠好的瑜伽毯。坐在瑜伽枕上，让右髋及右侧身体接触墙壁。用手支撑身体，向后仰，翻转身体，将右腿向上靠墙，然后左腿向上靠墙，保持臀部抵在墙上。向上提腿时，如果臀部离开了墙壁，则用脚踩墙，手撑地提起髋，将臀部移回原位。如果感到腿或背部不适，可以将臀部稍微远离墙壁。躺下来，用瑜伽枕支撑下背部和肋骨，尾骨向地面的方向落下，肩和头在地面上放松（1.32A）。如果感到颈部不适，可以将一条折叠好的毛巾或瑜伽毯放在颈部下方。伸展双腿，肘部弯曲，掌心向上，将手臂放在身体两侧。在这个体式中放松休息，闭上眼睛，保持 5 分钟。

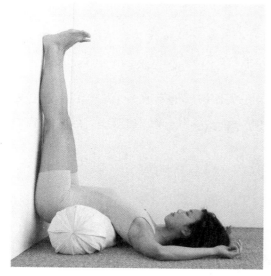

1.32A 倒箭式及其循环 A

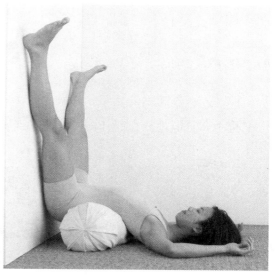

1.32B 倒箭式及其循环 B

循环

躯干不动，双腿向两侧张开（1.32B）。保持这个姿势 3 ~ 5 分钟，自然地呼吸。

保持躯干的位置不动，弯曲膝盖，在脚踝处交叉双腿，在这个姿势中再保持 3 ~ 5 分钟（1.32C）。

轻柔地将身体推离墙壁，直到臀部从瑜伽枕上滑落于地面，双腿和大腿后侧应在瑜伽枕上放松休息（1.32D）。在这个姿势中休息 5 分钟或任意你想要停留的时长。

退出体式时，打开双腿，将身体推离瑜伽枕，转身侧卧。安静地呼吸几次后，通过手臂的力量回到坐立姿势。

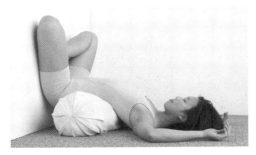

1.32C　倒箭式及其循环 C

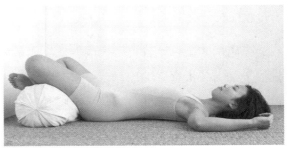

1.32D　倒箭式及其循环 D

功效　这种体式及其循环有助于平静神经系统，平衡内分泌系统，缓解疲劳，增加骨盆区域的血液流动，同时也能让身体完全放松。

注意　处于经期的女性请不要练习这个体式。

26. 摊尸式

仰卧，双腿向远处伸展。如果需要，可以在头和颈部下方放一条瑜伽毯。掌心朝上，将手臂舒适地放在身体两侧，稍远离躯干。向远处伸展双臂和双腿，然后让它们

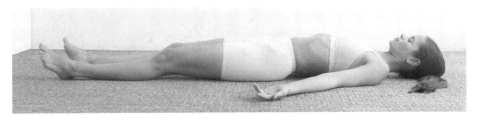

1.33　摊尸式

完全地放松。闭上眼睛，让一切放松。深呼吸几次，吸气时让气息充盈胸腔，不要让喉咙、颈部和横膈紧张。呼气，放松身体，让身体向地面沉落，放松肩膀、颈部和面部肌肉。保持腹部柔软放松，放松下背部。随着眼睛的放松，自然地呼吸 5～10 分钟。退出体式时，弯曲膝盖，缓慢地转身侧卧，几次呼吸之后，轻柔地推地，起身坐立。

功效 这是一个非常棒的休息体式。它会深度放松和舒缓交感神经系统，缓解疲劳和焦虑，恢复身体平衡。

这套序列为补充女性必备序列而设计，其中包含了很多后弯体式。这个能量激活序列能够促进全身的循环，它会使你打开胸腔，让呼吸更加自然流畅。后弯体式有助于强健脊柱，增强膀胱的功能，并给身体和头脑带来活力，使其变得轻盈。

　　我建议每周至少练习3次这个序列，并与包含更多前屈体式的基础序列交替练习。在体式练习中请保持眼睛睁开。刚开始时不要担心无法做到所有的体式，持续地练习，它们会变得越来越容易。

　　注意　如果你患有心脏病或其他严重疾病，处于经期或孕期，不要练习无支撑的后弯体式。如果你处于经期或头痛，不要练习倒立体式。如果你有膝盖、背部或颈部的问题，请向有经验的老师寻求帮助。

Chapter
02 女性能量激活序列

（由帕特里夏·瓦尔登编排）

1. 山式

　　双腿并拢，站直。如觉得两大脚趾相触更舒适的话，就将其并拢。将身体的重量均匀地分布在前脚掌与脚跟之间，通过将股四头肌（大腿前侧）向上提来收紧双膝。胸骨向上提，向后旋转肩膀，并将肩胛骨收入背部，扩展胸腔。上提腹部，在将尾骨向内收的同时注意不要将大腿向前推。保持手指并拢，掌心朝着大腿，向下伸展手臂，保持肩膀远离耳朵。腰椎区域（下背部）存在一些曲度是正常的。保持体式 20 ～ 30 秒或者更长时间。自然地呼吸，保持面部、颈部与喉咙放松。

　　功效　这个体式可以使整个身体变得强壮、稳定，使头脑保持警觉，并且有利于身体建立平衡。这个体式（尤其是靠墙站立）是帮助我们观察自己如何站立，以及纠正身体姿态的绝佳方法。

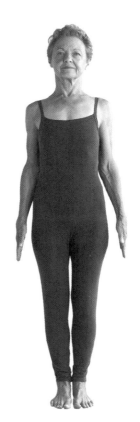

2.1　山式

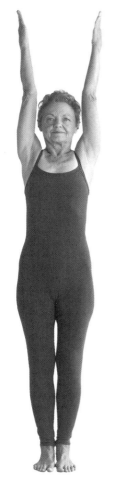

2.2　手臂上举式

2. 手臂上举式

　　以山式站立，将掌心向外转，从身体两侧缓缓地将手臂举过头顶，保持肩膀向下并且远离耳朵。提起胸腔，将肩胛骨深深地收入背部。自然地呼吸，保持体式 15 ～ 20 秒。手臂向下落回到身体两侧，退出体式。

　　功效　这个体式能够唤醒整个身体，强健手臂、腿部、脚及脚踝，缓解肩膀、手臂、上背部以及下背部的僵硬，改善全身的循环。

3. 三角伸展式

　　以山式站立。双脚分开 107 ～ 122 厘米，保持两脚彼此平行。向两侧伸展手臂，上提股四头肌，提起胸腔，直视前方。左脚微微向内转动，右脚向外旋转90度，右脚脚跟对齐左脚足弓。如果需要，可在右脚外侧放一块瑜伽砖。呼气时，保持背部挺直，向右伸展躯干并且将右手放在地面或瑜伽砖上。手掌下压地面或瑜伽砖，左臂向天花板方向伸展，让伸展的力向上贯穿胸腔一直到达左臂。左臂应与肩和右臂处于一条直线上。将肩胛骨收入背部，向天花板方向转动胸腔，向左转动腹部，直视前方或目视左手方向。双腿应保持主动且有力。如果难以保持平衡，可以用左手扶髋，右手握住小腿或脚踝直到双脚稳定。自然地呼吸，保持体式20～30秒。吸气，伸展躯干起身，转动双脚，使其平行。换左侧重复该体式，然后向前转动脚趾，并拢双脚，回到山式。

功效 这个体式可以拉长并强健脊柱，使背部肌肉变得灵活，促进骨盆区域循环，调节和改善生殖器官和消化器官功能，并且能够使头脑平静，缓解焦虑和紧张。

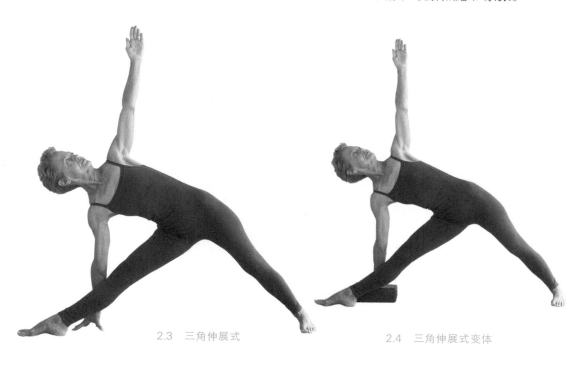

2.3　三角伸展式　　　　　　　　　　2.4　三角伸展式变体

4. 战士 II 式

以山式站立。最大限度分开两脚（如果可以，双脚分开122～137厘米），让两脚彼此平行。向两侧伸展手臂，手掌向下，手指伸直，手与肩对齐，使其成一条直线并平行于地面。呼气时，右脚微微向内转动，左脚向外转90度。左脚脚跟应与右脚足弓对齐。为了保持平衡，应保持右腿和右膝伸直并且用力，将身体的重量压向右脚最后两个脚趾。呼气时，屈左膝，让左大腿平行于地面且左小腿垂直于地面，膝盖应与中趾对齐。屈膝后如果左膝超过了脚踝，需要将两脚间距离变宽。转头，让视线越过左臂上方看向手指的延长线。想象将两手臂分别向两边拉，就像在拔河一样。如果可以，保持体式 20～30 秒。如果做不到的话，可以连续做两三次这个动作。

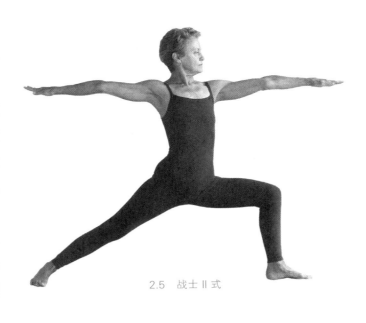

2.5 战士Ⅱ式

退出体式时，吸气并伸直左腿，转动双脚，使双脚再次保持平行。伸直手臂，缓慢地将左脚微微向内转动，右脚向外旋转 90 度。换另一侧重复该体式。

功效 这个体式能带来稳定、力量与平衡，它会打开胸腔，改善呼吸和循环，缓解抑郁和疲劳，它也能够强健腿部，减少臀部和腰周围的脂肪，强健腹部区域。

5. 侧角伸展式

以山式站立。最大限度分开双脚（如果可以，双脚分开约 137 厘米宽），左脚向外旋转 90 度，右脚微微向内转动，左脚脚跟应与右脚足弓对齐。向两侧伸展手臂，使手臂平行于地面。呼气，屈左膝，让左大腿平行于地面且左小腿垂直于地面。屈膝后如果左膝超过了脚踝，需要将两脚间距离变宽。保持背部挺直，呼气，向左侧伸展躯干，将左手放在地面或瑜伽砖上，并且在右耳的上方伸展右臂。将肩胛骨收入背部，向天花板的方向转动胸腔，直视前方或看向天花板。腹部向右转，自然地呼吸，可能的话，保持体式 20～30 秒。吸气，起身，回到站立姿势，挺直躯干。换右侧重复该体式，然后向前转动脚趾，回到山式。

功效 这个体式可以拉长并强健脊柱，使背部肌肉变得灵活，促进骨盆区域循环，强健消化器官和生殖器官，并改善其功能。这个体式也能够使头脑平静，缓解焦虑和紧张，缓解坐骨神经痛和关节僵硬带来的疼痛，尤其是髋部、腹股沟和腘绳肌的疼痛。

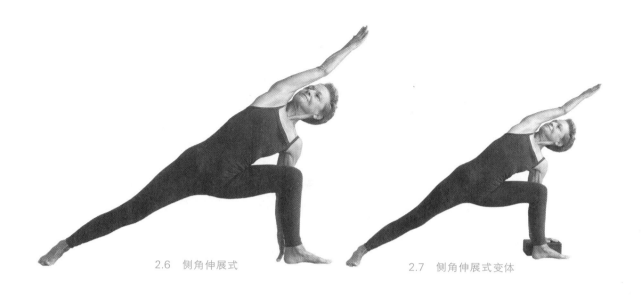

2.6 侧角伸展式   2.7 侧角伸展式变体

6. 战士 I 式

以山式站立。最大限度地分开双脚（如果可以，分开 122 ～ 137 厘米宽），脚趾朝前。向两侧伸展手臂，保持手臂与肩在一条直线上且平行于地面，掌心向下。保持手指并拢并充分伸展。掌心向上，举起手臂，直到两臂与耳朵对齐并彼此平行，肘部伸直。向上拉伸股四头肌（大腿前侧上端肌肉）并上提下腹部和胸腔。呼气时，在左脚向内旋转约 60 度的同时将躯干和右腿向右旋转 90 度。吸气，向上伸展前臂，呼气，弯曲右腿，使右大腿与右小腿形成直角，使右大腿平行于地面。如果右膝盖向前超过了右脚踝，则增大双脚间的距离。如果能够保持肘部不弯曲或胸腔不塌陷，就将双手合十。在躯干向天花板伸展的同时向上看向双手或者看向正前方。保持体式 10 ～ 15 秒，

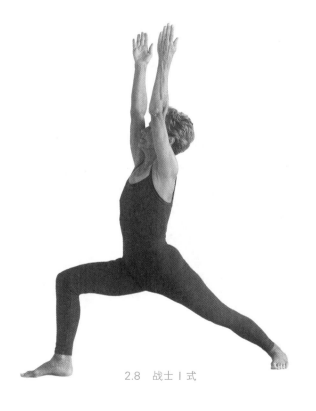

2.8 战士 I 式

均匀而自然地呼吸。如果你无法一直保持在体式里，可以反复练习该体式2～3次。

退出体式时，放松手臂，使手臂与肩齐平，向两侧水平伸展，伸直右腿。将躯干和双脚向前方转动。再次举起手臂，让手臂与耳朵对齐并保持彼此平行，肘部伸直。呼气时，将躯干和左腿向左旋转90度，右脚向内旋转约60度，然后换左侧重复该体式。最后双脚并拢，回到山式。

功效　这个体式对提高身体的稳定性、力量、平衡性和柔韧性效果显著，女性在这个体式中会感受到力量与强壮，并且非常有助于缓解老年女性的关节僵硬。如果将头向后仰，这个体式还可以按摩和强健甲状腺和甲状旁腺，并把含氧量较高的血液带到这个区域。

7. 加强侧伸展式

以山式站立。双手在背后合掌，呈祈祷的姿势。如果太困难，只需将双臂在背后交扣，让手指尖触碰肘部，或者将双臂伸直举过头顶。双肩向后转动，将手掌对推，从而打开胸腔，上提胸骨。双脚分开90～107厘米，将身体的重量均匀地分布在双腿之间，左脚向外旋转90度，右脚向左旋转75度，向左侧转动躯干，轻柔地弯曲背部并看向天花板（前提是这个姿势让你觉得舒适）（2.9A）。
保持体式几个呼吸，呼气时，抬头，伸展脊

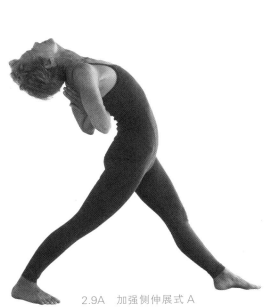

2.9A　加强侧伸展式 A

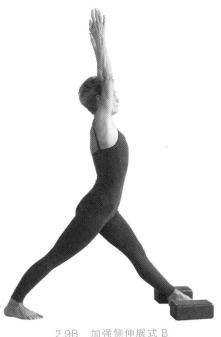

2.9B　加强侧伸展式 B

柱，前屈，让头靠在左膝下方休息（2.9B）。在体式中始终保持双腿伸直，保持15 ～ 20秒，正常地呼吸。如果难以保持平衡，将双手放在地面上、瑜伽砖上或小腿上。吸气时抬起头和提起躯干，回到站立体式，向上看并轻柔地内凹背部，然后再落下手臂。身体回正，换另一侧重复该体式。

功效　这个体式有益于缓解颈部、双肩、肘部、手腕的僵硬，并有助于缓解关节炎、脊柱侧弯、驼背引起的疼痛。这个体式还会加强腹部力量，平静头脑，缓解焦虑与神经紧张。

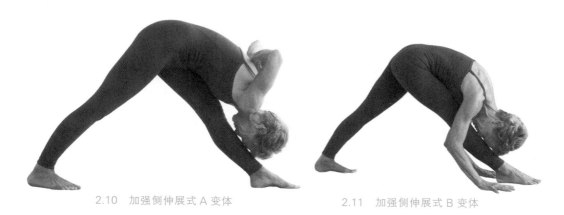

2.10　加强侧伸展式 A 变体　　　　　2.11　加强侧伸展式 B 变体

8. 英雄坐牛面式

　　双膝并拢，跪在地面上，双脚朝着正后方，小腿分开，略宽于臀部。坐在双脚之间的地面上（如果觉得膝盖有压力，可以坐在瑜伽砖或瑜伽枕上）。将左臂背在身后，并将前臂尽可能地向上伸展，手背紧贴背部。右臂举过头，肘部弯曲，沿着背部向下，将双手手指扣到一起（如果双手扣不到一起，可借助瑜伽带）。保持右肘部指向天花板，不要低头，抬头向前看。向后转动肩膀，打开胸腔。自然地呼吸，保持体式30 ～ 60秒。换另一侧重复手臂的姿势。

　　功效　以这种方式坐立可以伸展下半身的肌肉，尤其是小腿、股四头肌、膝盖和双脚，给这些关节和肌肉带来灵活性。这个体式是练习良好的身体姿态和

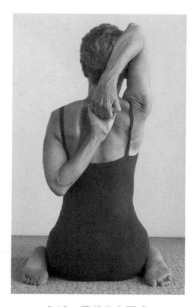

2.12　英雄坐牛面式

改善骨盆区域循环的极好方法。手臂的姿势可以打开胸腔和肩膀，改善呼吸和循环，缓解抑郁和疲劳。

注意 如果感到膝盖有压力，则稍稍分开双膝，坐在瑜伽枕或瑜伽砖上。如果你是初学者，不要保持这个体式超过 1 分钟。

9. 下犬式

以双手和膝盖着地，翻转脚趾踩地。呼气，双手用力压向瑜伽垫，通过手臂内侧向上伸展身体。再次呼气，抬高臀部，向上、向后移动大腿。保持双腿伸展，在抬高臀部的同时，将脚跟踩向地面。手臂和腿的动作能够拉长脊柱，保持头部放松。保持体式 30～60 秒，深深地呼吸。让头部完全放松，放松颈部。回到手和膝着地的姿势，坐在脚跟上，抬头。

功效 这个体式会增加头部的血液供应，并提供许多与头倒立相同的益处。它也是后弯体式很好的准备体式。

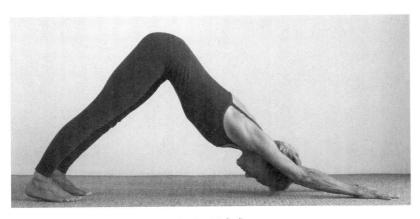

2.13　下犬式

10. 头倒立

开始练习前，请先参看 16～17 页内容。靠墙放一条折叠好的瑜伽毯，双脚和双膝并拢，跪在瑜伽毯前面。将双手手指紧紧地交扣到一起，拇指相触，双手呈碗状。双手离墙不超过 90 厘米，肘部分开与肩同宽，手腕垂直于地面放置。手腕、前臂和肘部组成了这个体式的根基。

拉长颈部并将头顶放在瑜伽毯上，让头的后侧接触双手。前臂压地，提起肩部，使其远离地面，在这个体式中要一直保持这个动作。伸直双腿，将髋部向上提，双脚向前走，直到脊柱几乎与地面垂直。呼气时，双腿依次向上摆动，将双脚抵靠在墙面上。

伸直双腿，保持脚跟和臀部抵靠墙壁。向内旋转大腿，上提尾骨，双腿向上伸展，并保持双脚并拢。保持呼吸平稳，放松眼睛和喉咙，放松腹部。通过有规律的练习，便可以慢慢地将臀部和脚跟离开墙壁。尽量长时间地保持这个体式，但最多保持5分钟。

退出体式时，呼气，弯曲膝盖，依次将双腿落回地面。在抬头之前先休息一会。离开墙壁，向前伸展手臂，在俯英雄坐中休息，后面还会讲解这个体式。

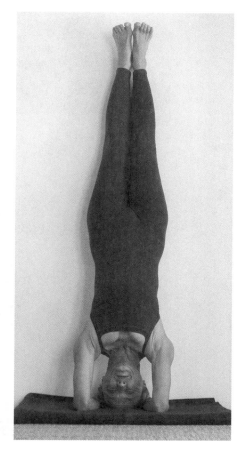

2.14 头倒立

功效 像所有的倒立体式一样，这个体式会平衡神经和内分泌系统，特别是，它会促使血液流向大脑，激活脑垂体和松果体，并为整个身体注入能量。有规律地练习这个体式可以调节月经和消化系统，消除泌尿系统问题。许多女性发现，当她们因经前期综合征、更年期早期综合征而感到抑郁、焦虑或者精神恍惚时，这个体式非常有益。

注意 只有当头倒立已经成为你瑜伽练习的一部分时，才去练习这个体式。有高血压、偏头痛的人，处于经期的女性，以及颈部和背部疼痛的人请不要练习这个体式。

11. 俯英雄坐

跪在地面上，双膝分开，略宽于臀部，两大脚趾相触。前屈，将手臂和躯干向前伸展。头在地面或瑜伽毯上放松（可参考第19页内容）。

功效 这个体式可以安抚神经系统，有助于降低血压，让身体和头脑得到放松。将其作为主动练习的一部分，可以伸展并强健脊柱，释放背部和颈部的紧张。

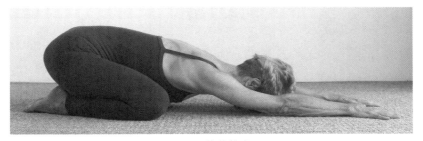

2.15　俯英雄坐

12. 下犬式

如果练习了头倒立，这里再次做下犬式来为后弯体式做准备（参看第 34 页）。

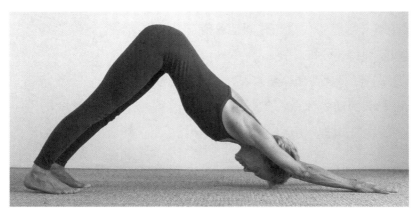

2.16　下犬式

13. 倒手杖式

尽管这个体式的经典做法适合高级练习者，但也可以通过下面的变体获得同样的功效。在离墙 60 厘米处放置一把椅子，距离要足够远，当你伸直腿时脚可以抵住墙壁，并在椅子上放一条折叠好的瑜伽毯。面向墙壁，双脚穿过椅背坐在椅子上（2.17A）。双手沿椅子两侧向下滑，用肘部撑住身体，慢慢地将身体向后仰，让头和颈部超出椅座的前侧边缘。

握住椅子两侧，将身体向后仰，让肩胛骨对齐椅座的前侧边缘（2.17B，可能需要将臀部向椅座的后侧边缘移动一些）。脚踩住墙壁，双腿稍微弯曲，手握住椅子后腿或者椅子两侧。伸直双腿，向远离墙壁的方向推椅子，大腿向内旋转，同时将头向后放松（2.17C）。保持双手握住椅子后腿或两侧。如果颈部有问题，可以将头落在瑜伽枕

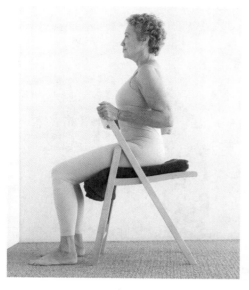

2.17A　倒手杖式 A

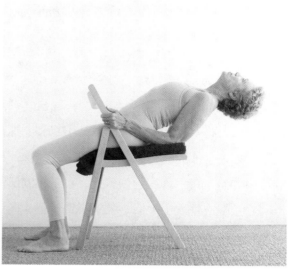

2.17B　倒手杖式 B

上放松。如果感到下背部有任何
的疼痛，可以将脚抬高，放在靠
墙的瑜伽砖或瑜伽枕上。安静地
呼吸，保持体式 30 ～ 60 秒。

　　退出体式时，弯曲膝盖，让
整个脚掌落地。握住椅背两侧，
胸骨向上提，轻轻地起身。靠在
椅背上休息片刻，放松背部。

　　功效　如果你有抑郁症状，
这个体式很有帮助。它能打开胸
腔，改善呼吸和循环，使全身充
满活力。

　　注意　如果你有颈部问题，
请向有经验的老师寻求帮助。如
果你有偏头痛、紧张型头痛或腹
泻，请不要练习这个体式。

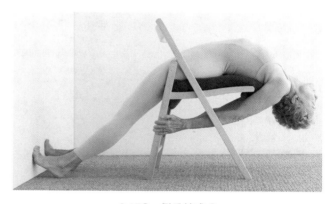

2.17C　倒手杖式 C

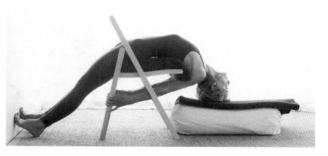

2.18　倒手杖式变体

14. 骆驼式

跪在地面上，膝盖和双脚分开，与髋同宽。手掌放于臀部，呼气时，稍微将大腿向前移动，同时向上提起侧肋。慢慢地向后弯，提起胸腔，拓宽双肩，将双手从臀部移开，落于双脚。抓住脚跟，如果手不能落到脚跟上，可以在脚踝一侧放置瑜伽砖，将手落在瑜伽砖上，手指指向脚的方向。大腿应垂直于地面。如果觉得舒适，向后仰头。可以的话，平稳地呼吸 10 ～ 15 秒。

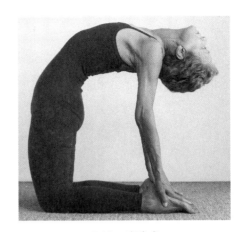

2.19　骆驼式

退出体式时，逐一将手收回。呼气时，胸骨向上提，并利用大腿的肌肉向上提起身体，最后抬起头。

功效　这个体式有助于增加肺活量，促进全身的循环，强化背部肌肉。

注意　如果患有偏头痛、紧张型头痛或高血压，请不要练习这个体式。

15. 上犬式

俯卧，双脚分开，与髋同宽，脚趾向后，保持双腿有活力。肘部弯曲，将手放在浮肋两侧，手指朝着正前方，下巴在瑜伽垫上放松。将大腿内侧向内旋转，胸骨和头顶向上提，带动上半身离开瑜伽垫。双手用力推向瑜伽垫，尽可能高地提起胸骨，同时将骨盆靠向双手。让髋部离开瑜伽垫，保持双腿强壮有力，膝盖要向上提而不是在地面上休息。将肩胛骨向后肋推，扩展胸腔，向后仰头，看向天花板。如果颈部有问题，请直视前方。保

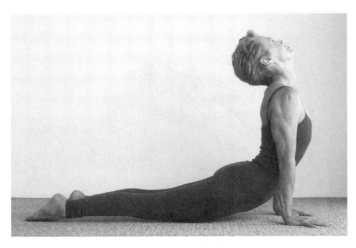

2.20　上犬式

持体式 15 ～ 20 秒。如果不能将大腿抬离地面或不能展开胸腔，请将手放在瑜伽砖上。呼气时，肘部弯曲，将髋部、大腿和胸腔落在瑜伽垫上，头落回地面，放松，退出体式。

功效 这个体式对缓解坐骨神经痛，肩和上背部僵硬，以及下背部紧张特别有效。当你情绪低落时，打开胸腔可以振奋精神，并有助于消除焦虑或紧张情绪。如果你有背部问题，请参看第 211 ～ 212 页的变体。

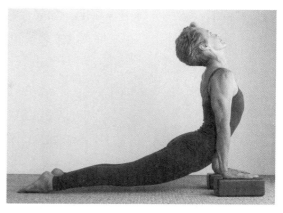

2.21 上犬式变体

16. 上弓式

屈膝仰卧，双脚分开，与髋同宽，脚跟靠近臀部。肘部弯曲，将双手放在头两侧，手指朝着脚的方向。呼气时，提起髋部和胸腔，伸直手臂，伸展双腿。上提尾骨，并将大腿后侧向臀部移动。退出体式时，屈膝，屈肘，慢慢地将身体落回地面。如果可以，保持体式 5 ～ 10 秒，如果不能，可反复进入、退出该体式两三次。

变体 如果你很难起身进入后弯姿势，可以使用瑜伽砖和瑜伽枕来尝试这个体式。将两块瑜伽砖靠墙放置，两块砖之间的距离与肩同宽，在两块瑜伽砖之间贴着墙壁垂直放一个瑜伽枕（2.23A）。仰卧在瑜伽枕上，头靠近墙壁。肘部弯曲，将手放在瑜伽砖上，手指朝着脚的方向。按照上面的做法提起身体（2.23B）。

功效 这个体式可以改善身体的循环，刺激整个神经系统，并产生一种整体的愉悦感和幸福感。

注意 只有当上弓式已经成为你瑜伽练习的一部分时，才去练习无支撑的上弓式。如果你有颈部问

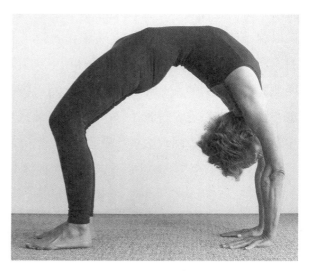

2.22 上弓式

题，请向有经验的老师寻求帮助。如果你患有偏头痛、紧张型头痛、心脏病以及任何其他严重的疾病，或处于孕期，请不要练习这个体式。

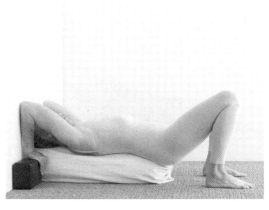

2.23A　上弓式变体 A

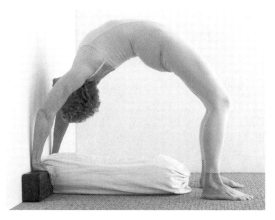

2.23B　上弓式变体 B

17. 下犬式

如果刚完成了上弓式或上犬式，可以做下犬式（参看第 34 页）来伸展背部。

18. 加强脊柱前屈伸展式

以山式站立。将身体的重量均匀地分布在两脚之间，大腿内侧向上伸展，并且将大腿向内旋转。手臂举过头顶，同时保持双腿和双膝的稳定，将腰和肋骨向上伸展。呼气时，从髋部进入前屈，并且放松身体两侧和头部。双手向脚两侧的地面推。如果手触碰不到地面，可以将手放在瑜伽砖或小腿上。自然地呼吸 30 ～ 60 秒。退出体式时，保持双腿主动，缓缓起身，回到站立姿势。

功效　当你感到激动不安或焦虑时，这个体式会为你带来平静。它可放松头脑，缓解胃的紧张，上提并强健子宫，改善骨盆区域的循环。这个体式还能通过缓解头脑和身体的紧张来降低血压。它也可以有效地缓解大部分头痛症状。

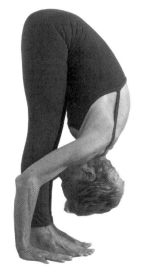

2.24　加强脊柱前屈伸展式

19. 侧加强脊柱前屈伸展式

双脚分开与髋同宽，站立，向外转动手掌向，吸气时，手臂举过头顶，伸展整个身体。呼气时，从下腹部开始转动身体，使躯干的上段朝着左腿。吸气，伸展脊柱，然后呼气，前屈。将右手放在左脚踝上，左手放在左脚外侧的地面上。头移向左膝，自然地呼吸，保持体式 30 ～ 60 秒。退出体式时，松开右手，躯干转回到正前方，缓缓地提起身体，最后抬起头。

功效 同加强脊柱前屈伸展式一样，这个体式可以让头脑和神经平静下来。它会带给你诸多好处，调节肾上腺，调理和按摩肾脏和生殖器官。

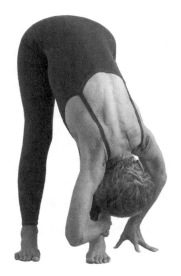

2.25 侧加强脊柱前屈伸展式

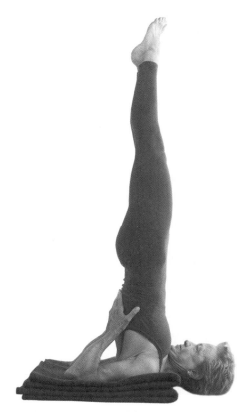

2.26 肩倒立

20. 肩倒立

（开始练习前，请先参看第 19 ～ 21 页内容）躺下来，用两条折叠好的瑜伽毯支撑肩膀，手臂靠近身体两侧并充分伸展。呼气时，屈膝，将双腿靠近胸腔，手掌压地，双腿摆动，越过头部。双手支撑背部，肘部用力压向瑜伽毯。提起躯干，直到躯干与地面垂直，双膝靠近胸腔。双手支撑背部，抬起双腿，直到大腿与地面平行。继续上提双腿，直到膝盖指向天花板，再向上完全伸直腿。从脚跟开始向上伸展，直到整个身体垂直于地面。尾骨向上提并且向内收，用双手将后肋向上提。感受整个身体又长又直，移动双肩远离耳朵。尽可能长时间地保持体式，不少于 2 分钟。退出体式时，呼气，弯曲膝盖，身体慢慢向下落，仰卧片刻。

功效　肩倒立可以调节甲状腺和甲状旁腺，激活肾脏，舒缓神经系统。它可以缓解经期前紊乱、消化不良、子宫异常（如子宫肌瘤）等。肩倒立还可以带来平和、力量，当你感到疲倦、无精打采、情绪不稳定或紧张时，它能为你注入新的能量。

注意　如果你的肩颈有问题，有高血压、偏头痛或紧张型头痛等症状，或者处于经期，请不要练习这个体式。

21. 犁式

　　躺下来，用两条折叠好的瑜伽毯支撑肩膀和颈部，头部落在瑜伽垫上，手臂位于身体两侧。屈膝，将双腿靠近胸腔。呼气时，上提臀部并向上摆动双腿。双手支撑背部，然后将腿伸过头顶，将脚趾落在

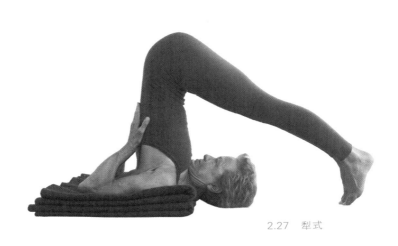

2.27　犁式

头部上方的地面上。收紧膝盖来保持大腿的活力，创造腿与面部之前的空间。保持这个体式几分钟，深长缓慢地呼吸。退出体式时，缓慢地将椎骨逐节向下落。平躺在地面上放松，深呼吸几次。

功效　这个体式能够平衡内分泌系统，使交感神经系统平静下来，头脑也会感到清醒和深度放松。在这个体式中休息可以提振精神，缓和急躁和焦虑。它对缓解紧张型头痛效果显著。

注意　如果你有颈部问题或处于经期，请不要练习这个体式。

22. 桥式肩倒立

　　将一个瑜伽枕横放在墙边，将另一个瑜伽枕与其垂直放置，形成一个"T"形。在地面上铺一条瑜伽毯以支撑头部。在瑜伽枕靠近墙壁的一端坐下，保持膝盖弯曲，向后躺在瑜伽枕上。向后滑动身体，直到背部中段位于瑜伽枕的末端，肩膀刚好落于地

面上。将头和肩在瑜伽毯上放松。双脚并拢，脚跟相触，向墙壁伸直双腿，将脚跟放在横放的瑜伽枕上，脚触碰墙壁，双腿蹬直。手臂放松，在这个姿势中休息。闭上眼睛，完全放松，放松腹部，深深地呼吸。保持这个体式 5 ～ 10 分钟或任意你想要停留的时长。

退出体式时，屈膝，慢慢地向一侧转身。双手推地起身，回到坐立姿势。

功效　当你在这个体式中使用瑜伽枕时，这便是一个休息体式。它有助于缓解焦虑，消除情绪波动和潮热症状，降低血压。由于该体式是一个轻柔的后弯姿势，因此它还可以缓解抑郁和神经衰弱。

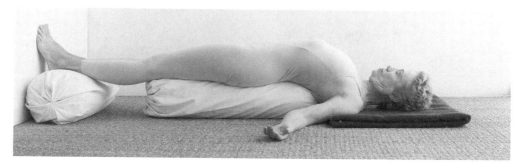

2.29　桥式肩倒立

23. 倒箭式及其循环

在离墙 90 厘米处放置一个瑜伽枕。坐在瑜伽枕上，右髋及右侧身体接触墙壁。用手支撑身体，让身体向后倾，翻转身体，右腿向上靠墙，然后左腿向上靠墙，保持臀部靠近墙或抵在墙上。向上抬腿时，如果臀部离开了墙壁，则用脚踩墙，用手撑地，以提起髋部，将臀部移回原位。如果感到腿部僵硬或不适，将臀部稍微离墙壁远一些。躺下来，用瑜伽枕支撑下背部和肋骨，尾骨落向地面，肩和头在地面上放松（2.30A）。如果觉得颈部不适，可以将一条折叠好的毛巾或瑜伽毯放在颈部下方。伸展双腿，肘部弯曲，掌心向上，将手臂放在身体两侧。在这个体式中放松休息，闭上眼睛，保持 5 分钟。

循环

躯干不动，双腿向两侧张开（2.30B）。保持这个姿势 3 ～ 5 分钟，自然地呼吸。

保持躯干的位置不动，弯曲膝盖，在脚踝处交叉双腿，在这个姿势中再保持 3 ～ 5 分钟（2.30C）。

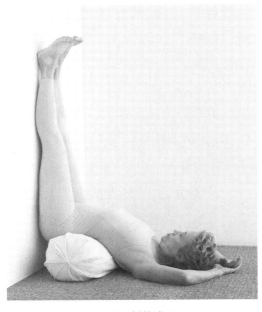

2.30A　倒箭式 A

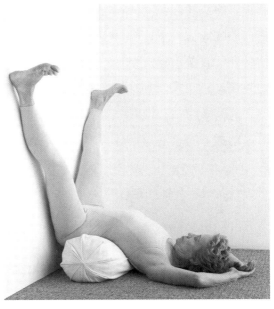

2.30B　倒箭式 B

　　轻柔地将身体推离墙壁，直到臀部从瑜伽枕上滑落于地面，双腿和大腿后侧应在瑜伽枕上放松休息（2.30D）。在这个姿势中休息 5 分钟或任意你需要停留的时长。

　　退出体式时，松开双腿，将身体推离瑜伽枕，转身侧卧。安静地呼吸几次后，利用手臂的力量帮助身体回到坐立姿势。

　　功效　这些循环中的体式有助于平静神经系统，平衡内分泌系统，缓解疲劳，增加骨盆区域的血液流动，同时能让身体完全放松。

　　注意　处于经期的女性请不要练习这个体式。

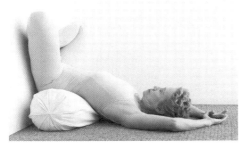

2.30C　倒箭式 C

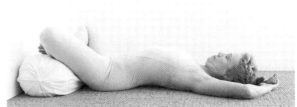

2.30D　倒箭式 D

24. 摊尸式

仰卧，双腿向远处伸展。如果需要，可在头部下方放一条瑜伽毯。掌心朝上，将手臂舒适地放在身体两侧，稍远离躯干一些。主动地向远处伸展双臂和双腿，完全放松。闭上眼睛，让一切放松。深呼吸几次：吸气，让气息充盈胸腔，不要让喉咙、颈部和横膈紧张；呼气，放松身体，使其落向地面，放松肩膀、颈部和面部肌肉。保持腹部柔软放松，放松下背部。自然地呼吸 5 ～ 10 分钟。退出体式时，弯曲膝盖，缓慢地转身侧卧，轻柔地推地起身。

功效 这个体式可以深度放松和舒缓交感神经系统，缓解疲劳和焦虑，恢复身体平衡。

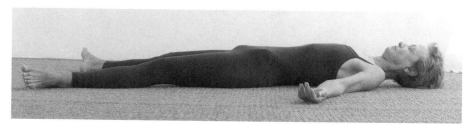

2.31 摊尸式

在漫长的一天结束前，在紧张的一周中，在任何你想重新找到生活平衡的时候，这套序列可以带给你滋养和舒缓。这套序列通过轻柔的后弯体式、有支撑的前屈体式和倒立体式的变体让神经系统平静，补充生命能量。但它的益处是超越身体层面的，通过有意识的呼吸——作为身心间的直接纽带——将你带入更深层次的放松中去。当身体的压力得以释放，头脑中不断涌现的杂念安静下来，你便进一步了解了真正的自我，并与真正的自我联结。将这一古老的训练方法融入你的生活中，一周练习两三次，或者每日选择两三个体式来练习。

　　注意　如果你有心脏病或其他疾病，抑或是处在经期或孕期，不要做无支撑的后弯体式。如果你头痛或处在经期，不要做倒立体式。如果你的膝盖、背部或颈部有问题，请向有经验的瑜伽老师寻求帮助。

Chapter
03 女性修复序列

（由帕特里夏·瓦尔登编排）

1. 仰卧束角式

将一个瑜伽枕放
在身后，屈膝坐在瑜
伽枕前方，骶骨触碰
瑜伽枕边缘。将一条
瑜伽带放在身后骶骨
处，将瑜伽带向前拉

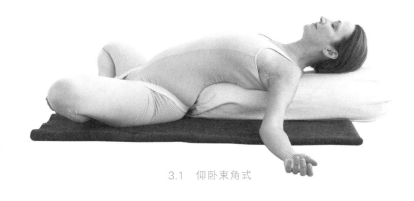

3.1　仰卧束角式

过髋部、小腿，绕到双脚下方（参看第 X 页）。脚掌贴在一起，让膝盖和大腿落向两
侧，将瑜伽带收紧，套牢双脚，向后躺下，让头和躯干舒适地在瑜伽枕上休息，将臀
部和双腿放在地面上。如果下背部有任何不适，可以用一两条折叠好的瑜伽毯来增加
支撑的高度。如果感到颈部有压力，可以将一条折叠好的瑜伽毯放在头和颈部的下方。
如果感到腿部肌肉紧张，可以纵向卷两个瑜伽毯，分别垫在两侧的大腿根部。 你想要
在该体式中休息多久都可以，深深地呼吸。

退出体式时，双膝并拢，将腿从瑜伽带中滑出，慢慢地向一侧转身，用手推地起
身，回到坐立姿势。

功效　这个体式可以缓解月经期间的痛经、痉挛等症状，减轻子宫的沉重感。它
能减轻骨盆区域的压力，打开胸腔，让头脑安静下来，安抚神经。试着利用它来减轻
压力，缓解焦虑和头痛，它对疗愈痔疮和消化不良也很有益处。

2. 仰卧简易坐

将一个瑜伽枕垂直放在身后，屈膝坐在瑜伽枕前方，骶骨触碰瑜伽枕边缘（同仰
卧束角式一样）。瑜伽枕上放一条折叠好的瑜伽毯来支撑头部。小腿舒适地交叉在一
起，向上伸展脊柱。双手撑地，向后躺在瑜伽枕上。手臂向两侧展开并放松，将肩胛
骨向后肋收，提起胸腔。这是一个使人放松的体式，身体任何部位都不应感到紧张。
如果觉得背部有压力，可以增加辅助物的高度。退出体式时，松开双腿，脚掌落地，
慢慢地向一侧转身。用手推地，起身坐立。

功效　这个体式有助于缓解头痛和痛经，减轻腹部的沉重感，让腹部变得柔软，
还能打开胸腔，激活甲状腺和肾上腺。因此，该体式有益于缓解抑郁症和焦虑。

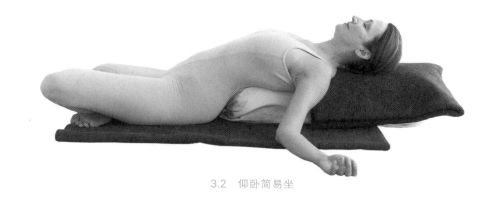

3.2 仰卧简易坐

3. 仰卧手抓脚趾伸展式 I

平躺在地面上，双腿并拢，伸直。吸气时，右膝提向胸腔，将瑜伽带做成一个环，绕在脚掌球骨上。呼气时，将腿向天花板伸直。双手拉住瑜伽带，让腿靠近头部（尽己所能），保持右臀压实在地面。保持左腿在地面上，并主动压地，脚趾指向天花板。如果关节僵硬或患有关节炎，可以轻柔地将腿在髋臼中前后移动来增加灵活性，并保持关节的润滑。换左腿重复该体式。

功效 这个体式可以缓解下背部、腿后侧以及髋关节的僵硬。它还可以缓解经期不适。

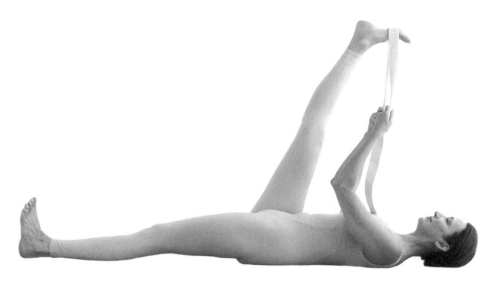

3.3 仰卧手抓脚趾伸展式 I

4. 仰卧手抓脚趾伸展式 II

在身体右侧约 15 厘米处放置一个瑜伽枕，瑜伽枕底端与右髋对齐。如图所示，将一条瑜伽带绕在右脚脚掌球骨上，左手握住瑜伽带长的一端。向天花板方向伸直腿，将瑜伽带长的一端放在头的后侧，左臂向左侧伸直。呼气时，慢慢地将右腿伸到旁边的瑜伽枕上，左手轻柔地拉住瑜伽带以增加一点拮抗力。舒适地在体式中休息 1 ～ 2 分钟，换左腿重复该体式。

功效　一些女性发现这个体式可以缓解痛经。它还有益于缓解绝经前后的关节僵硬、潮热、背痛等症状以及预防骨质疏松症。

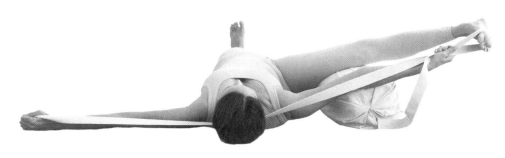

3.4　仰卧手抓脚趾伸展式 II

5. 下犬式

俯卧在瑜伽垫上。手掌放在胸腔两侧的地面上，手指充分伸展并指向前方。起身，让双手和膝盖着地，记住手和脚的位置。在身体下方放置一个瑜伽枕或一两条瑜伽毯，让辅助物与胸骨对齐。为了支撑头部，辅助物要足够高，但也不能过高，要让颈部得到伸展。回到双手和膝盖着地的姿势，并翻转脚趾踩地。

呼气，双手用力压向瑜伽垫，通过手臂内侧向上伸展身体。再次呼气，臀部向上抬高，向上、向后移动大腿。保持双腿伸展，将脚跟踩向地面。保持双腿收紧，肘部伸直，臀部向上提起，让头在辅助物上放松。手臂和腿的动作可以拉长脊柱，让头部放松。保持体式 30 ～ 60 秒，深深地呼吸。让头部完全放松，放松颈部。退出体式时，可以回到手、膝落地的姿势，并向后坐在脚跟上，也可以双脚向前走，进入加强脊柱前屈伸展式，然后缓缓站起来。

功效　这个体式会增加大脑区域的血液供应，并提供许多与头倒立相同的益处。

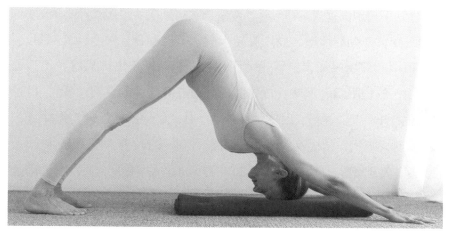

3.5 下犬式

这个变体有助于对抗抑郁，因为它有助于促进胸腔区域的循环，改善呼吸，让大脑平静下来，尤其是当你使用瑜伽毯或者瑜伽枕支撑头部的时候。下犬式也会拉伸小腿肌肉、背部和跟腱，缓解肩膀、手腕和手指因关节炎症而引起的僵硬。

6. 头倒立

开始练习前，请先参看 17 ～ 19 页的内容。靠墙放一条折叠好的瑜伽毯，双脚和双膝并拢，跪在瑜伽毯前面。将手指紧紧交扣到一起，拇指相触，双手呈碗状。双手离墙不超过 7 厘米，肘部分开，但不能超过肩宽，手腕垂直于地面。手腕、前臂和肘部组成了这个体式的根基。

拉长颈部并将头顶放在瑜伽毯上，头的后侧应接触双手。前臂压地，提起肩膀，并使其远离地面，在体式中要一直保持这个动作。伸直双腿，将髋部向天花板方向提，双脚向前

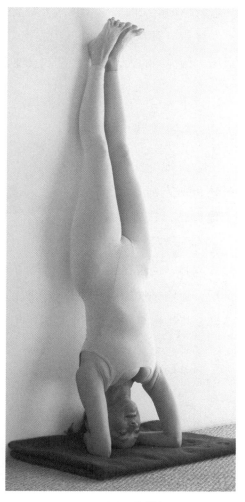

3.6 头倒立

走，直到脊柱几乎与地面垂直。呼气时，双腿依次向上摆动，将双脚抵靠在墙面上。

保持脚跟和臀部贴靠墙壁，向内旋转大腿，上提尾骨，向上伸展双腿，并保持双脚并拢。头顶中心保持平衡，前臂用力压住地面，持续地上提肩膀，使其远离耳朵。保持呼吸平稳，放松眼睛和喉咙，放松腹部。通过有规律的练习，便可以慢慢地学会将臀部和脚跟离开墙壁。尽量长时间地保持这个体式，但不要超过 5 分钟。

退出体式时，呼气，依次将双腿落回地面。弯曲膝盖，向后坐在脚跟上，在抬头之前先休息一会。离开墙壁，向前伸展手臂，在俯英雄坐式中休息，后面会讲解这个体式。

功效　像所有的倒立体式一样，这个体式可以平衡神经和内分泌系统，它会促进血液流向大脑，激活脑垂体和松果体，并为整个身体注入能量。有规律地练习这个体式可以调节月经和消化系统，缓解泌尿系统问题。许多女性发现，当她们感到抑郁、焦虑或精神恍惚时，这个体式非常有益。

注意　只有当头倒立已经成为你瑜伽练习的一部分时，才去练习这个体式。有高血压、偏头痛的人，处于经期的女性，颈部和背部疼痛的人，请不要练习这个体式。

7. 俯英雄坐

跪在地面上，在身体正前方垂直放一个瑜伽枕，让瑜伽枕一端位于双膝之间。

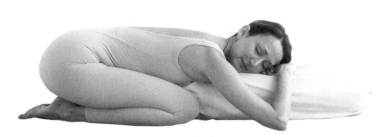

3.7　俯英雄坐

分开双膝，横跨在瑜伽枕上，脚趾并拢。身体前屈，在瑜伽枕上方将手臂和躯干向前伸展，让瑜伽枕压向腹部并陷入腹部中。头在地面或瑜伽毯上放松。交叠手臂，环抱头部，将头转向一侧，完全地放松 1 ~ 2 分钟，手推地起身，退出体式。

功效　这个体式有助于平静神经系统，降低血压，放松身体和大脑，基本上对每个人都有好处。

8. 头碰膝式

坐在地面上，双腿向前伸展。弯曲右膝，使其与左腿成 45 度角，右脚跟靠近右侧腹股沟。右膝在保证舒适的前提下尽量向后展开，保持左腿伸直。

将一个瑜伽枕或一条折叠好的瑜伽毯放在伸直的腿上，转动腹部和胸腔，使胸骨与左腿中心线对齐。吸气时，从骨盆底端向上提起躯干，呼气时，手臂在身体前侧伸展，躯干前倾，在辅助物上交叠手臂，手臂环抱头部。如果仍感到紧张，可以增加辅助物的高度或将头靠在椅座上休息。如果感到背部或双腿有压力或紧张，可以交盘双腿。

在体式中保持至少3分钟，放松头、颈、眼睛和大脑。吸气，起身，伸直右腿。弯曲左膝，换另一侧练习。

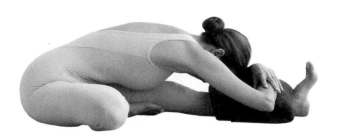

3.8 头碰膝式

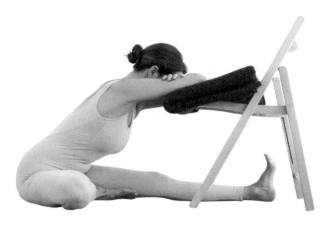

3.9 头碰膝式变体

功效 当你感到烦躁或焦虑时，这个体式会带来一种平和感。它能让大脑平静下来，缓解胃部紧张，调节生殖器官和支撑它的肌肉。这个体式通过缓解精神和身体紧张来降低血压，它对大多数头痛也有效。

注意 如有腹泻，可以练习头碰膝式变体。

9. 加强背部伸展式

坐在地面上，双腿向前伸展，将大脚趾、脚踝、膝盖和大腿都并拢到一起。如果在这个坐姿中背部会拱起，就坐在一块瑜伽砖或两条折叠好的瑜伽毯上。将一两条折叠好的瑜伽毯或瑜伽枕（根据身体的柔韧性选择辅助物）横放在小腿上。饱满深长地吸气，之后将手臂举过头，向上伸展脊柱并提起胸骨和头。呼气时前屈，保持背部处于轻柔凹陷的状态，在双腿上方伸展躯干。感受从腹股沟开始一直到肚脐的伸展，但腹部保持柔软。在辅助物上交叠手臂，手臂环抱头部，闭上眼睛。如果背部和双腿仍感到紧张，则增加辅助物的高度或将头落在椅座上。不要让臀部离开地面或瑜伽毯。肩膀远离耳朵，拉长颈部。均匀地呼吸，有意识地放松颈部、面部、肩和眼睛。在体式中保持3～5分

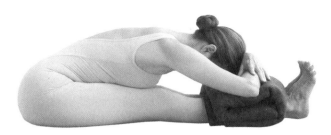

3.10　加强背部伸展式

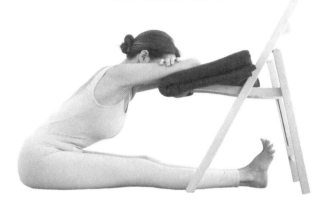

3.11　加强背部伸展式变体

钟，之后慢慢起身，最后抬头，回到坐立姿势。

功效　这个体式对高血压、经前期综合征或更年期早期无特定原因的焦虑以及严重的痛经都十分有益。它也有利于缓解子宫肌瘤的症状、慢性紧张型头痛和偏头痛，激活肾上腺，并调理甲状腺。吉塔·艾扬格说，这个体式对消化系统有好处，因为它能够按摩和强健腹部的器官，调理肾脏和肝脏。并为你带来安全感和内在平静。

注意　如有腹泻，可以练习加强背部伸展式变体。

10. 肩倒立

在离墙 20～25 厘米的位置放一把椅子，将一条折叠好的瑜伽毯放在椅座上，将两三条折叠好的瑜伽毯放在椅子前方。向后坐在椅子上，双腿弯曲，搭放在椅背上，将臀部移到椅子中间（3.12A）。

先握住椅子两侧，然后握住椅子前腿，躯干慢慢地落下，使肩落于瑜伽毯上，头落于地面（3.12B）。在这样做的同时你必须伸展脊柱并展开胸腔，从而找到身体的正位。依次向后移动双手，握住椅子后腿，手臂放在椅子前腿内侧。向上伸直腿，骶骨落在椅座上。大腿向

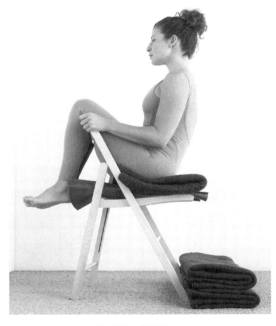

3.12A　肩倒立 A

内旋转，双腿从腹股沟开始一直到脚跟充分伸展。闭上眼睛，将胸腔靠向下颌（3.12C），自然地呼吸，保持体式3～5分钟，在舒适的前提下可以保持任意时长。

退出体式时，弯曲膝盖，将脚落在椅背上。松开手，从椅子上滑下来，直到骶骨落在下方的瑜伽毯上，小腿落在椅座上。在这个位置休息片刻，转身侧卧，慢慢坐起。

功效 有人称这个体式为"体式王后"，它为甲状腺和甲状旁腺提供新鲜的、含氧量高的血液，能够激活肾脏，舒缓神经。这个体式有助于缓解经前紊乱、消化不良和子宫异常（比如子宫肌瘤）。同时，这个体式也会带来平静。当你感到疲倦、无精打采或紧张时，它能使你重振精神。

注意 如果你的肩颈有问题、腹泻或处于经期，抑或是有偏头痛、紧张型头痛等症状，请不要练习这个体式。

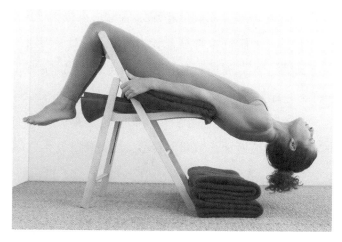

3.12B 肩倒立 B

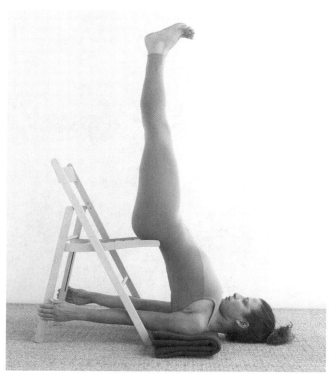

3.12C 肩倒立 C

11. 犁式

在瑜伽垫前端放两条折叠好的瑜伽毯，让瑜伽毯整齐的边缘靠近椅子腿。仰卧，双腿向远处伸展，双肩落在瑜伽毯上，头位于椅座下方。呼气时，弯曲膝盖，摆动或上提臀部，双腿向上伸展，让大腿完全落于椅座上。如果需要更高的辅助物来使腿平行于地面，可以将瑜伽毯垫在椅子上。移动胸腔靠近下颌（而不是反过来让下颌靠近胸腔）。让肘部与身体成一直角，肘部弯曲，手掌向上，闭上眼睛。在体式中放松，3～5分钟，或任意你想要停留的时长。如果可以，深深地呼吸来放松头脑。退出体式时，让椎骨缓慢地逐节向下卷落。转身侧卧，坐立起身。

功效 这个体式能够平衡内分泌系统，使交感神经系统平静下来，让头脑清醒，让全身深度放松。它能够缓解喉咙问题，减轻鼻塞，并能够改善甲状腺和甲状旁腺功能。在这个体式中休息可以提振精神，消除愤怒和焦虑，对缓解头痛也很有效。

注意 如果你有肩颈问题或处于经期，请不要练习这个体式。

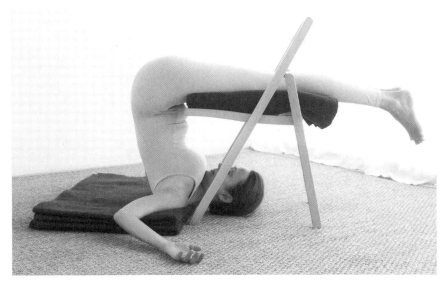

3.13　犁式

12. 桥式肩倒立

　　准备两个瑜伽枕和一条瑜伽毯。将一个瑜伽枕横放在墙边，另一个瑜伽枕与其垂直放置，形成"T"形。在瑜伽枕离墙较远的一端铺一条瑜伽毯（支撑头部）。在瑜伽枕靠近墙壁的一端坐下，保持膝盖弯曲，向后躺在瑜伽枕上。身体向后滑动，直到背部中段来到瑜伽枕的末端，让肩膀刚好落于地面上。将头和肩在瑜伽毯上放松。双脚及脚跟并拢，向墙壁方向伸直双腿，让脚跟放在靠墙的瑜伽枕上，脚触碰墙壁。双腿在身体前方蹬直，让手臂在舒适的姿势中休息——放在头的上方或在身体两侧。闭上眼睛，完全地放松，让腹部保持柔软，放松阴道壁，深深地呼吸。保持这个体式5～10分钟或任意你想要停留的时长。

退出体式时，屈膝，慢慢地向一侧转身。用双手推地起身，坐立。

功效　这个变体有助于缓解焦虑、情绪波动、潮热、紧张型头痛和抑郁，也有利于调节血压。

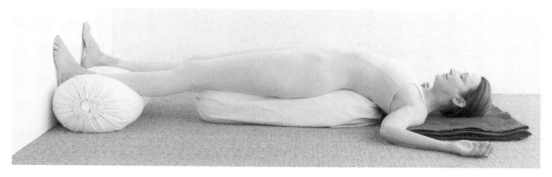

3.14　桥式肩倒立

13. 倒箭式及其循环

在离墙约 90 厘米处放置一个瑜伽枕。如果你很高，可能需要更高的支撑，比如在瑜伽枕上加一条折叠好的瑜伽毯。坐在瑜伽枕上，右髋及右侧身体接触墙壁。用手支撑身体，向后仰。翻转身体，将右腿向上靠墙，然后左腿向上靠墙，保持臀部靠近墙或抵在墙上。向上提腿时，如果臀部离开了墙壁，则用脚踩墙，手撑地，提起髋部，将臀部移回原位。如果感到腿部或背部不适，可以将臀部稍微推离墙壁一些躺下来，让下背部和肋骨被瑜伽枕支撑，尾骨落向地面，肩和头在地面上放松（3.15A）。如果颈部不适，可以将一条折

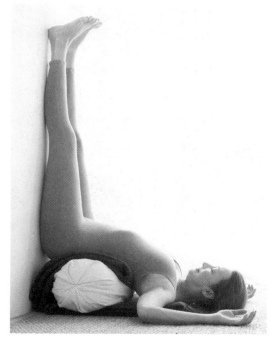

3.15A　倒箭式及其循环 A

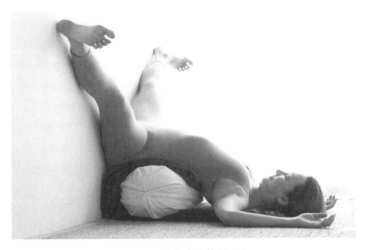

3.15B　倒箭式及其循环 B

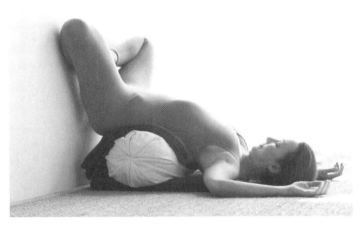

3.15C　倒箭式及其循环 C

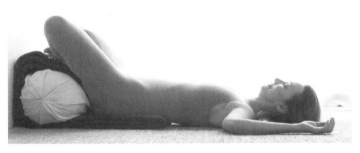

3.15D　倒箭式及其循环 D

叠好的毛巾或瑜伽毯放在颈部下方。伸展双腿，肘部弯曲，掌心向上，将手臂放在身体两侧。闭上眼睛，在这个体式中放松休息，保持 5 分钟。

循环

躯干不动，双腿向两侧张开（3.15B）。保持这个姿势 3 ～ 5 分钟，自然地呼吸。

保持躯干的位置不动，弯曲膝盖，在脚踝处交叉双腿，在这个姿势中再保持 3 ～ 5 分钟（3.15C）。

轻柔地将身体推离墙壁，直到臀部从瑜伽枕上滑落于地面，双腿和大腿后侧应在瑜伽枕上放松休息（3.15D）。在这个姿势中休息 5 分钟或任意你想要停留的时长。

退出体式时，打开双腿，将身体推离瑜伽枕，转身侧卧。安静地呼吸几次后，使用手臂的力量帮助身体回到坐立姿势。

功效　这个体式有助于平静神经系统，平衡内分泌系统，缓解疲劳，增加骨盆区域的血液流动，让身体完全放松。

注意　处于经期的女性请不要练习这个体式。

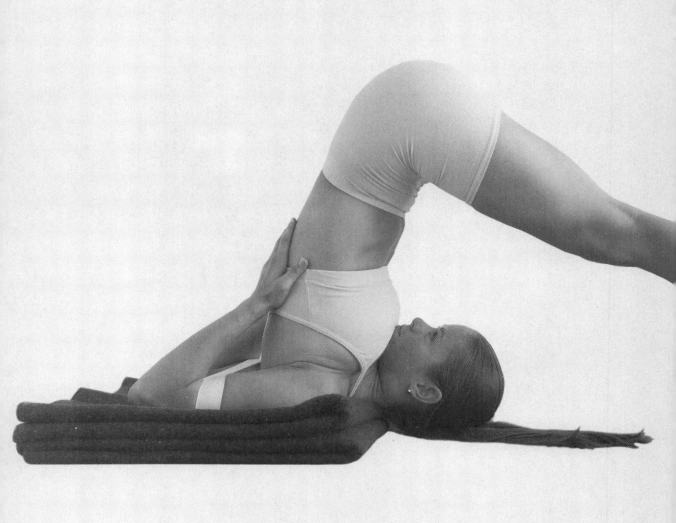

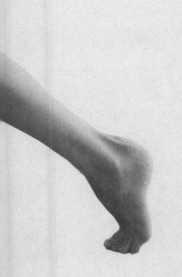

PART 2

奇妙觉醒

介 绍

在我女儿们的成长过程中，我们的家简直就像纽约的中央车站。对于她们和她们的朋友们来说，这里是她们吃喝玩乐的地方，也是她们不顺心时哭闹的地方。因为我不是我女儿的朋友们的妈妈，所以她们大都喜欢跟我聊天，很信任地与我分享她们的故事：曾经的爱情故事，大胆刺激的冒险，朋友之间的背叛，曾经的"敌人"又变成了朋友。我学会了什么时候该问问题，什么时候该给建议，什么时候该闭上嘴倾听。这也让我有了新的认识：女性在青少年时期以及刚刚成年的这些年充满了刺激与冒险，也同样存在着许多挫折感和不安。

青春期充满了由社会压力以及荷尔蒙带来的狂野不羁，而来自家人和来自朋友的信息又相互矛盾。我相信你已经注意到了，媒体是如何塑造（扭曲）你的自我意识的，它们用那些不切实际的画面，比如那些有着完美肌肤、牙齿和头发的瘦如竹竿的女人形象，来轰炸你。所有这些都会让你更难接受自己身体上的那些新变化：粉刺、牙套或者正在变大的臀部。有时候你会觉得自己的情绪像坐在过山车上。

虽然接下来的三章探讨的状况也适用于其他人生阶段的女性，但帕特里夏和我选择将它们放在这一年龄阶段来讨论，因为这些问题通常在这个阶段第一次突显出来。你会发现瑜伽在很多方面都很有效：无论你是青少年还是大学生，瑜伽都能帮助你缓解每个月可怕的痛经，在你经历经前期综合征（或考前紧张）时安抚你，改善月经不调（月经推迟或月经过于频繁），甚至预防感冒。

虽然这些身体上的益处都很好，但是瑜伽带给你的最大礼物其实是力量、觉知、自爱和自我接纳。不管你在"真实"生活中感到多么难堪，一堂瑜伽课都会为你提供一个安全的港湾，让你远离自己的不安全感和外界评判。体式教你用自己的力量牢牢地站稳，从你身体的核心去接触世界。你从瑜伽中获得的力量不只是身体上的，也有情感上的。

在瑜伽课上，你可以自由探索自己的身体、自己的情感需求、自己的思想，而不受任何外界束缚。从一个体式到另一个体式，让你的呼吸把你带到身体的更深处，让你学会关注内在的状态。这种对身体的觉知是我们的礼物，它可以是一个强大的盟友。毕竟，这是一个很好的机会，可以让我们感受生命每时每刻都在变化；更令人兴奋的是，你发现你可以承受这些变化。

与我交谈过的许多青少年，尤其是年轻女性都表达了她们对瑜伽的感激之情。来自马萨诸塞州的两个 16 岁的女孩艾伦和索菲娅情不自禁地谈论着她们有多热爱瑜伽。她们从 12 岁时就开始上瑜伽课了，她们认为瑜伽不仅仅是做体式，更重要的是建立一个社群环境，还有对老师的信任与爱以及一份安全感。在青春期饱受严重抑郁及焦虑症困扰的索菲娅解释说："没有什么可以像瑜伽一样帮助我跟我的身体待在一起，让我安住在身体里。我认为这一部分是因为瑜伽课堂的支持性环境，一部分是因为瑜伽本身可以超越抑郁和焦虑这些东西。"艾伦说，她希望其他年轻女性也能感受到，瑜伽可以是任何你想让它成为的东西，它可以是让人精力充沛的，可以是迷人的，也可以是更有力量的也可以是开放的。"但最重要的是，"她说，"你能否完成体式不是问题。瑜伽并不是要完全正确地做体式，而是你允许你的身体处于它所需的位置。毕竟，无论你处于体式中，还是在你的身体里，抑或是在你的人生中的任何位置，那一刻你都是安全的。瑜伽是关于存在于当下的自我，并助益于人生中任何你所做之事。"

Chapter
04　成为你身体的朋友

凯伦自称是个节食减肥狂。她至少试过十几次慧俪轻体（一家全球领先的健康减重咨询机构）的减重饮食方案。除此之外，她还试过区域饮食法、阿金斯饮食法、普里蒂金计划、健康方案或减脂方案。她甚至还吃过减肥药。由于太急于减肥，她曾使用过十天葡萄断食法。当时她的体重的确减轻了，但很快又反弹了。事实上，凯伦承认，在过去的 5 年里，她一次又一次节食，但"可能每年减来减去的都是那十几斤！"运动对她来说更像是一种折磨，但她知道这会加速她的新陈代谢，帮助她减重。所以，她加入了当地的健身房，开始了她讨厌的慢跑。"我受不了去健身房——那儿有那么多镜子，它们不断地提醒我，我的身体看起来有多难看。而且，和那些已经很苗条的身体一起锻炼会让我感觉更糟，所以我回到家会用一碗冰激凌或一盘巧克力曲奇来安慰自己。随后我就会更加讨厌自己如此软弱。"

　　凯伦的窘境并不少见。一位专家讽刺地评论说，99% 的女性都受到了扭曲了的身体意象的困扰。从如今无数减肥项目的流行程度来看，这一评论也许一点也不离谱。大多数女性在其人生中都曾一度执着于改变自己身体的某些部位——髋部、胸部、双下巴或腰围。体形和体重歧视委员会（the Council on Size and Weight Discrimination）的统计数据显示：75% 的美国女性对自己的外表不满意；50% 的美国女性在节食，美国 50% 的 9 岁女孩和 80% 的 10 岁女孩都在节食；美国高中三年级和四年级（美国高中一般是四年）中 90% 的学生在节食，尽管只有 10% ～ 15% 的人超重。

　　这些数字可能会让你觉得现在的美国女性比以往任何时候都苗条。不幸的是，根据该委员会的数据，90% ～ 99% 的节食减肥计划都失败了，一年内超过三分之二的节食者减去的体重又长了回来。即便如此，瘦身饮食业还是一个每年产值达数十亿美元的巨大产业，持续滋养着社会对瘦身的病态痴迷。

　　纤瘦靓丽被塑造为女性健康与美丽的典范，除了这些媒体图片的轰炸，年轻女性还被告知，超重会带来重大的健康风险——高血压、心脏病和癌症。但事实上，体重剧烈波动带来的影响更大，那些终其一生在不同节食方式之间来回切换的女性比那些体重超重但保持稳定的女性更容易出现健康问题。根据《圆形身材瑜伽》（*Yoga for Round Bodies*）系列视频的制作者吉尼亚·保利·哈登的说法，"肥胖所带来的健康风险在很大程度上可能是压力和自我否定的结果。减肥的努力一再失败，同时内心还有个声音不断回荡：'圆形的身体既不好看，又威胁健康。'"她当然非常了解自己所讨论的话题。作为一个"在瘦身路上屡败屡战的大块头"，十几年前，吉尼亚决定，"如果我能接受自己的现状，并且找到一种享受身体现状的方式，那么我应该会比一直努力减肥更健康。"

神经性厌食症

不幸的是，对于许多女性来说，享受自己身体"本来的样子"并不是她们的一个选项。她们对苗条的执着已不仅仅是一种病态的减肥欲望，实际上已经变成了一种可能导致死亡的执念。显然，在开始节食的时候没人会把神经性厌食症放在心上。该疾病的患者就是活生生把自己饿死的。根据美国国家神经性厌食症和相关疾病协会（the National Association of Anorexia Nervosa and Associated Disorders，简称 ANAD）公布的统计数据，约有 1% 的青春期女孩和 5% 的年轻女大学生患有此病。许多专家表示，这一数字在年轻女性当中可能高达 3%。如果你患有这种疾病，你就会知道它有多么凶险，它可以多么彻底地控制你的生活。如果你是一名体操运动员、芭蕾舞演员或在接受任何对体重有严格限制的运动训练，你患上厌食症的概率会更大。

一般来说，当你想变瘦的愿望与你身体的自然体重相冲突时，这种疾病就开始了。比如说，你的体重是 105 斤，但你想减重到 95 斤，所以你要节食减掉 10 斤。当你的身体在 105 斤时它感觉非常健康，所以身体会抵制你试图达到的较低体重，它会减缓新陈代谢，更有效率地储存脂肪，并增强你对含脂肪和含糖类食物的食欲。你对自己身体的懊恼和厌恶不断升级，于是你以拒绝更多有营养的食物来回应。

事实上，专家们已经确认了一种他们称之为厌食性的人格。美国国家饮食失调组织（the National Eating Disorders Ognanization，简称 NEDO）的研究资料显示，厌食症患者往往存在完美主义倾向以及接近强迫症的行为。这些女孩平时很少违背老师或父母的意愿，她们是优秀的学生或运动员，往往把自己的感受藏在心里。因为她们一生中大部分时间都在听从别人的意愿，所以没有很好地学会去解决成长过程中典型的问题和纾解压力。吃什么和不吃什么给了她们一种掌控生活的途径——至少在生活的一个方面——她们自己的身体。

如果你像大多数厌食症患者一样，那么你很难承认自己有问题。事实上，这种通过降低自己的体重而感受到的掌控感和力量感，不是一件容易放弃的事情，所以你不可能寻求治疗来阻止你的行为。这种心态也使得神经性厌食症成为最难治愈的心理疾病之一。

更为不幸的是，神经性厌食症还可能危及生命。根据美国国家精神卫生研究所（the National Institute of Mental Health，简称 NIMH）的数据，这种强迫症夺去了 20% 患者的生命，治愈率只有 50%。其持久的影响包括心律不齐、肌肉萎缩、低血压、骨质疏松、性欲减退、排卵障碍（导致厌食症患者无法受孕）和永久性脑损伤。

神经性贪食症

美国国家精神卫生研究所的研究人员认为，有 2% ～ 3% 的青春期女孩患有贪食症，这是一种具有破坏性的行为，先是暴饮暴食，随后通过呕吐、滥用泻药、过度锻炼来清除体内的卡路里从而控制体重。另一些专家称，这些数字太保守了，有五分之一的年轻女大学生定期用这样的方式来清除体内的食物。

性格外向、爱冒险、易冲动——一个年轻的贪食症女孩往往看起来跟一个体重正常的美国青少年一样。但私下里，她对食物和节食的痴迷堪与贪食症的姐妹病厌食症相媲美。然而，与厌食者不同的是，一个贪食症患者会先暴饮暴食，然后强迫自己呕吐（通常一天几次）或使用泻药和灌肠剂来清除身体里多余的卡路里。厌食症患者在用意志征服身体的过程中可能会自我感觉很有力量，但是如果你患上了贪食症，你更可能与羞耻和困惑作斗争，因为在家人、室友和朋友面前，你一直在隐瞒自己的行为。不可思议的是，大多数贪食症患者在青少年时期就开始暴食和呕吐，但他们直到三四十岁才开始寻求帮助。只不过到那时，这种行为已经积重难返，几乎不可能改变。更糟的是，患有贪食症的人通常还会同酗酒、滥用药物和性成瘾等其他强迫性（精神性）障碍作斗争。

如果你是贪食症患者，你就可能出现与暴食和呕吐有关的严重健康问题。常见的健康问题是，由于体内的重要矿物质流失而导致的心力衰竭以及肾结石甚至肾衰竭。在罕见的情况下，频繁地暴食和呕吐甚至会导致胃破裂。其他影响包括食管和肠黏膜的损伤，过度剧烈呕吐导致的眼部血管出血以及颈部腺体肿胀。呕吐过多产生的酸性物质会导致牙釉质腐蚀，这些给身体带来的压力会导致女性停止排卵。

强迫性进食或暴食

如果你是个强迫性进食或暴食者，你并不孤单。据美国国家精神卫生研究所估计，至少有 2% 的青少年也在遭受和你一样的痛苦。就像贪食症患者一样，如果你有强迫性进食症，你会渴望并进食大量的食物，频率甚至会达到一天六七次。然而，你的病症与贪食症之间的区别在于，你不会通过清除你身体摄入的卡路里来完成这个强迫性过程。美国国家精神卫生研究所的研究表明，大多数强迫性进食者都是肥胖者，并且有过体重剧烈波动的历史，这使得她们容易出现高血压、高胆固醇、糖尿病、心脏病和胆囊问题。除了这些身体上的病痛，大多数人也都在与抑郁和焦虑作斗争，这使她们成为自杀的高危人群。

是什么导致了饮食失调?

专家们一致认为，西方社会对超模和明星的痴迷导致许多年轻女孩轻视和责怪自己因为青春期而出现的身体曲线。但为什么一些年轻女性对这些外界信息的反应如此激烈，而另一些则显得泰然自若呢?

对于这一问题，目前没有确切答案。大多数饮食失调专家都认为，社会、生物和环境因素共同导致了这种疾病。几年前，在我与旧金山一位专门研究饮食失调治疗的心理学家乔迪·耶里（Jody Yeary）博士的谈话中，她表示:"饮食失调始于节食;如果你不开始节食，就不会出现饮食失调。"格雷琴·纽马克（Gretchen Newmark）是一位执业营养师和临床营养学家，她的临床实践主要集中在体重管理和饮食失调。她指责道，当前社会对女性一定要苗条的要求是许多青少年陷入厌食症、贪食症和强迫性饮食失调的元凶。她说，事实上，她常常思考为什么大多数女孩并没有受到该疾病的侵袭。

大多数饮食失调都是在青春期不久后开始的，这不是巧合，青春期本身就是一个充满压力的时期。在这个时期你的荷尔蒙水平开始波动，你的身体也因此变得更加有曲线。你的父母可能会坚持认为你体重的增加是暂时的，但你不确定。你觉得你的身体背叛了你，你感觉你无法控制自己的外形。除此之外，当你身边的同龄人以及整个社会完全在根据外形来评判你时，这种"暂时的"看起来就像是"永远的"。即使你知道这种对苗条的痴迷并不健康，但当你的周遭充溢着这种不健康的信息，你有时很难不被影响到——苗条、优美的身材似乎能带来幸福、朋友、约会以及生活中所有美好的事情。

当然，渴望融入群体并受男孩欢迎并不是年轻女孩如此虐待自己身体的唯一原因。对有些女孩来说，在男孩面前展现其性感的想法实际上让她们感到极其不适甚至羞耻。这些女孩可能会试图让自己的身体"饿"回一个孩童般的外形。对另一些人来说，家庭问题（家庭成员酗酒、遭受身体或情感虐待、父母离异）促使她们将（获取或拒绝）食物作为一种在越来越糟糕的世界里忘却痛苦或获得掌控感的方式。一个刚刚摆脱厌食症困扰的女孩告诉我，如果她的母亲当初能注意到她的体重突然下降并表现出一些担心的话，她应该会更早些寻求治疗。

由于饮食失调问题常出现于一个家庭的不同成员当中，所以耶里博士认为，成功的治疗依赖于整个家庭的参与。美国国家精神卫生研究所的研究人员引用了一项研究发现，如果一个年轻女孩的母亲过分担心女儿的体重和吸引力，而父亲又过分否定她的外表，那么她更有可能出现饮食失调。还有一些研究者指出，那些整日唠叨，对自己的体重和身体形象过分担忧的母亲会给她们的女儿传达一个强烈的信息：外表等同于自我价值和个人成功。此外，参加体操、舞蹈、田径等活动的女孩以及啦啦队的女孩也经常会出现饮食问题，因为所有这些活动都规定了一个理想的体重。

生化指标

美国国家精神卫生研究所资助的一项研究已经开始关注饮食失调患者的生化功能紊乱，特别是神经内分泌系统、中枢神经系统与身体激素的结合。这个系统控制着身体和大脑的众多活动，包括性功能、身体发育、食欲、消化、睡眠模式、心肾功能、情绪、思考和记忆。科学家已经证实，患有抑郁症的人会出现低水平的血清素和去甲肾上腺素。由于许多饮食失调的人也在同时与抑郁症作斗争，他们的神经系统可能也缺乏足够数量的神经递质。

同一个研究小组还发现，厌食症和临床抑郁症患者大脑中的皮质醇（一种在应激时释放的荷尔蒙）水平较高，这可能是由下丘脑（下丘脑是大脑情感中心附近的一个小腺体，负责调节身体的基本需求，如饥饿、口渴、性欲和体温）的功能失调引起的。其他被发现的超出正常范围的激素包括：在身体出现紧急情况和遭遇情绪压力时释放的加压素，以及一种能使身体在进食后有饱腹感的激素——胆囊收缩素（CCK）。科学家在贪食症患者身上发现他们的 CCK 水平非常低，他们怀疑这是否正是阻止这些年轻女性在进食时产生饱腹感的原因。

阿育吠陀理论

西医和阿育吠陀医师，医学博士南希·朗斯多夫（Nancy Lonsdorf）和她的合著者在他们的《女性良药：健康，幸福，长寿与阿育吠陀》一书中分析了阿育吠陀对饮食失调的观点。基于印度三千年历史传承的疗愈系统，作者阐释道，你通过感官和头脑所经历的一切都会在生理上对你产生影响。她们写道，事实上，从你呼吸的空气到你周围人的行为，你"摄入和消化了一切"。青少年时期的生活已经够艰难了，但是如果你突然面临额外的压力：你必须减肥去跳芭蕾，你的男朋友甩了你，你的祖母去世了。这一切都太难应对了，你甚至可能会因为你所感受到的压力而责怪自己。一些年轻女性会通过停止摄入营养来惩罚自己，朗斯多夫称之为一种自我厌恶的形式。当然，你越是否定自己，你就越远离自己，你就越不可能听到或感觉到你的身体真正需要的东西。

常规治疗

尽管专门研究饮食失调的医生们和治疗师们对于最佳治疗方案各持己见，但他们却一致认为早期干预至关重要。在克里斯汀·雷特韦勒（Kristin Leutwyler）于科普杂志《科学美国人》女性健康专题中发表的文章里，康奈尔大学精神病学教授、纽约医院饮食失调诊所主任、医学博士凯瑟琳·哈尔米（Katherine Halmi）提供了以下令人警醒的统计数据：7.7%的厌食症患者在患病后10年内死亡；高达25%的人在患病30年后会死去。专家们也一致认为，厌食者必须达到其正常体重的90%后，才有可能完全康复，然而这是大多数厌食症患者不愿做的事。一些治疗师通过给厌食者提供足够的食物来维持她们当前的体重，然后逐渐增加热量（每周增加不超过200卡路里的热量），取得了不错的效果。但要彻底治愈，必须解决饮食障碍的心理问题，而不仅仅是生理问题。此外，耶里博士说，等到这些年轻女性彻底跌入谷底时再进行干预只会适得其反。因为一旦饮食失调内化成为"她们成长发育的一部分，它就真的成为她们身体的一部分了。她们的自我认知已经完全被饮食失调征服"，她们无法将她们的自我与她们的行为区分开来。

传统的治疗包括医疗干预、针对病人及其家属的心理治疗、营养咨询以及入院治疗。也有一些医生通过使用抗抑郁药物（如左洛复和百忧解）取得了一定的效果，特别是在治疗同时患有抑郁症的贪食症患者或暴食者时。但很少有治疗师把这些药物看作灵丹妙药，事实上，这些药对于厌食症患者鲜有效果。

一些治疗师认为饮食失调也可能与食物过敏有关，尤其是对于强迫性进食者来说。比如匿名暴食戒除组织（Overeaters Anonymous）会鼓励其成员避免食用白糖、白面和加工食品，许多人表示，只是这些单纯的饮食改变便可以让症状不再出现。一些贪食症患者和暴食者实际上是患上了念珠菌病，这种疾病会导致酵母在肠道内肆虐，引发强烈的食欲，所以不妨先做个全面的身体检查，看看是否能排除这种可能。

不幸的是，如果你正在对抗厌食症，那么你应该知道，承认自己有问题是很难的，而这正是治疗工作中至关重要的一步。即使你确实希望快点康复，而体重增加这个想法可能依旧会给你带来恐惧。如果你正在与贪食症或强迫性进食行为作斗争，有一个好消息，团体治疗和认知行为疗法可能会对你很有帮助。

瑜伽如何提供帮助

无论你是像开篇故事中的凯伦那样努力减肥，还是已经出现严重的饮食失调，瑜伽都能对你有所帮助。哈他瑜伽和柔和的调息练习可以为那些挣扎在饮食失调或迷恋超瘦身材的人们减轻痛苦。格雷琴·纽马克（Gretchen Newmark）说，瑜伽是一种很好的疗愈手段，因为"它从内部关注身体。它关注力量、灵活性、平衡和呼吸，而非外表"。

《圆形身材瑜伽》的制作者吉尼亚·保利·哈登也同意这一观点。她说，瑜伽可以帮助许多年轻女性减少对减肥的关注，让她们更多地以尽可能健康的方式来对待她们的身体。她们发现，通过瑜伽来解放自己，使自己超越原有的局限性比试图通过纯粹的意志力改变她们的身体（体重、柔韧性或力量）要有效得多。尽管她最初两年的练习确实让她在没有节食的情况下就减掉了 50 斤，但对吉尼亚来说最大的变化是她第一次对自己圆圆的身体感觉良好。她表示："我从经验中体会到，用瑜伽的方式来实现目标的精髓就是放下那些目标，只是每天简单地享受瑜伽。"她建议，不要把注意力盯在想让身体变得不同上，你要对身体的现状产生敏锐的观察力，在每进入一个体式时，去观察你的身体随之产生的蜕变，学会完全地沉浸在当下每一刻的感受当中。"瑜伽教会我，这种有意识的、带着爱的关注就是最强大的转化力量。"

吉尼亚分享给她的学生最好的建议是重新评估她们的目标。她提醒道："模仿照片中其他人的体式，或批评自己没能自我突破，绝不是我们的目标。""将你的意图设定为，去探索和发现每一个体式如何在自己独特的身体内存在，甚至在你专注于老师的正位指引时也同样如此。"无论你纠结的是什么，无论你的身材和自我形象有什么问题，吉尼亚的建议不断提醒我们：要相信自己的身体，相信自己的身体知道什么是最适合自己的。

治疗师们在将瑜伽推荐给咨询者时所面临的最大挑战是如何说服她们开始练习。许多厌食症患者会拒绝瑜伽，因为瑜伽不是有氧练习，它们不能燃烧足够的卡路里。格雷琴·纽马克的一位同时患有厌食症和贪食症的病人艾米说，刚开始练习瑜伽时并不容易。她抗拒是因为她觉得自己什么也没做。前三节课，当她躺在一个休息体式中时，她能想到的只是那天摄入了多少卡路里，到目前为止已经燃烧了多少。但到了第四节课，她开始真正享受瑜伽了。她不仅在许多更强有力的体式中体验到成就感，并且当她在摊尸式中安定下来时，她感受到了一种前所未有的平静。

艾米上了一个月的瑜伽课之后，意识到了另外一件事：瑜伽已经取代了她暴食和呕吐的习惯。她曾经习惯于在晚上进行这种强迫性活动，但她现在已经没有时间了，因为那是瑜伽课的时间。瑜伽成了一种新的习惯，它撼动并最终将取代旧的习惯。荣格学派心理治疗师、《完美癖》（Addiction to Perfection）一书的作者马里恩·伍德曼（Marion Woodman）强调了这一点。她说，上瘾者是创造仪式的大师，患有饮食失调的女性也不例外。伍德曼认为，康复的关键是"找到一个创造性的出路来打破旧模式。你必须找到你自己的方式来表达你是谁。"

正如艾米所证明的，那些贪食症患者并不总是急于放弃她们每晚的暴食和呕吐习惯。强迫性进食者常常感到羞耻和自我厌恶，以至于她们无法想象自己的身体会做任何类似瑜伽体式的事情。事实上，一位女士坦言，她不愿意去上专为圆形身材设计的瑜伽课，因为她害怕其他学生看到她到底有多胖时会被吓到。如果她进入一个体式后无法从体式中退出呢？她会因为感到太丢脸而不愿寻求帮助。

不管你有什么样的饮食失调问题，只做像阿斯汤伽或比克拉姆高温瑜伽这样更为激烈的瑜伽并不是你需要的。如果你是厌食症患者，你其实并不需要活跃的、流动的序列来让自己感到更有能力或更强大，因为你其实并没有感受到自己是软弱或无助的。燃烧卡路里的体式是你所追求的，毕竟，修复性瑜伽练习怎么可能让你的臀部变小？如果你是贪食症患者或暴食者，你当然也不想太接近你的情绪。然而，真正能疗愈你的恰恰是修复性体式，它可以让你把注意力转向内在，并让你与你的身体做朋友。

不幸的是，让患有饮食失调的女性练习冥想体式并不容易。作为一名兼职瑜伽老师

THE WOMAN'S BOOK OF YOGA & HEALTH 帕特里夏说

除了能提供情感和心灵上的支持，瑜伽也能提供生理上的帮助，以逆转或减少饥饿或暴饮暴食的长期影响。

◇ 倒立体式是年轻女孩最好的朋友。它们有助于平衡内分泌（腺体）系统，稳定血压（如果厌食，血压可能会降低到危险的程度），并促使延迟的月经再次到来。

◇ 肩倒立是很多青少年瑜伽学生的最爱，它能够使神经系统平静，阻止体内由慢性压力引发的冲突或逃跑反应（参看第6章内容）。肩倒立会形成喉锁，因此也会稳定甲状腺。

◇ 当身体处于压力之中时，肾上腺会超负荷工作，而前屈体式可以安抚肾上腺。

◇ 站立体式和平衡体式可以建立身体的力量。

◇ 扭转体式和后弯体式可以激活肾上腺，并帮助它们发挥正常功能。

的纽马克指出，贪食症患者和强迫性进食者因为处于冲动和焦躁状态，以及厌食症患者发育不全的神经系统和不平衡的体内电解质，都使得在开始的时候让她们躺在摊尸式中或坐立冥想几乎是不可能的。大多数接触过厌食症或贪食症患者的瑜伽老师们相信，一个容易但很全面的练习会更有效。作为一个厌食症患者，她通过剥夺自身的营养获得了很多力量。相反，瑜伽教人们如何在与身体的合作中获得这种力量感，而不是对抗它。

瑜伽和情绪

瑜伽也会带来挑战——直面你的情绪，而这有时让人觉得不舒服。在身体层面，厌食症患者会很努力地避开饥饿感、眩晕感和疲劳感；在情感层面，她们会将自己与任何突然出现的感受剥离开，因为这些感受对她们来说太痛苦，她们自己无法处理。静静地躺在瑜伽垫上，哪儿也不去，不用去实现什么，也不用给谁留下深刻的印象，你的情绪、感觉和感受不受阻止地浮出水面。这可能是令人兴奋的，也可能是令人恐惧的，但正如帕特里夏所说，你很快就会明白，你不是你的感受，你可以战胜它们，你可以用健康的方式赋予自己力量。

如果你患有贪食症或是一个强迫性进食者，你也可能会脱离你的情绪。事实上，暴食的本质就是无意识的行为。正如荣格心理学派分析师马里恩·伍德曼所指出的那样，食物能够以某种方式"缓解痛苦和驱散恐惧"。纽马克说，当她的许多咨询者（如艾米）第一次开始接受治疗和做瑜伽时，她们往往会感觉更糟。"她们开始注意到自己真的很不开心，"她说，"她们真的在经历非常多感情上的痛苦。"以至于她们开始害怕。对于一些女性来说，瑜伽可能太内在了，太接近内心了，然而她们不愿意去那里。

但对其他人来说，瑜伽提供了一个安全的环境来探索她们的感受，因为它是从身体层面开始的。艾米就是一个很好的例子。通过发现自己可以保持在一个体式中并且安然无恙——即使有时体式让你有些不舒服，有时你甚至想从体式中逃跑——她体会到了一些宝贵的智慧：她不必去响应每一次冲动（包括她想暴食或不进食的欲望），她可以有耐心，她可以相信她的身体会告诉她需要什么。她甚至表示，她现在很期待每周的三次瑜伽课，因为那是她一天当中唯一不用怀疑自己的时间——我胖吗？我瘦吗？我有没有魅力？取而代之，她在思考的是："我能保持在这个体式中吗？我能保持平衡吗？"

但是，最重要的是，瑜伽教会像艾米这样的年轻女性，如果她们能在一个困难的体式带来的不适感中安然无恙，她们也能在情绪和感受带来的困扰中安然无恙。卡拉是一个强迫性进食者，她记得有一天，她发现自己竟然可以进入战士Ⅱ式的变体，没有卡住或摔倒。"这一天是我记忆中第一次为自己感到骄傲。"吉尼亚·保利·哈登也同样感到欣喜："当我通过瑜伽学会安住于当下时，我不再将食物作为一种让自己感觉良好的替代物。"来自威斯康星州的年轻贪食症患者罗西发现，持续的瑜伽练习可以帮助她安抚紧张焦虑的情绪，并阻止她以消极或破坏性的方式专注于自己的身体。

我采访过的所有青少年都认为，虽然瑜伽在生理和情感上确实对她们有帮助，但它产生力量的关键在于课堂上的安全感，以及她们与小组其他成员之间的亲切感和由此带来的联结。对于自己看起来怎样或说了什么，没有人感到被评判。一个年轻女孩说，"无论我们当时的状态如何"，她的老师总有应对的体式。另一个说，一群女孩们一起做瑜伽给予她们很多的滋养，使得"我们可以成为任何我们想要成为的人，无论哪天都可以让课堂成为任何我们想要的样子"。

我的朋友吉尔·明耶（Jill Minye）是一个来自北加利福尼亚的瑜伽老师，她曾与无数患有强迫症的年轻女性一起练习瑜伽，包括厌食症、贪食症、酗酒和吸毒的女性。她给我讲了很多年轻女性的精彩故事，通过持续、全面的瑜伽练习，这些年轻的女孩改变了她们的生活。她推荐的是什么呢？练习站立体式，来培植你的力量感和向大地扎根的踏实感。通过像战士 I 式或三角伸展式这样的体式，你可以学会如何用你自己的双脚站立；练习掌握自己的力量和与世界相处的能力。对于厌食症患者或贪食症患者，站立体式让你懂得力量并不局限于你否认自己或允许自己做什么。对于一个强迫性进食者来

THE WOMAN'S BOOK OF
YOGA & HEALTH 瑜伽练习注意事项

◇ 如果你是一个强迫性进食者或贪食症患者，当你第一次尝试倒立体式或加强脊柱前屈伸展体式时，你可能会经历呕吐反流（想要呕吐的感觉）。如果是这样的话，可以先从更容易的、有支撑的倒立体式开始，如倒箭式；以及前屈体式如双角式，保持抬头。这些体式的练习很快就会变得简单。

◇ 如果躺在摊尸式里让你焦躁不安，不要强迫自己保持在这个体式里。在体式中停留几个呼吸，尝试坐起来，闭上眼睛呼吸，然后再回到这个体式，甚至可以站起来在山式里停留几个呼吸。

◇ 在你附近参加一个有支持性而不是充满竞争性氛围的瑜伽课，这类课的老师往往习惯于使用辅具，这样你就可以通过辅具调整体式来适应你的身体需要。与志同道合、身材相近的女性伙伴一起练习瑜伽会为练习带来改变。

◇ 每个人的身体都是独一无二的，适合别人的可能不适合你。相信你的身体可以巧妙地告诉你什么是最适合你的。

说，力量也不局限于你如何保护自己。无论你面临什么样的饮食失调挑战，你都可以在某一瞬间学会掌握力量。就像山式一样，它会让你感觉很棒。这些小小的成功瞬间让我意识到，"嘿，我做到了这个体式，我并没有摔倒，我很好地走到了下一刻！"吉尔还建议大家多做平衡体式，通过将关注点放在中心上来帮助自己"离开头脑"。

帕特里夏补充了后弯体式，她说，后弯体式可以打开胸腔，对健康有显著益处；倒立体式可以保持情感上的平衡；修复性体式，包括摊尸式，能够带来深度放松和臣服；而这种放松和臣服，按照格雷琴·纽马克的说法，与患有饮食失调的年轻女性所执着的控制欲明显不同。

瑜伽课上对呼吸的关注让女性更能接触到自己的情绪。艾米还记得，当她第一次发现自己的呼吸完全是自然发生时的欣慰和喜悦。她不需要控制它，她知道如果只是停下来等待，呼吸就会再次到来。对很多女人来说，这是她们学习放下的第一课。对另一些人来说，只是学习如何正确地呼吸就已经是一种很好的减压方法了。瑜伽带来的深层放松状态也有助于你打开自己，开始接受瑜伽老师的积极建议，并最终接受你自己的身体。

调整饮食序列

许多受身体形象不佳困扰的年轻女性，即使并未患有严重的饮食失调，也会受益于这个强化和激活序列。站立和平衡体式会带来一种力量和成就感，这种感受与你所吃的食物或不吃的食物无关，并且体式为整个身心带来了放松。

THE WOMAN'S BOOK OF
YOGA & HEALTH **帕特里夏说**

在这里我给出了两种类型的序列。第一个序列在开始阶段强度更大，其中还安排了很多让人感到充满力量与增强能力的体式，以及一些帮助你完全放松的体式——这是瑜伽练习必备的一部分。如果需要，在做站立体式时可以利用墙壁作为支撑，或者按照第三章女性修复序列中的描述来调整体式。如果某些体式做不到，请不要气馁，它们绝对值得尝试。你一定会感到惊讶，你的努力会迅速地通过你的身体反应出来。

第二个序列以修复性体式开始，逐渐到更具挑战性的体式。如果有人感到抑郁或能量很低，这是一个很好的序列。前几个体式的设计意在打开胸腔和心脏（用来打开心扉并振奋精神），接着是前屈体式，它们可以让神经系统平静，让头脑冷静下来。

1. 山式

　　双腿并拢站直。如果两大脚趾相触舒适的话，就将其靠拢。将身体的重量均匀地分布在脚掌与脚跟之间，通过股四头肌（大腿前侧）的上提来收紧双膝。胸骨向上提，向后旋转肩膀，并将肩胛骨收入背部，扩展胸腔。上提腹部，在将尾骨向内收的同时注意不要将大腿向前推。保持手指并拢，掌心朝着大腿，手臂向下伸展，保持肩膀远离耳朵。腰椎区域（下背部）存在一些曲度是正常的，保持体式20～30秒或者更长时间。自然地呼吸，保持面部、颈部与喉咙放松。

　　功效　这个体式可以打开胸腔，改善呼吸和循环，并且纠正身体姿态。它也能帮助你感受强壮和稳定。

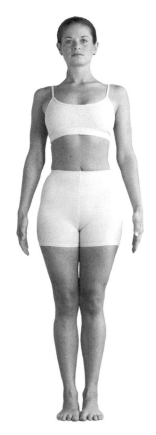

4.1　山式

2. 手臂上举式

　　以山式站立，将手臂从两侧举过头顶，掌心相对。保持肩膀向下并且远离耳朵。提起胸腔，并将肩胛骨深深地收入背部。自然地呼吸20～30秒。将手臂向下落回到身体两侧，退出体式。

　　功效　这个体式能够唤醒整个身体，缓解肩膀、上背部的僵硬，同时帮助身体回到正位。

3. 三角伸展式

　　以山式站立。双脚分开约110厘米，左脚向外旋转90度，右脚微微向内转动。左脚脚跟应与右脚足弓对齐。如果需要，可在左脚外侧放置一块瑜伽砖。向两侧伸展手臂，上提股四头肌，并且上提腹部和胸腔。呼气时，保持背部挺直，向左伸展躯干，

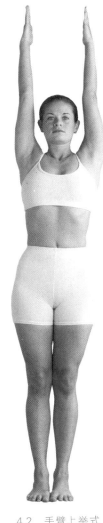

4.2　手臂上举式

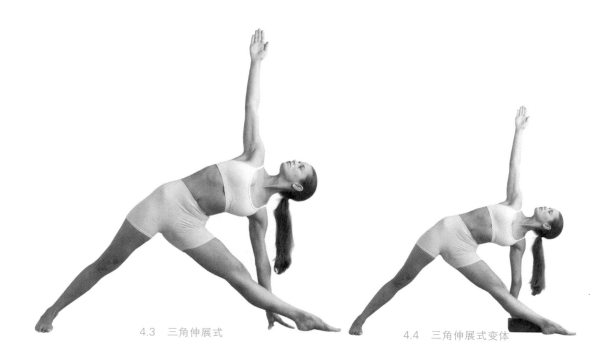

4.3 三角伸展式　　　　　　　　　　　　　　4.4 三角伸展式变体

并且将左手放在地面或瑜伽砖上。左手下压地面或瑜伽砖，将伸展的力贯穿胸腔，向上一直到达右臂。将肩胛骨收入背部，向天花板转动胸腔，直视前方或目视右手方向，自然地呼吸 20～30 秒。吸气，向上提起躯干，并再一次伸展躯干，换右侧重复该体式。最终回到山式。

功效　这个体式可以拉长并强健脊柱，让背部肌肉变得灵活；增强腿部力量，平衡肝、肾和脾的功能。这是个充满力量的体式，可以帮助你学习站立于自己的根基之上，建立起你的力量和决断力。

4. 战士 II 式

以山式站立。在舒适的范围内最大限度分开双脚（约 137 厘米），左脚向外转动 90 度，右脚微微向内转动，左脚脚跟应与右脚足弓对齐。向两侧伸展手臂，使手臂平行于地面。呼气，屈左膝，让左大腿平行于地面且左小腿垂直于地面。屈膝后如果左膝超过了脚踝，需要将双脚间距离变宽。转头，让视线越过左臂上方看向手指的延长线。想象两手臂就像在拔河一样，分别向两边拉。如果可以，保持体式 20～30 秒，如果做不到的话，可以反复进入、退出体式。

功效　这个体式有助于建立力量、信心及一种强大的感觉。它也能强健双腿、髋部和大腿。

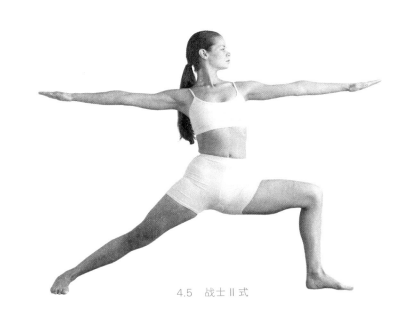

4.5 战士Ⅱ式

5. 侧角伸展式

首先按照战士Ⅱ式的指令做体式，屈左膝，让左大腿平行于地面且左小腿垂直于地面。屈膝后如果左膝超过了脚踝，需要将两脚间距离变宽。保持背部挺直，呼气，向左伸展躯干，将左手放在地面或瑜伽砖上，在右耳的上方伸展右臂。将肩胛骨收入背部，向天花板方向转动胸腔，直视前方或看向天花板。向右转动腹部，自然地呼吸，可能的话，保持体式20～30秒。吸气，起身并且挺直躯干。换右侧重复该体式，然

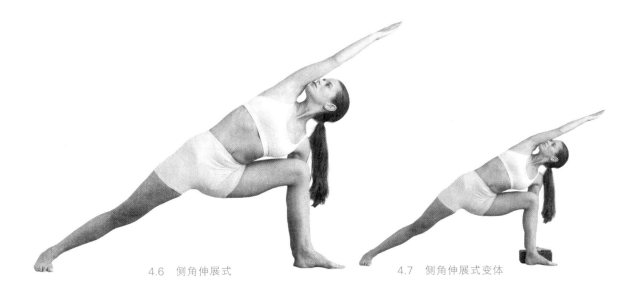

4.6 侧角伸展式　　　　　　　　　　4.7 侧角伸展式变体

后向前转动脚趾，回到山式。

功效　这个体式可以拉长并强健脊柱，帮助缓解关节僵硬，尤其是髋部、腹股沟、腘绳肌和肩膀区域。这个体式还有利于建立力量、信心和决断力。

6. 半月式

进入左侧的三角伸展式（参看第 76 ～ 77 页）。屈左腿，让左膝处于脚踝上方，左手指尖放在左腿前方约 30 厘米处的地面或瑜伽砖上。右脚跟抬离地面，脚尖着地。呼气时，伸直左腿，将右腿抬高，直到右腿与地面平行或稍高一些。骨盆区域和胸腔向天花板方向转动。向上伸展右臂，使其与肩对齐。更大限度地打开骨盆和胸腔，肩胛骨收入背部并且扩展胸腔，目视右手方向或直视前方。保持体式 10 ～ 15 秒，自然地呼吸。

退出体式时，在弯曲左腿的同时伸展右腿，向后落腿，回到三角伸展式。吸气，起身站立，换另一侧重复该体式，然后回到山式。

功效　这个体式有助于增强腿部力量，唤醒整个身体，提升身体的平衡感。许多女性发现这个体式还有助于缓解抑郁，减轻经血过多的症状。

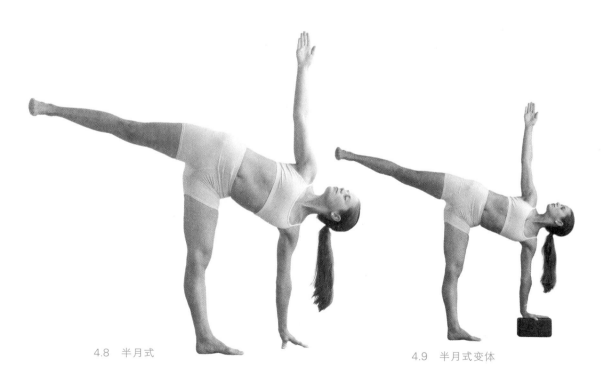

4.8　半月式　　　　　　　　　　　　　　　　4.9　半月式变体

7. 双角式

双脚分开约120厘米（尽可能宽），保持双脚外侧平行，通过收紧股四头肌来提起髌骨，并使大腿充分地向上提。呼气时，从髋部向下前屈，双手落于地面，并将双手放在两脚之间，与肩对齐。如果感到下背部紧张，可以将手放在瑜伽砖上。向天花板方向提起髋部，将肩胛骨收入背部，并向前伸展胸腔（4.10A）。向前看并向前伸展躯干，保持整个脊柱向内凹陷。这样保持10～15秒。

保持躯干的伸展，呼气，弯曲肘部，将头顶落向地面，可以的话让头顶在地面上休息（4.10B）。保持双腿紧实，放松双肩和颈部，深长地呼吸，让躯干放松。如果你有呕吐症状或担心身体无法保持平衡，请向前抬起头，也可以用一个瑜伽枕或一两条折叠好的瑜伽毯支撑头部。自然地呼吸30～60秒。

退出体式时，先还原到背部内凹的姿势，然后手扶髋部，提起躯干，最后双脚并拢。

功效 这个体式可以放松神经和大脑，增加双腿后侧的柔韧性，并且缓解经血过多症状。

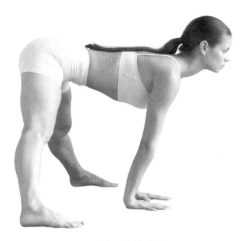

4.10A 双角式 A

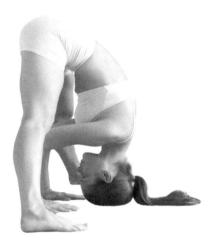

4.10B 双角式 B

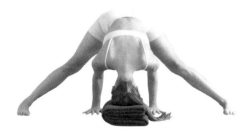

4.10C 双角式变体

8. 下犬式

为了找到手和脚之间的正确距离，俯卧在瑜伽垫上。手掌放在胸腔两侧的地面上，手指向前方充分伸展。起身，双手和膝盖着地，翻转脚趾踩地。

呼气，双手用力压向瑜伽垫，通过手臂内侧向上伸展身体。吸气，再次呼气时，向上提起臀部，向上、向后移动大腿。保持双腿伸展，将脚跟踩向地面。在臀部向上提起时，要保持双腿坚实，肘部伸直。手臂和腿的动作能拉长脊柱，头部放松。保持体式30～60秒，深深地呼吸。让头部完全放松，放松颈部。退出体式时，可以回到手、膝落地的姿势，并向后坐在脚跟上，也可以双脚向前走，进入加强脊柱前屈伸展式，然后缓缓站起来。

功效　这是一个对抗抑郁的绝佳体式，它能够促进身体循环，使大脑平静下来，同时它还可以延展背部、肩膀和双腿，并增强其力量。

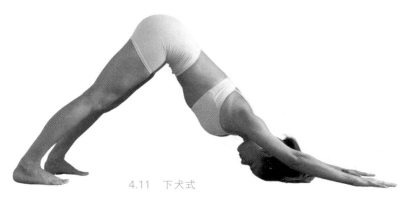

4.11　下犬式

9. 加强脊柱前屈伸展式

　　以山式站立。将身体的重量均匀地分布在两脚之间，大腿内侧向上伸展，将大腿向内旋转。将手臂从两侧提起，举过头顶，同时保持双腿和双膝的稳定，将腰和肋骨向上伸展。交叠手臂，双手抓握肘部。呼气时，由髋部开始前屈，并且放松身体两侧，持续抓握肘部并放松脊柱。前屈时如果想要呕吐，请向上抬头，并稍微让背部内凹。呼吸30～60秒。退出体式时，松开手臂，双手扶髋，保持双腿有力，缓缓提起身体，最后抬起头。

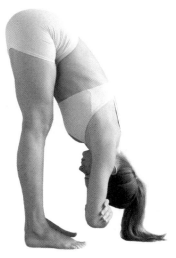

4.12　加强脊柱前屈伸展式

　　功效　当你感到激动不安或焦虑时，这个体式会带来平静。这个体式也会让大脑平静下来，缓解胃部紧张，有助于强健生殖器官。

10. 俯英雄坐

　　跪在地面上，双膝分开，略宽于臀部，将大脚趾并拢。向下前屈，将手臂和躯干向前伸展，头在地面或瑜伽毯上放松，也可以将头放在瑜伽枕上休息。

功效 这是一个能够安抚神经、修复身心的绝佳体式。

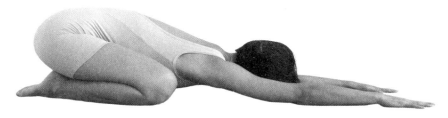

4.13 俯英雄坐

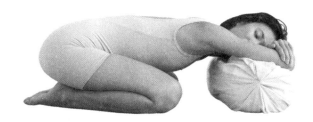

4.14 俯英雄坐变体

11. 巴拉瓦伽式

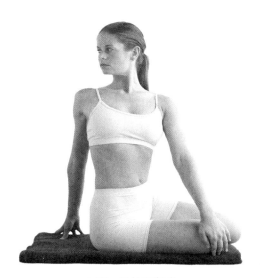

坐直，双腿向前伸展，向左弯曲双腿，将双脚放在左髋旁边。保持两侧大腿与膝盖朝前，确保左脚踝处于右脚足弓的上方，臀部坐在地面上而不是脚上。肩胛骨收入背部，扩展胸腔，并且向上伸展脊柱。呼气时，腹部、肋骨、胸部和肩（按此顺序）向右转动，左手放在右大腿外侧，右手放在身后的地面上或瑜伽砖上。呼吸几次，保持体式20秒。放松面部、颈部和喉咙。从体式

4.15 巴拉瓦伽式

中还原，身体回正，伸直双腿，换另一侧重复该体式。

功效 这种轻柔地扭转可以按摩生殖器官，使肾上腺充满活力，并且强健肾脏。这个体式也会帮助腰部区域变得强壮紧实，并增强腹部区域。

注意 如果你有腹泻症状或感到恶心，请不要练习扭转体式。

12. 头倒立

（开始练习前，请先参看 17 ～ 19 页内容）靠墙放一条折叠好的瑜伽毯，脚和膝都并拢，跪在瑜伽毯前面。将手指紧紧地交扣到一起，拇指相触。双手呈碗状，离墙不超过 8 厘米。肘部分开，与肩同宽，手腕、前臂和肘部组成了这个体式的根基。

拉长颈部并将头顶放在瑜伽毯上，头的后侧应接触双手。前臂压地，提起肩部，使其远离地面，在体式中要一直保持这个动作。伸直双腿，将髋部向天花板方向提，双脚向前走直到脊柱几乎与地面垂直。呼气时，双腿依次向上摆动，将双脚抵靠在墙壁上。或者弯曲双膝，慢慢地将双脚带向墙壁，然后伸直双腿。

保持脚跟和臀部抵靠墙壁，向内旋转大腿，上提尾骨，向上伸展双腿，并保持双脚并拢。谨记，头顶中心要保持平衡，通过前臂下压地面来支撑身体，持续地上提肩膀，使其远离耳朵。保持呼吸平稳，放松眼睛、喉咙以及腹部。通过有规律的练习，可以慢慢地学会将臀部和脚跟离开墙壁。尽量长时间地保持这个体式，但不要超过 5 分钟。

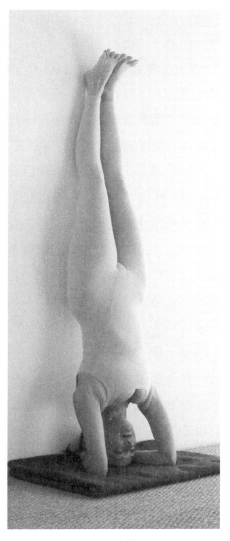

4.16 头倒立

退出体式时，呼气，逐一将双腿落回地面。弯曲双膝，向后坐在脚跟上，在抬头之前先休息几个呼吸。

功效　这个体式有助于平衡内分泌系统，促进身体内部循环，并为整个身体注入能量。完成这个体式会带给你带来一种美妙的成就感。

注意　只有当头倒立已经成为你瑜伽练习的一部分时，才能练习这个体式。如果颈部有问题，请向有经验的瑜伽老师寻求帮助。处于经期，有背痛、偏头痛的人请不要练习这个体式。

13. 倒手杖式

（开始练习前，请先参看第 36 ～ 37 页内容）在离墙 60 厘米处放置一把椅子，距离要足够远，只有这样，当腿伸直时，脚才可以抵住墙壁。在椅子上放一条折叠好的瑜伽毯。面向墙壁，双脚穿过椅背，坐在椅子上。双手沿椅子两侧向下滑，用肘部撑住身体，慢慢地向后倾斜身体，让头和颈部超过椅座的前侧边缘。

握住椅子两侧，将身体向后仰，让肩胛骨与椅座的前侧边缘对齐。适当调整臀部的位置，可以将臀部向椅座的后侧边缘移动一些。脚踩住墙壁，双腿稍微弯曲，手握住椅子后腿或者椅子两侧。伸直双腿，向远离墙壁的方向推椅子，大腿向内旋转，头向后仰，保持放松。双手握住椅子后腿或两侧。如果你有颈部问题，可以将头落在瑜伽枕上放松。如果感到下背部有任何疼痛，可以将脚抬高，放在靠墙的瑜伽砖或瑜伽枕上。安静地呼吸，保持 30 ～ 60 秒。如果你感觉体式太难，不要保持太长时间，可以多做几次，参看第 115 页的变体。

退出体式时，弯曲膝盖，让整个脚掌落地。握住椅背的两侧，通过胸骨的上提慢慢起身。靠在椅背上呼吸几次，释放背部压力。

功效　这个令人愉悦的体式通过打开胸腔来改善呼吸，能够促进心脏内部和周围区域的循环，并建立幸福感。同时它也有助于情绪稳定并建立自信。

注意　如果你有颈部问题，请向有经验的瑜伽老师寻求帮助。如果你患有偏头痛、紧张型头痛或有腹泻，请不要练习这个体式。

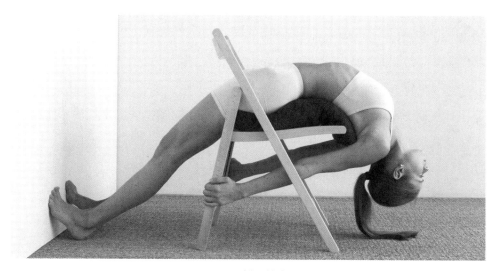

4.17　倒手杖式

14. 上弓式

屈膝，仰卧，双脚分开，与髋同宽，脚跟靠近臀部。肘部弯曲，将双手放在头两侧，手指朝着脚的方向。呼气时，提起髋部和胸腔，伸直手臂，伸展双腿。上提尾骨，并将大腿后侧移向臀部。如果可以，保持体式5～10秒，如果不能做到，进入、退出体式两三次。

退出体式时，屈膝，屈肘，慢慢地将身体落回地

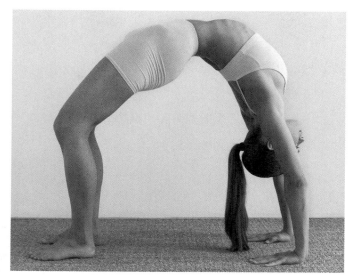

4.18　上弓式

面。如果感觉体式太难，可以做第39～40页女性能量激活序列中的变体。即使一开始这个体式做起来很难，也要不断地尝试，仅仅是尝试也会令人兴奋不已。

功效　这个体式会打开胸腔，改善呼吸和循环，带给你一种轻盈、自信和美妙的感觉。它也会让你的腰部区域变得强壮紧实。

注意　如果患有偏头痛、紧张型头痛、心脏病以及任何严重的疾病，或处于孕期，请不要练习这个体式。

15. 肩倒立

（开始之前，请参看第19～21页）在两条折叠好的瑜伽毯上躺下来，让肩膀以及手臂落在瑜伽毯上。呼气时，屈膝，抬起双腿，靠近胸腔，双手下压地面，双腿摆动，越过头部。双手支撑背部，肘部用力下压瑜伽毯。提起躯干，直到躯干与地面垂直，双膝靠近胸腔。保持双手支撑背部，抬起双腿，直到大腿与地面平行。更大限度地向上伸展大腿，直到膝盖指向天花板，然后向上伸直腿。从脚跟开始向上伸展双腿，直到整个身体垂直于地面。将尾骨向上提并向内收，双手上提后肋，感受整个身体又长又直。移动肩膀，使其远离耳朵。尽可能长时间地保持该体式，至少保持2分钟。退

出体式时，弯曲膝盖，慢慢卷落下来，仰卧不动，休息片刻。

功效 这个体式很适合青少年，因为它有助于培养耐心并稳定情绪。当你感到急躁、焦虑和疲劳时，可以练习这个体式。

注意 如果你有肩颈问题，处于经期，患有高血压、偏头痛或紧张型头痛，请不要练习这个体式。

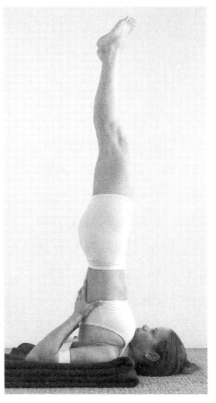

4.19　肩倒立

16. 犁式

躺下来，用两条折叠好的瑜伽毯支撑肩膀和颈部，头落在地面上，手臂放在身体两侧。屈膝，将两侧大腿靠近胸腔，呼气时，摆动并上提臀部。用手支撑背部，双腿向上伸过头顶，然后将脚趾落在身后的地面上。为了保持肘部向内收，在进入体式之前可以在肘部上方用瑜伽带将手臂绑住。收紧膝盖来保持双腿的活力，创造腿与面部之前的空间。保持体式至少 30 秒，最多 2 分钟。退出体式时，缓慢地逐节向下卷落椎骨，平躺在地面上放松几个呼吸。

功效 当你需要平衡内分泌系统或深度放松时，这个体式会很有帮助。它也有助

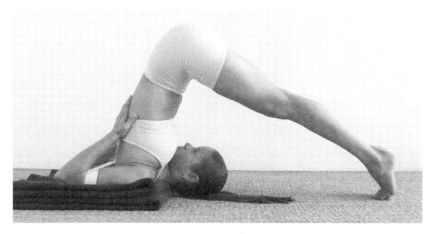

4.20　犁式

于振奋精神，恢复平静，缓解急躁和焦虑，并建立自信心。

注意 如果你有颈部问题，在没有有经验的瑜伽老师的帮助下，请不要练习这个体式。如果你处于经期，也不要练习这个体式。

17. 桥式肩倒立

将一个瑜伽枕横放在墙边，将另一个瑜伽枕与其垂直放置，形成"T"形。在瑜伽枕靠近墙壁的一端坐下，保持膝盖弯曲，向后躺在瑜伽枕上。向后滑动，直到背部中段来到瑜伽枕的末端，肩膀刚好落于地面上。让头和肩在地面上放松。双脚并拢，向墙壁方向伸直双腿，将脚跟放在横放的瑜伽枕上，让脚触碰墙壁。双腿应在身体前方伸直。手臂可以在任何舒适的姿势中休息。闭上眼睛，完全地放松，放松腹部，深深地呼吸。保持这个体式 3 ~ 5 分钟。

退出体式时，屈膝，慢慢地向一侧转身。双手推地起身，坐立。

功效 这个体式可以强壮背部肌肉，有助于建立信心，并打开胸腔（改善循环和呼吸）。它轻柔的喉锁动作有助于平衡甲状腺和甲状旁腺。由于该体式是一个柔和的后弯，因此它还可以缓解抑郁。

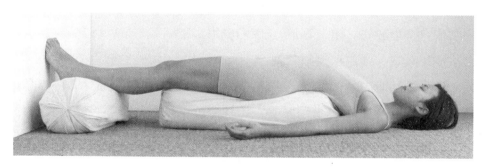

4.21 桥式肩倒立

18. 倒箭式

在离墙 8 厘米处放一个瑜伽枕，坐在瑜伽枕上，右髋及右侧身体接触墙壁。用手支撑身体，身体向后仰，翻转身体，将右腿向上靠墙，然后左腿向上靠墙，保持臀部靠近墙或抵在墙上。如果感到腿部僵硬或不适，可以将臀部稍微远离墙壁一些。躺下来，用瑜伽枕支撑下背部和肋骨，尾骨落向地面，肩和头在地面上放松。如果颈部不适，将一条折叠好的瑜伽毯放在颈部下方。伸展双腿，将手臂放在身体两侧，在这个体式中放松休息，闭上眼睛，保持 5 分钟或任意你想要停留的时长。

退出体式时，柔和地将身体推离墙壁，直到臀部滑下瑜伽枕，落在地面上，转身侧卧，使用手臂的力量起身坐立。

功效　这个体式有助于镇静神经，平衡内分泌系统，让你感觉焕然一新。

注意　处于经期的女性请不要练习这个体式。

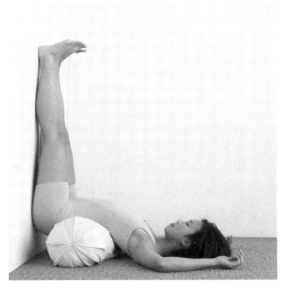

4.22　倒箭式

19. 摊尸式

仰卧，双腿向远处伸展。如果需要，可以用一条折叠好的瑜伽毯支撑头部。将手臂舒适地放在身体两侧，稍微远离躯干一些，掌心向上。向远处伸展双臂和双腿，然后让它们完全地放松。闭上眼睛，让一切放松。深呼吸几次，吸气时让空气充盈胸腔，不要让喉咙、颈部和横膈紧张。呼气，放松身体，让身体向地面沉落，放松肩膀、颈部和面部肌肉。保持腹部柔软、放松，放松下背部。在体式中自然地呼吸 5 ～ 10 分钟，退出体式时，弯曲膝盖，转身侧卧，保持几个呼吸，然后睁开眼睛，用手臂推地起身。

功效　这是一个让你保持内在专注的绝佳体式。它帮助你完全地放松，提醒你无须去往任何地方，无须费力求索什么，无须担心什么。

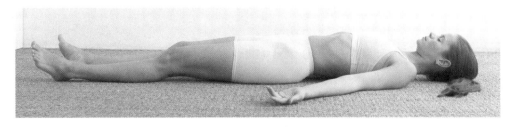

4.23　摊尸式

修复心灵序列

当你感到紧张、沮丧或有些失控时，这是一个非常好的练习序列。以向内自我观察以及花些时间练习呼吸和深度放松来开始你的练习，你会感受到更多的专注和稳定，同时积蓄足够的能量和力量练习站立体式。如果在练习前屈体式时感到想吐，保持抬头。

1. 仰卧束角式

将一个瑜伽枕垂直放在身后，屈膝，坐在瑜伽枕前方，骶骨触碰瑜伽枕边缘。将一条折叠好的瑜伽毯放在瑜伽枕的另一端，以支撑颈部，消除紧张。将一条瑜伽带放在身后骶骨处，将瑜伽带向前

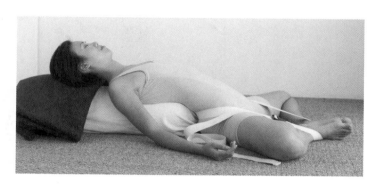

4.24 仰卧束角式

拉过髋部、小腿，绕在脚的下方（参看第 X 页）。脚掌贴在一起，膝盖和大腿向两侧展开。在脚的下方将瑜伽带拉紧，向后躺下，让头躺在瑜伽毯上，躯干在瑜伽枕上舒适地休息，臀部和双腿落在地面上。如果感到下背部有任何的不适，用一两条折叠好的瑜伽毯来增加支撑的高度。如果感到腿部肌肉紧张，可以将两个瑜伽毯纵向卷起分别垫在两侧大腿根部。尽可能长时间地在这个体式中休息，最好保持 3～5 分钟或者更长时间。

退出体式时，双膝并拢，将腿从瑜伽带中滑出，慢慢地向一侧转身，用手推地起身，坐立。

功效　这个体式有助于打开胸腔，改善呼吸和循环，安抚紧张的神经，缓解抑郁，并使焦虑的心情平静下来。

2. 桥式肩倒立

请按照第 87 页中的描述做桥式肩倒立，保持这一体式 3～5 分钟，或任意你想要停留的时长。

功效 这个体式有助于建立信心，强壮背部的肌肉，并打开胸腔。它轻柔的喉锁动作有助于平衡甲状腺和甲状旁腺。

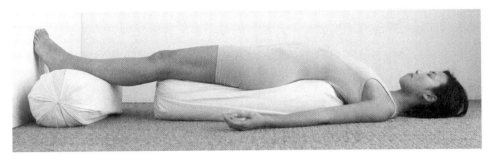

4.25　桥式肩倒立

3．俯英雄坐

跪在地面上，将一个瑜伽枕横放在身体前方约30厘米的地方。在其上方再垂直放置另一个瑜伽枕，使其形成"T"形。双膝分开横跨在第二个瑜伽枕上，脚趾并拢。前屈，在瑜伽枕上方伸展手臂和躯干，将垂直放置的瑜伽枕压进腹

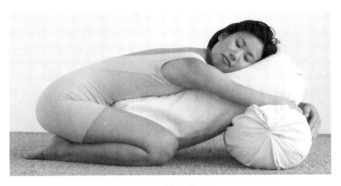

4.26　俯英雄坐

部，头在瑜伽枕上休息，完全地放松。保持这一体式几分钟或者更长时间。

功效 这是一个能够安抚神经系统，让身体、头脑和心灵恢复活力的绝佳方式。

4．头碰膝式

坐在地面上，双腿向前伸展。向一侧弯曲右膝，使其与左腿成45度角，右脚跟靠近腹股沟，右膝在舒适的前提下尽量向后展开，保持左腿伸直。

将一个瑜伽枕或一条折叠好的瑜伽毯放在伸直的腿上，转动腹部和胸腔，使胸骨与左腿中心线对齐。吸气时，从骨盆底端向上提起躯干，呼气时，躯干前倾，在辅助物上交叠手臂，手臂环抱头部，背部和腿的后侧不应感到压力或紧张。如果感到紧

张，可以增加辅助物的高度，参看
第52～53页。前屈时如果发生呕
吐，要保持抬头。

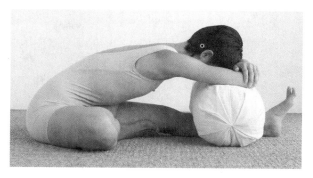

4.27 头碰膝式

在体式中保持任意时长，最好
是2～3分钟。吸气时起身，伸直
右腿，弯曲左膝，换另一侧练习。

功效 当你感到烦躁或焦虑
时，这个体式会为你带来一种平和
感，同时调节并加强腹部力量，帮助上提并强健子宫，改善骨盆内的循环。

注意 如果有腹泻症状，请不要练习这个体式。

5. 加强背部伸展式

坐在瑜伽垫上或者一两条折叠好的瑜伽毯上，双腿向前伸展，将一个瑜伽枕或一
条折叠好的瑜伽毯横放在小腿上。饱满而深长地吸气，然后将手臂举过头，向上伸展
脊柱并提起胸骨，抬头，保持背部轻柔地内凹。呼气时前屈，并在双腿上方伸展躯干，
在辅助物上交叠手臂，环抱头部。如果背部和双腿仍感到紧张，或者在前屈时感到恶

心，可以增加辅助物的高度，参看
第53～54页。不要让臀部离开地
面，在舒适的前提下，保持这个体
式任意时长，最好是2～3分钟。

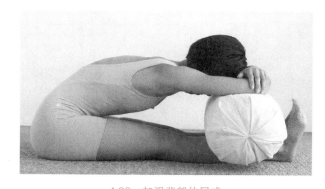

4.28 加强背部伸展式

功效 这个体式会带来安全感
和平和感，缓解焦虑和急躁。当你
需要抚慰消化系统时，它非常有效。

注意 如果有腹泻症状，请不
要练习这个体式。

6. 加强脊柱前屈伸展式

请按照第81页中的描述做加强脊柱前屈伸展式。

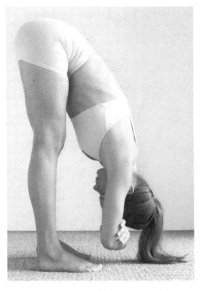

功效 这个体式有助于缓解焦虑和胃痉挛。

注意 如果感到不舒服，可以将手放在地面上，抬起头，并保持背部轻柔地内凹。

7. 下犬式

为了找到手和脚之间的正确距离，俯卧下来，手掌放在胸腔两侧的地面上，手指向前方充分伸展。起身，双手和膝盖着地，这就是你手和脚的间距。放几张折叠好的瑜伽毯或一两个瑜伽枕，让辅助物与胸椎对齐，回到手、膝着地的姿势，翻转脚趾踩地。呼气，双手用力压向瑜伽垫，通过手臂

4.29 加强脊柱前屈伸展式

内侧的力量让身体向上伸展。再次呼气，臀部向上抬起，向上、向后移动大腿。保持双腿伸展，将脚跟踩向地面。臀部向上提起的同时，要保持双腿收紧，肘部伸直。手臂和腿的动作能使脊柱拉长，让头部放松。保持体式 30 ～ 60 秒，深深地呼吸。让头部完全放松，放松颈部。退出体式时，回到手、膝着地的姿势，并向后坐在脚跟上。

功效 这是一个对抗抑郁的绝佳体式，能促进身体循环，使大脑平静下来。

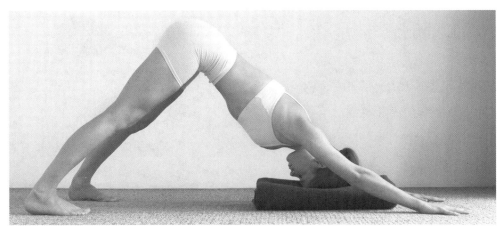

4.30 下犬式

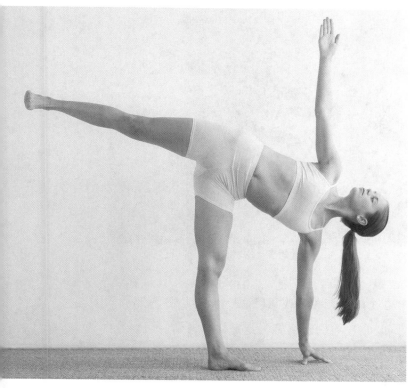

4.31　半月式

8. 半月式

请按照第 76 ～ 77 页中的描述做半月式。

功效　这个体式有助于增强腿部力量，唤醒整个身体，提升身体平衡感。

9. 头倒立

请按照第 83 页中的描述做头倒立。

功效　这个体式非常有助于平衡内分泌系统，还能增进身体内部循环，并为整个身体注入能量。完成它会带给你一种非凡的成就感。

注意　只有当头倒立已经成为你瑜伽练习的一部分时，才可以练习这个体式。如果颈部有问题，请向有经验的瑜伽老师寻求帮助。处于经期，有背痛、偏头痛的人，请不要练习这个体式。

10. 倒手杖式

请按照第 84 页中的描述做倒手杖式。

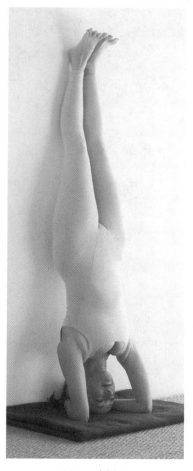

4.32　头倒立

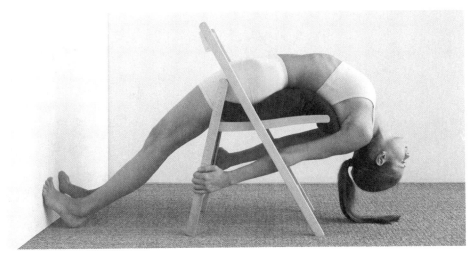

4.33　倒手杖式

功效　这个令人愉悦的体式通过打开胸腔来改善呼吸，促进心脏内部和周围区域的循环，并以此建立幸福感。同时它也有助于情绪稳定并建立自信。

注意　如果你有颈部问题，请向有经验的瑜伽老师寻求帮助。如果你患有偏头痛、紧张型头痛或腹泻，请不要练习这个体式。

11. 骆驼式

跪在地面上，膝盖和双脚分开，与髋同宽。手掌放于臀部，呼气时，稍微将大腿向前移动，同时向上提起侧肋。最大限度地向后弯，提起胸腔，拓宽双肩。将双手从臀部移开，落于双脚上，抓住脚跟。如果手不能落到脚跟上，可以在脚踝两侧放置瑜伽砖，让手落在瑜伽砖上，手指指向脚的方向。大腿应垂直于地面。在舒适的前提下，向后仰头，平稳地呼吸 10 ～ 15 秒。

退出体式时，逐一将手收回。呼气时，将胸骨向上提，通过大腿的肌肉带动身体立直，最后抬起头。

功效　这个体式有助于促进全身的循环，

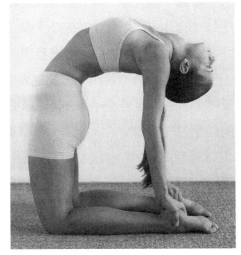

4.34　骆驼式

它能打开胸腔，因此能让人精神振奋；还能强化背部肌肉，建立自信。

注意　如果你患有偏头痛、紧张型头痛，请不要练习这个体式。

12. 肩倒立

（开始练习前，请先参看第19～21页）
在两条折叠好的瑜伽毯上躺下来，在身体两侧伸展手臂。呼气时，屈膝，抬起双腿，使其靠近胸腔，双腿摆动，越过头部。双手支撑背部，手指向内（朝着脊柱的方向）旋转，肘部压向瑜伽毯。更大限度地提起躯干、髋部和大腿，同时伸直双腿，直到整个身体垂直于地面，并且让胸骨的顶端碰触到下颌。将尾骨向内收以防止下背部过多地弯曲，用双手上提后肋。如果不能保持肘部内收，可以先退出体式，在紧靠肘部上方处系一根瑜伽带，再进入体式。保持肩膀远离耳朵，尽可能长时间地保持体式，最好不少于2分钟。

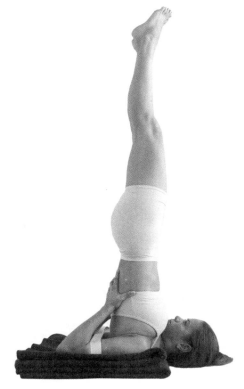

4.35　肩倒立

退出体式时，在呼气的同时弯曲膝盖，缓慢地让椎骨逐节向下卷落，仰卧不动，保持几个呼吸。

功效　这个体式很适合青少年，因为它有助于培养耐心并稳定情绪。当你感到急躁、焦虑和疲劳时，可以练习这个体式。

注意　如果你有肩颈问题，有高血压、偏头痛或紧张型头痛，或者你处于经期，请不要练习这个体式。

13. 犁式

躺下来，用两条折叠好的瑜伽毯支撑肩膀和颈部，头落在地面上，手臂放在身体两侧。屈膝，将双腿靠近胸腔，呼气时，摆动或上提臀部。双腿向上伸展，用手支撑背部，然后将腿伸过头顶，将脚趾落在地面上。为了保持肘部向内收，在进入体式之前可以在肘部上方用瑜伽带绑住手臂。收紧膝盖来保持大腿的活力，创造腿与面部之前的空间。保持这一体式至少 30 秒，尽量坚持 2 分钟。退出体式时，身体缓慢地向下卷落，平躺在地面上，放松几个呼吸。

功效 当你需要平衡内分泌系统或深度放松时，这个体式会很有帮助。它也有助于振奋精神，恢复平静感，缓解急躁和焦虑，并建立自信心。

注意 如果你有颈部问题，在没有有经验的瑜伽老师的帮助下，请不要练习这个体式。如果你处于经期，也不要练习这个体式。

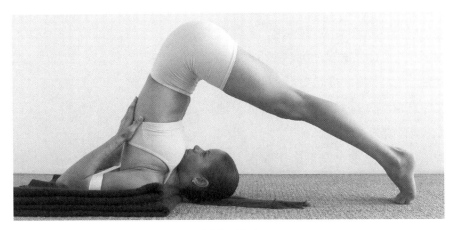

4.36 犁式

14. 桥式肩倒立

请按照第 87 页中的描述做桥式肩倒立。在这个姿势中保持 3 ～ 5 分钟，或任意你想要停留的时长。

功效 这个体式有助于建立信心，让背部的肌肉变得强壮，并能打开胸腔（改善呼吸和循环）。它轻柔的喉锁有助于平衡甲状腺和甲状旁腺。

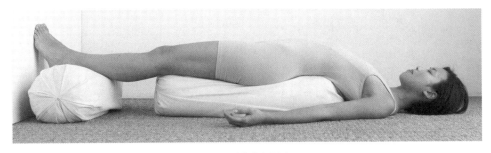

4.37 桥式肩倒立

15. 倒箭式

请按照第 87 ～ 88 页中的描述做倒箭式。

功效 这个体式有助于镇静神经，平衡内分泌系统，让你感觉焕然一新。

注意 处于经期的女性请不要练习这个体式。

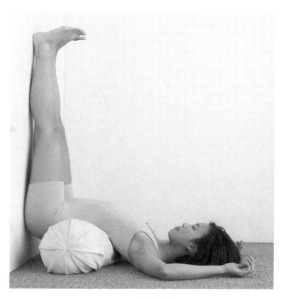

4.38　倒箭式

16. 摊尸式

请按照第 88 页中的描述做摊尸式。

功效 这是一个能让你发展并保持内在专注的绝佳体式。它能帮助你完全地放松，提醒你无需去往任何地方，无需费力求索什么，无需担心什么。

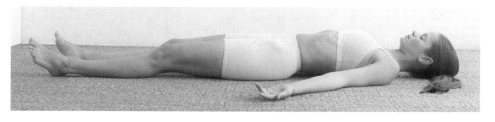

4.39　摊尸式

Chapter
05　尊重月经周期

在 20 世纪 60 年代中期，我少年时，我们身边没有谁的母亲或祖母会教我们去庆祝我们的经期，去接纳我们从经期中获得的力量，或者通过月经周期来把控我们的身体和情感的健康。相反，我们学到的是，月经的开始对于我们只意味着一件事：如果我们乱搞的话会怀孕。如果我们表现出性感，便会受到训诫；如果我们生气了或脾气暴躁，会受到训斥；如果我们抱怨痛经或经前头痛，肯定不会得到什么同情，在学校尤为如此。

这种情况几十年来也没什么大变化。如果你是一个十几岁的少女，你可能会理解萨曼莎，一个来自美国中西部的 16 岁高中生，她讨厌来月经。她的月经是从几年前开始的，在她 12 岁的时候。起初并没有那么糟糕，因为一开始只是零零星星地来——这个月会出血，下个月就不会了；两个月后会再来一次，然后接下来三个月又都不见了。最糟糕的是，她不知道这个"倒霉事"——她母亲这样称呼月经——什么时候会出现，因为她没有其他症状。现在她的月经越来越"有规律"，但情况却越来越糟。她注意到，在她开始出血之前的几天，她的脸上开始出现青春痘，她觉得自己很胖，她的家人（特别是她的弟弟）比平时更让她恼火，她的朋友总会伤害她的感情。更糟糕的是，当月经到来时，她会出现非常剧烈的痛经，在头两天几乎使她丧失正常生活和学习的能力。

由于觉得太尴尬了，她从未跟任何人谈起过这些。经期她和她的朋友们同情彼此，一块抱怨痛经或指责彼此"经前期情绪波动"，但她们都从未向成年人寻求过建议。她们只是简单地达成共识：经期出血以及所有随之而来的那些不适是一种现实，是作为女性必须要承受的苦难和折磨。

然而，最近萨曼莎注意到了一个变化。她和几个朋友在学校报名了瑜伽课，但她仍然不明白瑜伽体式如何能够帮助她缓解痛经。老师总是在课前向这些女孩们询问是否有人正在"月亮期"，她感觉怪怪的，所以一开始没人承认。但当萨曼莎做半月式和一个有支撑的前屈体式时，她感觉好多了。现在她想知道瑜伽能够怎样帮助她度过经前期的紧张。

这个问题的答案相当多。瑜伽可以调节每月的月经周期，让你在身体层面和情绪层面都更加平衡。正如萨曼莎所经历的那样，青春期并不总是那么容易，这点你可能已经有了亲身体会。像许多十几岁的女孩一样，你有时可能不仅觉得你的身体背叛了你，还觉得你无法控制自己的情绪。瑜伽，哪怕只是一些简单的呼吸技巧（瑜伽中称为调息法），也能稳定你的情绪，给你的肝脏带来活力，给你的内分泌系统带来平衡，而经期就是由内分泌系统（由大量复杂腺体组成的组织）产生的激素首先触发的。此外，瑜伽让你与身体联结，帮助你理解月经是与其他女性朋友甚至与地球的一种强有力的联结。萨曼莎不敢相信瑜伽课上竟有这么多女生同时处于经期。但当她理解了这些联结，她便不再那么在意痛经和不适了。

将你的身体想象成宇宙的一个缩影（小宇宙），这能让你去感恩每个月的周期是如何把你和周围的世界联系起来的。就像月亮的圆缺，潮汐的涨落，你的身体也经历着从排卵到月经来潮的各个阶段，从活力轻盈到阴暗忧郁，从创造到反省。你可能会注意到，在月经中期，大约排卵期的时候，你会感到更加外向和充满活力；而在月经开始前，你会退缩，甚至想把周围的人推开。

生理原理

与人们普遍认为的相反，月经不是从子宫开始的。这个过程是从松果体开始的，它隐藏在眼睛后面的大脑深处。这个微小的泪滴状腺体能够对光线和黑暗的变化做出反应，产生褪黑素，帮助你在晚上入睡。据英国草药专家阿曼达·麦奎德·克劳福德（Amanda McQuade Crawford）说，这种腺体不仅能记录你每天暴露在自然光和人工光下的时长并对其作出反应，还会发出季节性变化的信号，并提醒下丘脑何时开始月经周期。下丘脑也是内分泌系统中非常敏感的一部分，它靠近大脑的情绪控制中枢，会因为情绪波动或身体疾病而产生不利的反应。下丘脑会记录身体最基本的需求，如饥饿、口渴、性欲和体温。当你健康时，它为垂体提供所需物质，用以产生重要的生殖激素。然而，当你的健康受到损害时，下丘脑可能会发出错误或不完整的信号，导致垂体产生过多或过少的雌性激素，从而使你的身体失去平衡。

垂体分泌的激素：促卵泡激素和促黄体生成素，分别刺激卵巢中雌激素和孕激素的产生。这个活动是从你月经周期的第一天开始的，也就是你月经开始的那一天。第一天，雌激素和孕激素处于最低水平。垂体通过制造促卵泡激素作出反应，而促卵泡激素反过来刺激卵巢，增加雌激素的分泌。在这个阶段（一直持续到排卵前），卵子在卵巢内成熟。同时，雌激素的增加可以使子宫内膜发育和增厚，为卵子创造一个安全而有营养的生长环境；改善阴道的循环；润滑宫颈，以等待精子的进入。

在身体发育日渐成熟的过程中，雌激素扮演着越来越重要的角色。它塑造了你的第二性征，给你更圆润的胸部、阴毛、女性化的声音、丰满的臀部。它还控制着月经周期的前半部分，为排卵和生育做准备。雌激素在这段时间处于分泌的高峰期，会对情绪（毕竟，它的产生原就开始于由情绪控制的下丘脑）产生影响。如果雌激素输出平衡，那么你的情绪和身体就会正常发育，日渐成熟，你会产生感官愉悦、性格变得外向和富有创造性。然而，如果发生雌激素失衡，你可能会出现痛经、不孕、子宫肌瘤和剧烈的情绪波动等问题。

《女性身体，女性智慧》（*Women's Bodies，Women's Wisdom*）一书的作者、医学博士克里斯蒂安·诺思鲁普（Christiane Northrup）说过，在排卵期，你的身体会释放荷尔蒙信号，表明你是可生育的、性感的、有生命力的。大多数年轻女性发现她们很难判断自己什么时候排卵。一般来说，如果你在排卵，月经即将开始时你的身体会释放信号，会出现腹痛、情绪波动、疲劳等反应。如果你没有排卵，你几乎感受不到任何症状——月经会突然出现，没有规律。通常在月经周期的第十五天或第十六天左右，你会看到水样的白色阴道分泌物，这种"生育性液体"表明你正在排卵，它可能还会伴随着被大多数女性称之为经前期综合征（Premenstrual Syndrome，简称PMS）的荷尔蒙波动，表现为身体肿胀、乳房肿胀或触痛，以及喜怒无常。

生理结构图：内分泌系统和生殖系统

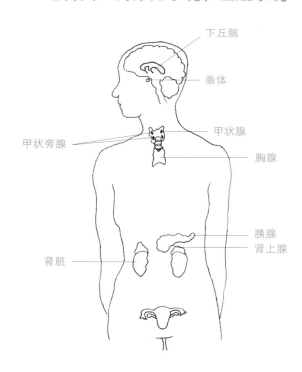

生理结构图：生殖器官

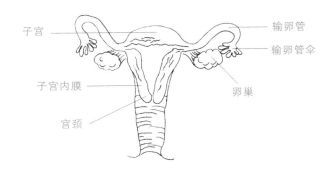

子宫

子宫内膜

宫颈

输卵管

输卵管伞

卵巢

在月经周期的后半段，即黄体化阶段，促卵泡激素分泌减少，促黄体生成素分泌增加。卵子离开卵巢进入子宫，女性的身体为受孕做好准备。孕激素促进这个过程的发生，它是由卵巢内的黄体分泌的，通过血液给子宫带来营养，使宫颈黏液浓度增大以防止细菌进入。如果女性没有怀孕，雌激素和孕激素的分泌会急剧下降，子宫内膜会溶解，并随着经血脱落。

如果在周期的后半段，孕激素分泌正常，你会感觉自己思考问题时更深入，直觉会更敏锐，人生目标会更清晰。孕激素分泌过多则会让你沮丧消沉、昏昏欲睡、性欲减退。

为了完成每个月的体内清洁过程，肝肾会代谢掉多余的雌激素和孕激素，它们会随尿液、粪便及体内的其他毒素排出体外。如果肝脏不够活跃或负荷过重，将无法有效地正常工作，多余的激素可能会被重新吸收到血液中，导致体内荷尔蒙超过正常量，引起诸如经血过多或月经不调等症状，以及出现粉刺、疲劳、抑郁和消化不良等问题。

在阿育吠陀医学（古印度疗愈体系）中，医师认为，女性因为每月都会流经血，所以较之男性有明显的优势。这些医师们认为，女性的身体每隔25～35天会通过月经得到净化，因为身体会将一个月内积累的所有代谢废物和毒素，连同经血一起排出体外。阿育吠陀医师、学者罗伯特·斯沃博达（Robert Svoboda）认为，这可能也解释了为什么女性通常比男性长寿。

经期问题

闭经（月经推迟）

闭经是未见月经来潮的专业术语。事实上，像萨曼莎一样，没有排卵就开始月经是很常见的。也有可能你某个月只来了一点月经，而之后几个月完全没有月经。当排卵所需的能分泌促卵泡激素和促黄体生成素的垂体发育不全时，这种情况会经常发生。如前所述，当一切正常时，雌激素促进子宫内形成一层厚厚的临时内膜，排卵后，孕激素稳固了这层内膜。如果你不排卵，就不能分泌孕激素。如果你的体内没有孕激素，雌激素就接收不到让子宫内膜停止增厚的信号。一段时间后，一部分子宫内膜开始脱落，并伴有少量出血。一般来说，身体会自我调节，没什么好担心的。

不幸的是，许多年轻女性因过于恐慌，同意医生为她们开避孕药来调节月经。如果是由于没有排卵而导致的经期不调，避孕药只会使问题更加严重。这些避孕药会导致无排卵周期的出现。它们会促使子宫内膜脱落，并提供足够的孕激素来完成这一过程。而大多数整体医学医生则会选择给女孩的身体一个自行修复的时间，并辅以温和的草药补剂来平衡腺体系统，如圣洁莓（西洋牡荆树的果实）。

由于下丘脑和垂体与大脑的情绪控制中枢紧密相连，所以当你压力很大时可能会导致闭经。再者，有时因为压力而错过一次经期通常不需要医疗干预，但这应该提醒你重新评估你的生活方式，这是开始练习瑜伽的一个好契机。当然，闭经如果持续发生则应该去看医生，因为这可能预示着一些更严重的病症，如糖尿病，甲状腺功能不全，体重剧烈增加或减少以及严重的情绪困扰。

瑜伽如何提供帮助 瑜伽可以在两个非常重要的方面调节月经。首先，持续的瑜伽练习可以缓解那些引发经期问题的压力。每当你感到不堪重负、过度劳累、神经紧张时，舒缓的修复体式可以让你的神经系统平静下来，给生殖系统一个重新恢复平衡的机会。其次，平衡内分泌系统有助于垂体、甲状腺和下丘脑的正常工作。要多做女性基础序列，尤其是倒立、后弯和扭转体式。如果某个体式对你来说挑战太大，尝试做变体或不做这个体式。

经血过多

你可能一个月或几个月没来月经，也可能会有经血过多的时候。大多数情况下，只要经血颜色鲜红，没有血块、没有剧烈的疼痛，每次月经来时也没有异常虚弱，这种出血都属于正常现象。当经血多到一定程度——到了经期的第二天或第三天还能够浸透很多片卫生巾时，那就有问题了。如果连续几个月经血过多，可能会导致贫血或者缺铁，所以你需要让医生给你做一个评估。克里斯蒂安·诺斯鲁普指出，她所说的"第二脉轮问题，包括创造力、人际关系、金钱和掌控他人"的长期压力可能是罪魁祸首。她鼓励病人找时间去发挥创造力，与已经断开的关系告别，以及在新的关系中去学习表达自己的喜悦与不满。她说，当女性跟从自己的身体所发出的信号时，她们的月经通常都会恢复正常。

瑜伽如何提供帮助　如果经血过多让你感到虚弱、筋疲力尽，帕特里夏建议你休息，不要做任何练习。除此之外，练习本章中针对经血过多的序列是安全并且有益的。除了半月式，帕特里夏建议女性不要做站立体式。站立体式需要很大的力量和能量，而经血过多已使力量与能量过度消耗。半月式则不同，它可以打开骨盆区域，给你的腹部带来空间。并且，据吉塔·艾扬格所说，半月式会起到让子宫干燥的作用，特别是当你靠墙练习时。注意，不要在这个体式里一次保持太长时间，而是应反复进出这个体式几次。

子宫内膜异位症

有时，经血过多也可能是一些更严重的问题所发出的信号。子宫内膜异位症、子宫肌瘤以及卵巢囊肿会带来剧烈疼痛，并常常导致子宫被切除。在正常情况下，在月经周期的第一个阶段，在经期到来之前，雌激素的出现会使子宫内膜增厚。一些研究人员认为，如果女性患有子宫内膜异位症，子宫内膜的碎片在脱落时不是向下移动，然后排出体外，而是向上移动并停留在其他部位。这些组织最常见的附着位置包括：盆腔器官中、盆腔侧壁上，有时是肠道里。当经期开始时，子宫内膜碎片受激素刺激，开始出血，这也是多数医生认为女性产生剧烈痛经的原因。医学博士玛丽·沙茨（Mary Schatz）不仅是一名医生，还是一个瑜伽练习者和众多关于疗愈性瑜伽文章的作者。根据她的最新理论，当骨盆内膜上的细胞发展成为子宫内膜上的细胞时，便出现了子宫内膜异位症。

不论成因为何，许多整体医学医生认为压力会加重子宫内膜异位症。阿育吠陀医师建议改变饮食结构和生活方式，包括在月经的第一天前后充分休息，练习轻柔的瑜伽体式，来减轻压力，缓解痛经，并将新鲜血液输送到骨盆区域。

许多医生和治疗师都同意克里斯蒂娜·诺斯鲁普的观点，她认为子宫内膜异位症给那些处于高压工作环境中的女性敲响了一记警钟。她写道，这往往是一个女人的身体在表明"她的最内在的情感需求与世界对她的要求存在直接冲突"。换言之，如果你总是不知疲倦地专注于向外的能量，而忽略了情感和精神方面，盆腔炎很可能会找上你。持续的、支持性的瑜伽练习可以帮助你与完整的自己联结，并让你时刻保持这种觉知。

当你处于经期，尤其是经血过多的时候，你需要改变瑜伽练习的侧重点。

◇ 不要试图在体式中去做到更好，也不要试图做得更深入；

◇ 在经期一定不能做倒立体式，包括头倒立、肩倒立，犁式、下犬式以及瑜伽枕辅助的倒箭式。倒立体式会将子宫拉向头的方向，导致子宫韧带过度拉伸。

◇ 在每一个体式里完全放松。让腹部保持柔软，让头脑深度放松，通过呼吸，把空气带到任何你感到不适的区域，如腹部、头部和双腿。

◇ 完全放松阴道壁，因为经期这个区域不能太紧张。

痛经

痛经是许多年轻女性的困扰，其在强度和形式上有很大的不同。比如，我女儿会经历剧烈的绞痛，同时伴有便秘和周期性腹泻，所以在每次月经来临的 24 小时内她会痛得蜷缩成一团；而她的一个朋友则是下背部隐痛，这使她感到肿胀、昏昏欲睡和恶心；其他女性则抱怨月经开始时会有偏头痛、腿抽筋和乳房疼痛或触痛。

我女儿和她的朋友所经历的被称为原发性痛经，也是最常见的痛经形式。这与任何其他类型的盆腔疾病或炎症无关，只是纯粹的痛经。继发性痛经是由体内其他病症引起的经期疼痛，如盆腔炎、子宫内膜异位症或子宫腺肌症（子宫内膜腺体侵入子宫壁，导致月经期子宫壁出血）。继发性痛经可能会相当严重，如果你的痛经异常严重，通过改变饮食或调节压力也未能缓解，或伴有大量出血，那么必须去看医生。尽管瑜伽也会缓解与继发性痛经有关的疼痛，但我们本书的重点是调理原发性痛经。

西医认为，原发性痛经是由经血中的前列腺素 PGF2α 过多引起。当这种激素被分泌到血液中时，子宫平滑肌开始痉挛，引起痛经。饮食中的动物蛋白含量过高，过多地食用乳制品，以及充满压力的生活方式，是导致体内前列腺素 PGF2α 过多的原因。

医学博士苏珊·拉克（Susan Lark）——多本女性自助类书籍的作者，认为原发性痛经可表现为阵发性痉挛或充血性痉挛。阵发性痉挛在青春期和 20 多岁的女性中最常见。有些女性在第一次怀孕后会减轻这种阵发性痉挛。充血性痉挛常见于三四十岁的女性，产后的女性可能会更严重。这些隐痛的痉挛常伴随着肿胀、乳房触痛、体重增加、易怒和头痛。

◇ 轻柔的纯音乐会帮助你转向内在，让头脑平静，达到深入地放松；

◇ 有时，当你在经期去上瑜伽课时，可能会被课上的能量所影响，导致练习消耗过度；所以，你可以在家里练习，这样你就可以量力而行，并相应地调整你的练习。

◇ 带着觉知练习。关注内在，当经血过多、痛经、疲劳或烦躁时，不要激进也不要用力地练习。

瑜伽如何提供帮助　仰卧束角式是许多经血过多或痛经女性最喜爱的体式。这个体式需要使用瑜伽带、瑜伽枕、瑜伽毯和眼枕。作为经典的修复性体式（帕特里夏称之为"体式之母"），这个体式为整个身体提供支撑，使你能全然放松。《放松与修复：压力时代的放松瑜伽》（*Relax and Renew*：*Restful Yoga for Stressful Times*）一书的作者朱迪斯·汉森·拉萨特（Judith Hanson Lasater）告诉我们，这个体式对缓解经期中的下背部疼痛尤为有效。朱迪斯认为，这些背痛通常是连接骶骨和髋骨的韧带过度拉伸导致的。她在书中解释说，月经期间荷尔蒙的变化会造成韧带的不稳定性，使韧带容易受伤。同时，韧带的这种不稳定性会使很多女性在经期前感到下背部钝痛。通过使用瑜伽带和瑜伽枕来支撑骶骨和双腿，让身体保持被动。吉塔·艾扬格进一步建议，可以将双腿也放在瑜伽枕上。

本章正常经期序列中的任何一个体式都可以缓解痛经，试着在练习中找到对你来说效果最好的一些体式。一些女性发现在做前屈体式时用一些东西紧紧地抵住腹部会让自己感到轻松，如果这对你有效，可以尝试抱着一两个瑜伽枕做俯英雄坐式，或尝试任何坐立前屈体式。如果你喜欢在腹部创造空间，让呼吸自由流动来释放肌肉，任何有支撑的仰卧体式都会对你有帮助，如桥式肩倒立或倒手杖式。如果后背隐痛，你会更喜欢做轻柔的扭转体式，如女性基础序列（参看第 14 页）中的巴拉瓦伽式。多做一些尝试，直到找到能够缓解这种疼痛的体式。

无论你选择了哪些体式，不要在练习中想着做得更好或更深入。放弃尝试让腿伸得更直或更大限度地打开背部，而是专注于照顾自己，净化身体的每一个细胞并让它们沉浸在呼吸中。布里·玛雅·蒂瓦里（Bri Maya Tiwari）——一位阿育吠陀医师，在许多年前告诉我，如果在经期的第一天精心呵护自己一整天，不工作，不忧虑，不做饭，不写作，我的生殖健康会得到极大改善。她是对的，所以去做这些体式吧，用一个小时的时间来完全地宠溺自己。

经前期综合征

我们很难找到一个统称来概括经前期综合征，它可以包括超过 150 种症状中的任何一种。易怒、烦躁不安？或者"怒气冲冲"？那么，你有经前期综合征。焦虑、喜怒无常、双腿绵软无力，甚至连自己的名字都快记不起来了？那么，你也有经前期综合征。那臃肿、疼痛、沮丧呢？甚至只是有人斜眼看你，你也会崩溃？你猜对了，经前期综合征。你也可能患有周期性的痤疮、心脏颤动、失眠、疱疹、麻疹、偏头痛，以及偏爱高盐或高糖的食物，甚至还会有哮喘，这些都是经前期综合征的症状。

按照克里斯蒂安·诺斯鲁普的说法，症状的类型并不重要，这只是它发生的方式。一般来说，女性应该会发现每月的发作模式。一些女性会在她们月经的前一周感到焦虑和情绪反复无常，一旦月经开始，她们就会感觉好些。另一些人可能会在月经前两周无法控制地生气和发怒，但下一周就会陷入忧郁消沉，到了月经的第一天或第二天状况就会明显好转。我在月经开始之前十天左右，对甜食有着强烈的渴望，尤其是巧克力。如果没能抵制住诱惑，我不仅会在几天后出现可怕的头痛，而且关节还会疼痛和肿胀，这些症状直到经期的第一天或第二天才会消失。

想要缓解经前期综合征，了解身体和情绪上的诱发因素非常重要。在身体层面，大多数医生都同意激素失衡和肝功能不良会造成经前期综合征。如果你感到焦虑、烦躁、喜怒无常，说明你体内的雌激素可能过多，或者没有足够的孕激素来平衡它。如果你情绪低落，不知所措，无法入睡，总是什么都记不起来，孕激素过多可能是罪魁祸首。但不管哪种激素过多，这都可能是一个信号，说明内分泌系统没有在有效地工作，从而没能分泌准确剂量的身体所需的激素。如果你的身体肿胀、乳房触痛并且体重增加，问题可能在垂体和肾上腺。苏珊·拉克说，若垂体分泌过多的促肾上腺皮质激素，这些激素会进入肾脏上方的肾上腺，肾上腺会由此做出过度的反应，分泌过多的肾上腺激素，并输送到肾脏，而肾脏又会保留盐和水，并减少尿液代谢。

阿育吠陀学者兼医师罗伯特·斯沃博达（Robert Svoboda）称经前期综合征为女性的"月度功能障碍综合征"，他认为这是月经周期前段失调的结果。也就是说，如果你吃垃圾食品，喝大量含咖啡因的饮料，睡眠不足，不锻炼身体，并且总是无法处理自己的情绪（尤其是愤怒和悲伤等消极情绪），你便可以预见这个周期后半段一定会出问题。

阿育吠陀医学认为，女性的生物节律与自然节律是一致的。《女性良药：健康、幸福、长寿与阿育吠陀》一书的合著者南希·朗斯多夫解释说，"任何会造成我们生理节律偏离的东西都会带来月经问题。因为每个周期都与其他周期同步运行，如果我们偏离了睡眠的正常节律，我们的月经周期就很容易偏离节律"。因此，根据阿育吠陀的理论，通过调节日常生活习惯，你可以纠正每月的失衡，并有望减轻经前期综合征。然而，对于一些女性来说，经前期综合征的症状已持续了很长时间，她们需要通过草药、饮食调整以及生活方式的重大改变才能恢复正常状态。

关于经前期综合征，我最喜欢的定义来自《女性生命之书：女性生命周期的生理、心理和灵性》（*A Woman's book of Life：The Biology，Psychology，and Spirituality of the Feminine Life Cycle*）一书的作者琼·博里森科（Joan Borysenko）。她认为这是"情绪大扫除"，即在整个月经周期中，女性在经前期更容易直面困扰并将压力释放出来。你可曾想象过月经周期和月亮运行周期之间的联系？这是一幅美好的图景：满月时，你体内的雌激素将占主导地位，所以你是有活力的、性感的、有创造力的以及精力充沛的。当圆月渐亏时，你便进入了黄体化阶段，在这个孕激素占主导地位的时期，你会更多地向内去触碰你的梦想，更接近你最深的，甚至最黑暗的情绪。突然间，一些被你压抑了一整月的事情似乎让你无法承受，你不得不发泄出来。把它拿出来，处理它。在这段时间，能够关注自己的情绪和需求的女性常会发现，她们身体上的症状消失了。

瑜伽如何提供帮助　瑜伽可以在很多方面缓解经前期综合征。身体上，瑜伽可以放松神经系统，平衡内分泌系统，增加流向生殖器官的血液和氧气，净化肝脏，并强化所有这些器官周围的肌肉。心理上，瑜伽可以缓解压力，让人放松，因此下丘脑可以更有效地调节荷尔蒙。瑜伽为你提供了时间，也可以说是允许你走进内在，倾听身体并做出回应。

第 121 页的序列是为了缓解你已有的症状，如果想要减少经前期综合征发生的频率，重要的是持续练习瑜伽。有规律地练习第一、二章中的女性基础序列和女性能量激活序列会有帮助。如果你感到急躁或易怒，可以用有支撑的方式做这些体式（参看体式变体），这样你便可以将头靠在瑜伽枕或椅子上休息，头部的放松可以让大脑平静并缓解你可能感受到的任何紧张。

倒立，让身体倒过来，是在身体系统内部创造平衡和稳定的最好方式。如果你在经前期感到急躁或焦虑，帕特里夏建议做有支撑的倒立体式，就按照我们在这一章中展示的那样去做，你不用付出太多努力也会得到同样的功效。头倒立会刺激垂体和松果体，两者对月经健康都至关重要，还有助于增强大脑的循环。但是，对一些女性来说，在经前期做头倒立会感觉心神不宁，她们发现支撑全身的肩倒立可以让喉咙区域更自由（因此会平衡甲状腺和甲状旁腺），同时打开胸腔并让腹部保持柔软。犁式可以使肾上腺和肾脏更有活力，如果你感到抑郁并无精打采，所有打开胸腔和肩的体式都会有所帮助。对许多女性来说，在身体上创造这种空间会缓解她们焦虑不安的情绪并提振精神。

回归日常状态

一旦经期结束，你可能会渴望回归日常的生活习惯，包括每天的瑜伽练习。帕特里夏认为不能操之过急，因为你的身体需要恢复体力和耐力。我们在本章的最后给出了一些体式，你会发现在月经结束的前三天或前五天，它们十分有益。同时，请注意以下事项：

◇ 不要立刻练习后弯体式，它们太激进了，请先让身体从经期的疲劳中恢复过来。
◇ 立刻练习倒立体式，因为它们可以帮助子宫保持干燥，修复内分泌系统，增加腹部区域循环，帮助身体恢复力量。
◇ 经期后的几天，如果仍然感到疲劳，不要做很多站立体式，让自己慢慢来。

保持健康一整月

为了消除经期问题，你能做的最重要的事情就是每天照顾并尊重自己的身体。例如，如果你知道喝咖啡或苏打汽水会引起经前头痛，那就找一个无咖啡因的饮品代替它们。避免吃油腻的食物和甜点，减少酒精和含咖啡因饮品的摄入，自己烹饪代替吃加工食品。通过以上的做法，你会发现原本很多身体和情绪上的不适都会消失。下面是许多女性觉得很有帮助的一些其他建议：

充分休息。如果你没有为自己做任何事情，那就在月经的前一两天休息，你会惊讶地发现接下来的这个月你的感觉好多了。这并不是说你要整天睡觉，因为那会让你感到懒散和抑郁，而是说你要放松，读一读你一直想看的那本书；没有目的地地漫步；如果你有孩子，和孩子一起做些安静的事情；如果你必须要去上学或上班，让自己放松些，减少一些日程安排，并且晚上要放下工作去休息。

自私一些。月经的前两天是反思自己的时间。如果你有练习冥想的习惯，现在就是练习关爱自己、家人和朋友的好机会，做一些让你自我感觉良好的事情。

适度运动。 除非你在经期的第一天就饱受令你倍感虚弱的痛经困扰，否则是可以运动的，只是不要过度。散步或者轻柔的瑜伽伸展（参看从第 110 页开始的序列）最适合。在这个月接下来的日子里，通过持续的瑜伽练习和适度的有氧运动从根本上预防经前期综合征和月经问题的发生。

吃温和的食物。 在经期开始后的第一天或前两天，吃一些容易消化的食物，如米饭、煮熟的绿色蔬菜和汤。避免吃生冷的食物，以及其他难以消化的食物，如红肉、奶酪和巧克力。全天喝温水，帮助消化。

调整你的日常习惯。 盆浴会扰乱月经的自然节律，所以在月经的前几天你只能淋浴。之后，给自己做一个热油按摩或面部护理，这样可以给神经系统减压，让头脑平静。无论何时，特别是在经期的前几天，尽量使用卫生巾而不是卫生棉条，以便经血流出。

THE WOMAN'S BOOK OF
YOGA & HEALTH **帕特里夏说**

为了获得这些经期序列的最大功效，关键要在胸腔和腹腔之间创造空间。放松腹部、骨盆区域和阴道壁。特别注意你的呼吸，通过呼吸将空气带到任何你感觉紧张的部位。如果你感到腹部紧绷，将空气带到腹部去，让腹部变得柔软、舒适；如果你感到横膈或胸腔和心脏周围有紧迫感，就将空气带到那里；如果你有痛经，就将空气一直向下带到子宫。用这种方式引领呼吸会给练习带来更多内在的专注，并能够让你深深地放松，释放全身。本章中的正常经期序列是柔和的、滋养的，能让你感到你被全然地关爱着。

调理月经序列

1. 仰卧束角式

将一个瑜伽枕垂直放在身后，屈膝，坐在瑜伽枕前方，骶骨触碰瑜伽枕边缘，将一条折叠好的瑜伽毯放在瑜伽枕的另一端来防止颈部有任何的紧张感。将一条瑜伽带放在身后骶骨处，将瑜伽带向前拉过髋部和小腿，绕到双脚下方（参看第 X 页）。脚掌贴在一起，膝盖和大腿向两侧展开，在脚的下方将瑜伽带拉紧。向后躺下，让头落在瑜伽毯上，让躯干在瑜伽枕上舒适地休息，臀部和双腿落在地面上。如果感到下背部有任何的不适，可以用一两条折叠好的瑜伽毯来增加支撑物的高度。如果感到腿部肌肉紧张，就纵向卷两个瑜伽毯卷，分别垫在两侧大腿根部。在体式中停留任意你想要停留的时长，深深地呼吸。

退出体式时，双膝并拢，将腿从瑜伽带中滑出，慢慢地向一侧翻身，用手推地起身。

功效 这个体式有助于缓解痛经、痉挛和子宫的沉重感，减轻骨盆区域的压力；还有助于打开胸腔，在有压力时候，使头脑变得清晰，使神经得到镇静。

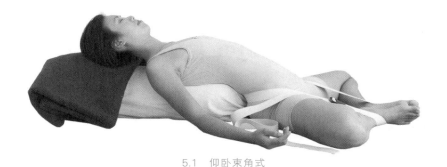

5.1 仰卧束角式

2. 俯英雄坐

在地面上，将两个瑜伽枕呈"T"形放在身体正前方，让竖放的瑜伽枕的一端处在双膝之间，另一端位于水平放置瑜伽枕的上方。双膝分开横跨在瑜伽枕上，脚趾并拢，前屈。在瑜伽枕上方伸展手臂和躯干，将瑜伽枕压进腹部，让头靠在两个瑜伽枕上休息，完全地放松。闭上眼睛，放松阴道肌肉，让

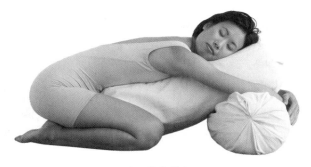

5.2 俯英雄坐

腹部肌肉变得柔软，通过呼吸将空气带到骨盆区域。保持体式几分钟或任意你想要停留的时长。

功效 许多女性发现抱紧瑜伽枕，让腹部贴近瑜伽枕会缓解痛经，并彻底放松肌肉。

3. 头碰膝式

坐在地面上，双腿向前伸展。向一侧弯曲右膝，使其与左腿成45度角，右脚跟靠近右侧腹股沟。右膝尽量向后展开，保持左腿伸直。

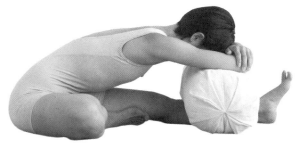

5.3 头碰膝式

将一个瑜伽枕或一条折叠好的瑜伽毯放在伸直的腿上，转动腹部和胸腔，使胸骨与左腿中心线对齐。吸气时，从骨盆底端向上提起躯干；呼气，在躯干前倾的同时向前伸展手臂。在辅助物上交叠手臂，让手臂环抱头部。在头放松的同时不要让颈部、肩膀有压力，背部和腿的后侧也不要紧张，如果感到紧张，可以增加辅助物的高度或将头靠在有垫子的椅子面上休息（参看第52～53页）。

在体式中保持1～2分钟，放松头、颅骨底端、眼睛和大脑。吸气，起身，换另一侧练习。

功效 这个镇静性的体式对生殖器官及其辅助性肌肉有强化作用，许多女性也发现它对缓解痛经、易怒、焦虑以及经前期综合征都十分有益。

注意 如果你有腹泻症状或感到恶心，请不要做这个体式。

4. 半英雄前屈伸展式

坐在一两条折叠好的瑜伽毯上，双腿向前伸展，根据自身的柔韧性，可以在左腿上方放置折叠好的瑜伽毯或一两个瑜伽枕作为支撑。弯曲右膝，将右脚向后伸，放在右髋部

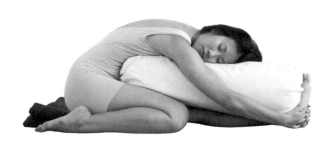

5.4 半英雄前屈伸展式

位，脚趾朝后。在伸直的腿的上方向前伸展躯干。可以的话，双手握住双脚，头转向一侧，在辅助物上完全地放松。保持体式1～2分钟，安静地呼吸，放松肩膀、头、颈部和腹部。退出体式时，从骨盆开始提起身体，腹部向内收并向上提。换另一侧重复该体式。

功效 你会发现这个平静的体式对缓解压力、焦虑和轻微的痛经很有帮助。

注意 如果经血过多、痛经严重或腹泻，请不要做这个体式。

5.加强背部伸展式

坐在瑜伽垫上或者一两条折叠好
的瑜伽毯上，双腿向前伸展，将一个
瑜伽枕或一条折叠好的瑜伽毯横放在
小腿上。饱满深长地吸气，之后将手
臂举过头，向上伸展脊柱并上提胸骨，

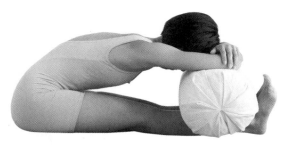

5.5 加强背部伸展式

抬头，保持背部轻柔地凹入。呼气时前屈，在双腿上方伸展躯干，在辅助物上交叠手
臂，环抱头部。如果背部和腿感到紧张，或者在前屈时感到恶心，可以增加辅助物的
高度或把头放在有坐垫的椅座上，参看第 53 ～ 54 页。臀部不要离开地面或瑜伽毯，
在舒适的前提下，保持这个姿势任意时长，最好是 3 ～ 5 分钟，保持腹部的柔软。

功效 这是一个非常适于休息的体式，有助于平静焦虑，缓解急躁、痛经和头痛。

注意 如果有腹泻或感到恶心，请不要做这个体式。

6.坐角 I 式

靠墙坐立，充分地向两侧张开双腿，双脚往回勾。将臀部肌肉向后并向两侧拉开。
如果在体式中很难坐直，可以靠墙坐在两条或多条瑜伽毯上，也可以靠墙坐在一块瑜伽
砖上。双手在身后撑地，腹部和浮肋向胸腔方向提，肩胛骨收入背部。坐直，坐高，双
腿下压地面，向上伸展脊柱，并保持 30 ～ 60 秒。放松双臂、双腿，退出体式。

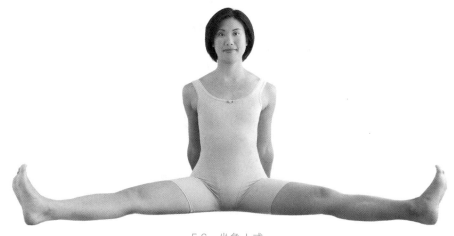

5.6 坐角 I 式

功效　这个体式有助于促进骨盆区域的循环，调节月经流量，改善卵巢功能。

7. 侧坐角式

坐直身体，充分向两侧张开双腿，将一个瑜伽枕纵向放在右腿上，朝着右腿方向转动腹部、胸腔和肋腔。呼气时，在腿的上方向前伸展躯干，并在瑜伽枕上交叠手臂，环抱头部。身体放松，腘绳肌、肩膀或颈部不要有任何紧张，舒适地在体式中休息30 ～ 120 秒，放松头、颅骨底端、眼睛和大脑。吸气，起身，换另一侧继续练习。

功效　体式中轻柔的扭转动作有助于促进骨盆区域的循环，调节月经流量，刺激卵巢和肾脏。

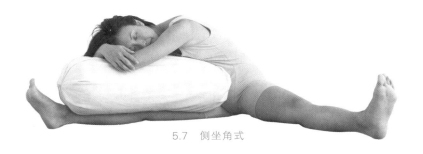

5.7　侧坐角式

8. 坐角 II 式

请按照上面的描述做坐角 I 式，但是在身体前方垂直放置一个瑜伽枕。吸气时，从骨盆底端向上提起躯干，呼气时，手臂在身体前侧伸展，并完全地放松躯干向前。头在瑜伽枕上休息，并在瑜伽枕上交叠手臂环抱头。保持体式 2 ～ 5 分钟，退出体式

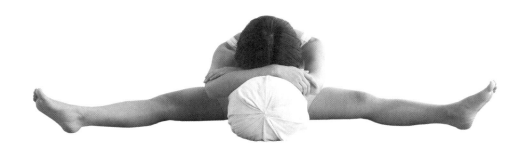

5.8　坐角 II 式

时，手落在瑜伽枕两边，背部向上卷起，回到坐立姿势，放松双腿。

功效　这个体式可以促进血液在骨盆内部的循环，调节月经流量，消除焦虑和急躁。

9. 倒手杖式

（开始之前，请参看第36～37页。）在离墙60厘米处放置一把椅子，距离要足够远，这样当腿伸直时脚可以抵住墙壁，在椅子上放一条折叠好的瑜伽毯。将两个瑜伽枕靠墙叠放到一起，用来放双脚，同时也在椅子前方放一个瑜伽枕。需要的话，再加一条折叠好的瑜伽毯，用来支撑头部。面向墙壁，双脚穿过椅背坐在椅子上，双手抓住椅子两侧，用肘部撑住身体，慢慢向后仰，头、颈和肩膀要超出椅座，并且肩胛骨要与椅座的前侧边缘相接触。

握住椅子两侧，背部向后仰，肩胛骨落在椅座的前侧边缘，头可以在辅助物上休息（可能需要将臀部向椅座的后侧移动一些）。双脚放在瑜伽枕上方，并踩住墙壁，双腿稍微弯曲，手握住椅子后腿或者椅子两侧。伸直双腿，双脚靠近墙壁，双腿向内旋转，让头在瑜伽枕上休息。保持双手握住椅子两侧或后腿，安静地呼吸，保持30～60秒。

退出体式时，弯曲膝盖，让整个脚掌落地。握住椅背的两侧，通过上提胸骨起身。靠在椅背上呼吸几次，释放背部压力。

功效　如果你感到抑郁或疲劳，这是一个很好的体式。它能打开胸腔，从而改善呼吸和循环。它可以让你振奋精神，使全身充满活力。

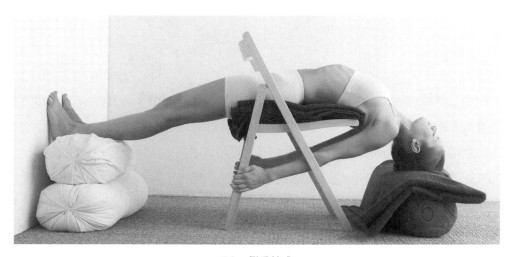

5.9　倒手杖式

注意　如果你有颈部问题，请向有经验的瑜伽老师寻求帮助。如果你患有偏头痛、紧张型头痛或腹泻，请不要练习这个体式。

10. 桥式肩倒立

将一个瑜伽枕横放在墙边，将另一个瑜伽枕与其垂直放置，形成"T"形。在瑜伽枕靠近墙壁的一端坐下，保持膝盖弯曲，向后躺在瑜伽枕上。身体向后滑动，直到背部中段来到瑜伽枕的末端，肩膀刚好落于地面上。将头和肩在地面上放松，向墙壁方向伸直双腿，将脚跟放在横放的瑜伽枕上，脚触碰墙壁。双腿分开，与髋同宽，脚趾朝着天花板。闭上眼睛，完全地放松，保持腹部柔软，深深地呼吸。保持这个姿势3～5分钟。

退出体式时，屈膝，慢慢地翻身侧卧，手推地起身。

功效　这个适于休息的体式对缓解抑郁、焦虑和急躁均有益处。

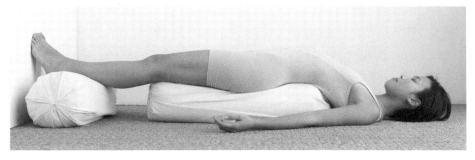

5.10　桥式肩倒立

11. 摊尸式

仰卧，双腿向远处伸展。如果需要，用一条折叠好的瑜伽毯支撑头部，将眼枕盖在眼睛上来消除外界的干扰。掌心朝上，将手臂舒适地放在身体两侧，稍微远离躯干一些。主动地向远处伸展双臂和双腿，闭上眼睛，让一切放松。深呼吸几次，吸气，让气息充盈胸腔，不要让喉咙、颈部和横膈紧张。呼气，放松身体，让身体向地面沉落，释放肩膀、颈部和面部肌肉，保持腹部柔软，放松下背部。在体式中自然地呼吸5～10分钟，退出体式时，弯曲膝盖，转身侧卧，保持几个呼吸，然后睁开眼睛，手臂推地起身。

功效 这个深度放松的体式可以放松腹部的肌肉和阴道壁，并缓解疲劳以及腹部和下背部的痉挛。

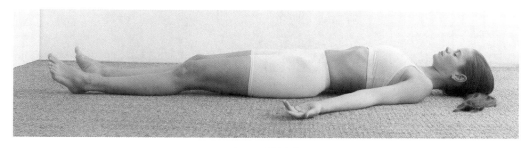

5.11 摊尸式

减少经血序列

1. 束角式

靠墙，挺直背部坐立，上提腹部。弯曲双腿，向外打开双膝，双脚掌心贴合。抓住脚背，拉动脚跟靠向会阴（或耻骨），双脚外侧应保持贴地。用头顶拉动脊柱向上伸展，从腹股沟至膝盖拉长大腿内侧，双膝向下轻落，尽可能靠近地面。双手在身后撑地，坐直，向上提起腹部。保持体式30秒或更长时间，自然地呼吸。如果你正处于经期或因髋部僵硬而无法拉长脊柱，应靠墙坐在一块约10厘米厚的瑜伽砖或瑜伽毯上方。

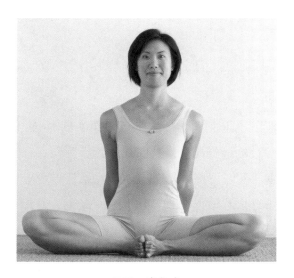

5.12 束角式

放松双臂，逐一抬起双膝，向前伸直双腿，退出体式。

功效 这是一个能够缓解痛经、减少经血量，消除腹部沉重感的绝佳体式。

2. 坐角 I 式

请按照第 113 ～ 114 页中的描述做坐角 I 式，注意，要完全放松骨盆区域、阴道壁和腹部肌肉。

功效　这个体式对缓解由子宫肌瘤和子宫内膜异位症引发的经血过多症状尤其有效。它可以按摩生殖器官并轻柔地上提子宫，这会起到干燥子宫的效果。

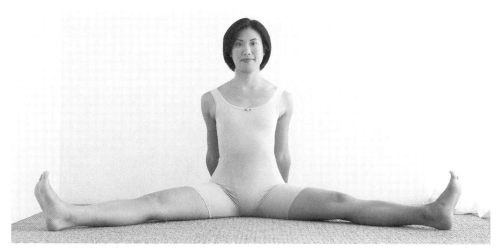

5.13　坐角 I 式

3. 半月式

进入三角伸展式（参看第 6 页）。屈左膝，将左手指尖放在左腿前方约 2 厘米处墙边的瑜伽砖上。右脚尖着地，呼气，在伸直左腿的同时将右腿抬高，直到右腿与地面平行。右腿、髋部、双肩和头应贴靠在墙面上，向天花板方向转动骨盆和胸腔。向上伸展右臂，让双臂处于同一直线，更大限度地打开骨盆和胸腔。将肩胛骨收入背部，目视右手方向或直视前方。保持体式 15 秒，自然地呼吸。退出体式时，右腿向后伸展，落腿，同时弯曲左腿，回到三角伸展式。吸气，站立起身，换另一侧重复该体式，然后回到山式。

功效　这是一个应对经血过多的绝佳体式，并有助于缓解由子宫肌瘤和子宫内膜异位症引起的痛经。

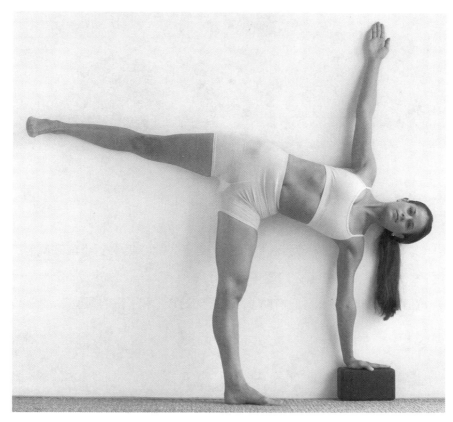

5.14 半月式

4. 仰卧束角式

　　坐在瑜伽枕的中间，在瑜伽枕的一端放置一条折叠好的瑜伽毯，以支持头部。将一条瑜伽带放在身后骶骨处，将瑜伽带向前拉过髋部和小腿，绕到双脚下方（瑜伽带的放置，参看第 X 页和第 100 ～ 111 页）。脚掌贴在一起，膝盖和大腿向两侧展开，在脚的下方将瑜伽带拉紧。向后躺下，让头部和肩膀落在瑜伽毯上，而双脚放在瑜伽枕上。自然地呼吸，让腹部保持柔软并释放盆底肌，在体式中保持任意你想要停留的时长（5 ～ 10 分钟）。

　　退出体式时，并拢双膝，将腿从瑜伽带中滑出，慢慢地向一侧翻身，手推地面起身。

　　功效　这个变体能够通过减轻骨盆区域的压力，缓解痛经、痉挛，消除子宫的沉重感。

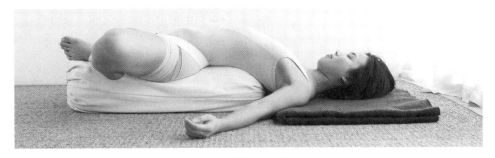

5.15　仰卧束角式

5.桥式肩倒立

请按照第 106 页中的描述做桥式肩倒立。将平静的呼吸带到腹部和胸腔，在这个姿势中保持 5 ～ 10 分钟或任意你想要停留的时长。

功效　在这个体式中放松休息有助于消除腹部的紧张和子宫的沉重感，并减缓痛经。

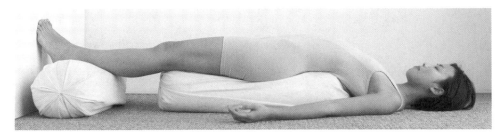

5.16　桥式肩倒立

6.摊尸式

请按照第 116 ～ 117 页中的描述做摊尸式，保持腹部柔软放松，并放松阴道壁。在体式中保持 5 ～ 10 分钟，并将呼吸带到腹部。

功效　这个体式有助于放松并修复整个身体，让大脑平静下来。

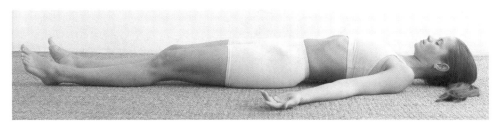

5.17　摊尸式

缓解经前期综合征序列

1. 仰卧束角式

请按照第 110 ~ 111 页中的描述做仰卧束角式，注意让腹部保持柔软并放松盆底肌，将平静的呼吸深深地带到腹部。呼气时，拓宽腹部空间并使其向脊柱沉落，保持体式 5 ~ 10 分钟。

功效 这个体式能非常有效地帮助缓解焦虑、急躁、疲劳和与经前压力有关的抑郁。

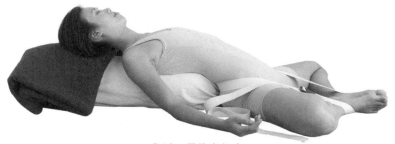

5.18 仰卧束角式

2. 交叉瑜伽枕式

在瑜伽垫上放一个瑜伽枕，并在其上方放置另一个瑜伽枕，使两个瑜伽枕形成一个"十"字。坐在上方瑜伽枕的中间，慢慢地向后躺，让脊柱落在瑜伽枕上并被瑜伽枕支撑，而头则落于地面上。如果觉得伸展过度，给颈部带来紧张感，可以将一条折叠好的瑜伽毯垫在头的下方。将手臂放在头的两侧，掌心朝上，肘部弯曲，完全放松。

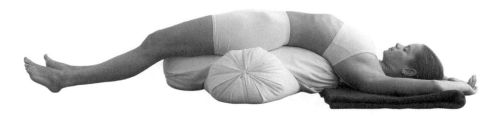

5.19 交叉瑜伽枕式

如果感到下背部紧张，可以将双脚抬高放在瑜伽砖上。在体式中放松几分钟，放松腹部肌肉，深深地呼吸。退出体式时，屈膝，向一侧转身，双手推地起身。

功效 这个体式能够打开胸腔，改善呼吸，并缓解由经前期综合征引发的疲劳、头痛和抑郁。

3. 仰卧手抓脚趾伸展式 II

在身体右侧约15厘米处放一个瑜伽枕，使瑜伽枕底端与右髋对齐。如图所示，将一条瑜伽带绕在右脚上，左手握住长的一端。向天花板方向伸直腿，将瑜伽带长的一端穿过头部后侧，左臂向一侧伸直。呼气时，放松右腿，使其落向旁边的瑜伽枕，左手轻轻拉动瑜伽带来增加一点拮抗力。在体式中舒适地休息 1 ～ 2 分钟。换左腿重复该体式。

功效 这个体式有助于缓解下背部疼痛，减轻痛经和骨盆不适。

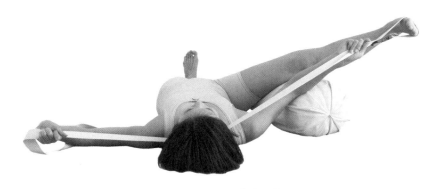

5.20 仰卧手抓脚趾伸展式 II

4. 下犬式

为了找到手和脚之间的正确距离，俯卧在瑜伽垫上，手掌放在胸腔两侧的地面上，手指向前方充分伸展。起身，双手和膝盖着地，翻转脚趾踩地。如果感到烦躁、头痛或者因为经前期综合征而感到疲劳，可以在地面上放一两张折叠好的瑜伽毯或一个瑜伽枕，让辅助物与胸骨对齐，并为头部提供支撑，参看第 92 页。

呼气，双手用力压向瑜伽垫，通过手臂内侧向上伸展身体。再次呼气时，臀部向上抬起，向上、向后移动大腿，保持双腿伸展，脚跟踩向地面。将臀部向上抬起时，

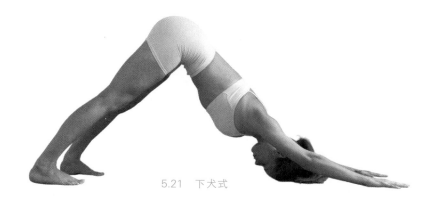

5.21 下犬式

要保持双腿收紧，肘部伸直，手臂和腿的动作可以使脊柱拉长，头部放松。保持体式30 ~ 60秒，深深地呼吸。让头部完全放松，放松颈部。退出体式时，回到手、膝着地的姿势，向后坐在脚跟上。

功效　这个体式有助于调节和放松神经系统，缓解焦虑、烦躁和抑郁。

5. 头倒立

（开始之前，请参看第17 ~ 19页）靠墙壁放一条折叠好的瑜伽毯，并拢双脚和双膝，跪在瑜伽毯前面。将双手手指紧紧地交扣到一起，拇指相触，双手呈碗状。双手离墙不超过8厘米，肘部分开，与肩同宽，手腕、前臂和肘部组成了这个体式的根基。

拉长颈部并将头放在瑜伽毯上，头的后侧接触双手。前臂压地，提起肩，使其远离地面，在体式中要一直保持这个动作。伸直双腿，将臀部向天花板方向提，双脚向前走，直到脊柱几乎与地面垂直。呼气时，双腿依次向上摆动，将双脚抵靠在墙壁上。

保持脚跟和臀部抵靠墙壁，向内旋转大腿，上提尾骨，双腿向上伸展，并保持双脚并拢。谨记，在头顶中心保持平衡，通过前臂下压地面的力量来支撑身体，持续地上提肩膀，使其远离耳朵。保持呼吸平稳，

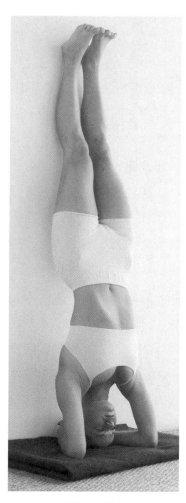

5.22 头倒立

保持眼睛和喉咙柔软以及腹部放松。通过有规律的练习，便可以慢慢地学会将臀部和脚跟离开墙壁。尽量长时间地保持这个体式，最多坚持5分钟。

退出体式时，呼气，逐一将双腿落回地面。弯曲双膝，向后坐在脚跟上，在抬头之前先休息几个呼吸。

功效 通过抵消重力的作用，这个体式有助于血液重新循环到心脏，因此它对整个身体的循环非常有益。这个体式也会让人精神振奋，感受到充满能量，并缓解抑郁，让头脑变得清醒。

注意 只有当头倒立已经成为你瑜伽练习的一部分时，才去练习这个体式。如果颈部有问题，请向有经验的瑜伽老师寻求帮助。如果你在经期，或背痛、偏头痛，请不要练习这个体式。

6. 肩倒立

（开始之前，请参看第19～21页）在两条折叠好的瑜伽毯上躺下来，用瑜伽毯支撑肩膀和在身体两侧伸展的手臂。呼气时，屈膝，抬起双腿，靠近胸腔。双手下压地面，双腿摆动，越过头部。双手支撑背部，肘部用力下压瑜伽毯，提起躯干，直到躯干与地面垂直，双膝靠近胸腔。保持双手支撑背部，抬起双腿，直到大腿与地面平行，更大限度地向上伸展大腿，直到膝盖指向天花板，现在完全向上伸直腿，并从脚跟开始向上伸展双腿，直到整个身体垂直于地面。将尾骨向上提并向内收，用双手上提后肋，感受整个身体又长又直，肩膀远离耳朵。尽可能长时间地保持该体式，最好不少于2分钟。

退出体式时，呼气，弯曲膝盖，身体慢慢卷落下来，躺着不动，休息片刻。

功效 这个体式能够为甲状腺和甲状旁腺

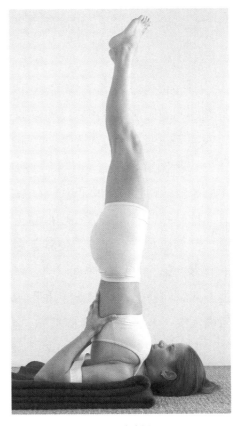

5.23 肩倒立

供给新鲜的含氧量高的血液，并有助于舒缓神经，刺激肾脏，让大脑平静下来。

注意　如果你在经期，有肩颈问题，或患有高血压、偏头痛、紧张型头痛，请不要练习这个体式。

7. 犁式

躺下来，用两条折叠好的瑜伽毯支撑肩膀，头落在瑜伽垫上，手臂放在身体两侧，手掌下压地面。屈膝，将两大腿带到胸腔，呼气时，摆动或向上提起臀部，双腿向上伸展。用手支撑背部，然后将腿伸过头顶，将脚趾落在身后的地面上。收紧膝盖来保持双腿的活力，制造腿与面部之前的空间。保持体式几分钟，深长缓慢地呼吸。退出体式时，让椎骨缓慢地逐节卷落，平躺在地面上放松几个呼吸，深深地呼吸。

功效　这个体式有助于稳定内分泌系统，使交感神经系统平静下来，因此头脑会感到非常的清晰，整个身体也能够得到更深层地放松。它还有助于缓解喉咙问题和鼻塞，也能够改善甲状腺和甲状旁腺功能。

注意　如果你有肩颈问题，或处在经期，请不要练习这个体式。

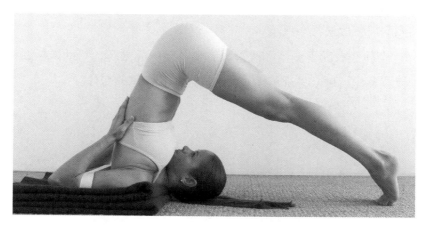

5.24　犁式

8. 坐角Ⅱ式

请按照第 114 ～ 115 页中的描述做坐角Ⅱ式。

功效　这个体式有助于稳定内分泌系统和肾上腺，对恢复有规律的月经周期很有益处。

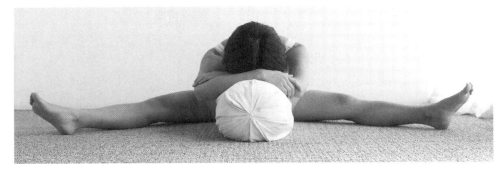

5.25　坐角Ⅱ式

9. 桥式肩倒立

　　将一块瑜伽砖靠墙垂直放置，另一块瑜伽砖放在身旁。屈膝躺下来，手臂放在身体两侧，髋部和胸腔尽量抬高，并用手支撑背部，保持头和肩平放在地面上，提起脊柱，增加拱起的高度，然后将一块瑜伽砖垂直放在臀部最饱满的区域下方。逐一伸直腿，并将脚跟放在墙边的瑜伽砖上。释放手臂，让手臂在骶骨下方的瑜伽砖后相触。保持体式至少 30 秒，自然地呼吸。

　　退出体式时，屈膝，脚落于地面，将骶骨下方的瑜伽砖拿开，缓慢地逐节卷落椎骨，抱双膝到胸前，放松几个呼吸。

　　功效　这个体式有助于调节和改善肾脏和肾上腺的循环，帮助恢复月经周期。如果你感到烦躁或焦虑，可以尝试第 116 页中描述的有支撑的变体。

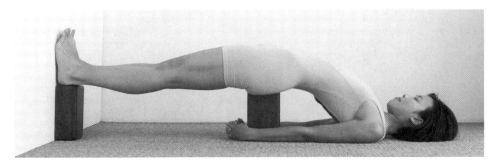

5.26　桥式肩倒立

10. 摊尸式

　　请按照第 116 ～ 117 页中的描述做摊尸式，在身后放一个瑜伽枕，瑜伽枕一头对

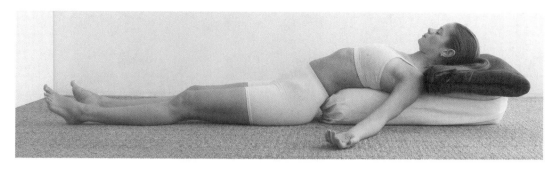

5.27 摊尸式

齐脊柱的底端。将一条折叠好的瑜伽毯放在瑜伽枕的另一端来支撑颈部和头，保持顺畅、轻松的呼吸。

功效　这个美妙的修复性体式有助于放松大脑，让神经系统保持平静，并为整个身体注入活力。

经期后修复序列①

1. 下犬式

请按照第 122 ～ 123 页中的描述做下犬式。如果感到疲惫或身体僵硬，将头放在瑜伽枕或折叠好的瑜伽毯上。

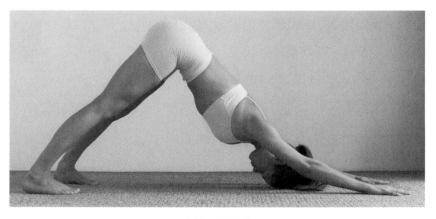

5.28 下犬式

---

① 月经结束后 3 天再练习。

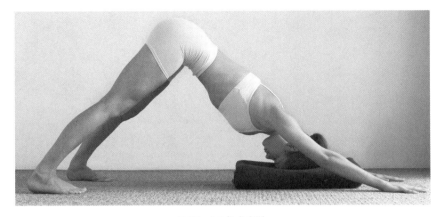

5.29 下犬式变体

功效 这个体式有助于增加大脑区域的血液供应，并促进胸腔区域的循环。

2. 加强脊柱前屈伸展式

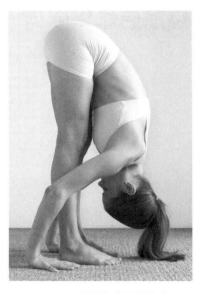

以山式站立。将身体的重量均匀地分布在两脚之间，大腿内侧向上伸展，并且向内旋转。提起手臂，举过头顶，保持双腿和双膝的稳定，通过腰和肋骨向上伸展。呼气时，由髋部开始前屈，放松身体两侧，头向下，靠向膝盖，双手落在双脚两侧并下压地面。如果手碰触不到地面，可以将手放在瑜伽砖上或用手抓住小腿。自然地呼吸 30 ~ 60 秒。退出体式时，保持双腿有力，双手扶髋，缓缓地站立起身。

功效 当你感到激动不安或焦虑时，这个体式会带来平和、宁静的感受。它能调节肝、脾和肾的功能，同时也会上提子宫并调节子宫功能。

5.30 加强脊柱前屈伸展式

3. 双角式

双脚分开约 130 厘米（尽可能宽），保持双脚外侧平行，收紧股四头肌来提起髌骨，并保持大腿充分地向上提。呼气时，从髋部前屈，手落于地面，并将手放在两脚中间，

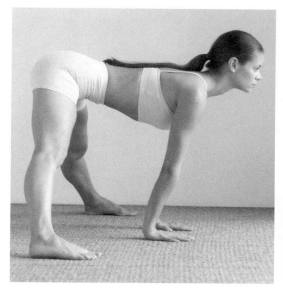

5.31A　双角式 A

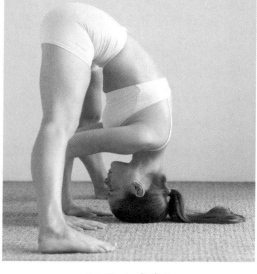

5.31B　双角式 B

与肩对齐（5.31A）。如果感到下背部紧张，可以将双手放在两块瑜伽砖上。向天花板方向提起髋部，将肩胛骨收入背部，向前看，保持脊柱向内凹陷。这样保持 10 ～ 15 秒。

保持躯干的伸展，呼气，弯曲肘部，放松头部，可以的话让头在地面上休息（5.31B）。保持双腿紧实，但放松双肩和颈部，保持深长的呼吸，放松躯干，向下沉落，保持体式 30 ～ 60 秒。退出体式时，先还原到背部内凹的姿势，手扶髋部，提起躯干，并拢双脚。

功效　当你试着消除疲劳、让大脑平静、收紧腹部、舒缓紧张的神经时，这个体式会很有帮助。这个体式还可以上提子宫，改善骨盆区域的循环，并有助于恢复中枢神经系统的平衡。

4. 头倒立

请按照第 123 ～ 124 页中的描述做头倒立。

功效　这个使身体恢复活力的体式非常有助于平衡内分泌系统，并且有助于血液重新循环到心脏。

注意　只有当头倒立已经成为你瑜伽练习的一部分时，才去练习这个体式。如果颈部有问题，请向有经验的瑜伽老师寻求帮助。如果你处在经期，或有背痛、偏头痛，请不要练习这个体式。

为高级练习者准备的头倒立

如果你已经有了一个扎实的瑜伽练习基础，并且练习内容中已经包括了头倒立，你可能会想要在经期后序列中加入下面这些体式。

坐角式头倒立

请按照第 123 ～ 124 页中的描述做头倒立，张开双腿，从腹股沟开始伸展双腿，直到脚跟。保持双腿伸直，向上伸展脊柱并扩展胸腔，这样保持 10 ～ 15 秒。

束角头倒立

从上个体式开始，弯曲双腿，将膝盖向外展开，脚掌牢牢地贴到一起，这样保持 15 ～ 20 秒。保持膝盖展开，自然地呼吸。伸直双腿回到坐角式头倒立中，然后还原至头倒立，之后退出体式。

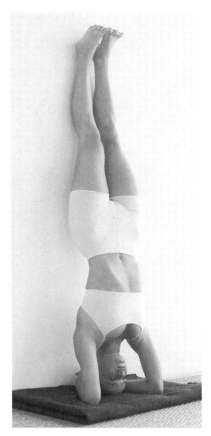

5.32 头倒立

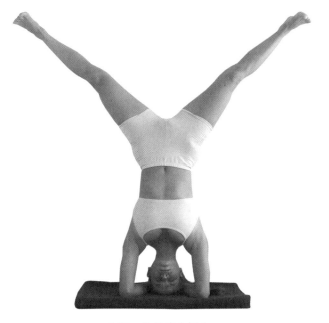

5.33 坐角式头倒立

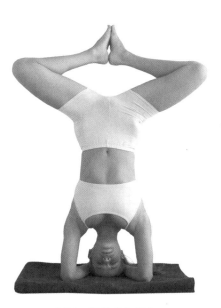

5.34 束角式头倒立

5. 肩倒立

（开始之前，请参看第 19 ～ 21 页。）在
两条折叠好的瑜伽毯上躺下来，肩膀落在瑜
伽毯上，手臂向两侧伸展，也落在瑜伽毯上。
呼气时，屈膝，抬起双腿靠近胸腔，双手下
压地面，双腿摆动，越过头部。双手支撑背
部，肘部用力压向瑜伽毯。提起躯干，直到
躯干与地面垂直，双膝靠近胸腔。双手支撑
背部，抬起双腿，直到大腿与地面平行，更
大限度地向上伸展双腿，直到膝盖指向天花
板，现在完全向上伸直腿，并由脚跟开始向
上伸展身体，直到整个身体垂直于地面。将
尾骨向上提并向内收，用双手上提后肋，感
受整个身体又长又直，让肩膀远离耳朵。尽
可能长时间地保持该体式，最好不少于 2 分

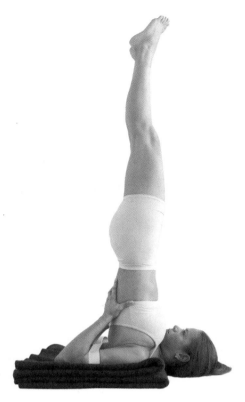

5.35　肩倒立

钟。退出体式时，呼气，弯曲膝盖，慢慢卷落下来，躺着不动，休息几个呼吸。

如果这个体式做起来太困难，请尝试女性修复序列（参看第 54 ～ 55 页）中的变体。

功效　这个体式有助于改善甲状腺和甲状旁腺的功能，并舒缓神经，刺激肾脏，
让头脑平静。这个体式也会带来平静和力量，当你感到疲倦、无精打采、情绪不稳定
或紧张时，它是一剂良药。

注意　如果你处在经期，有肩颈问题，或患有高血压、偏头痛、紧张型头痛，请
不要练习这个体式。

6. 犁式

躺下来，用两条折叠好的瑜伽毯支撑肩膀和颈部，头落在地面上，手臂放在身体两
侧，掌心向下。屈膝，让两侧大腿靠近胸腔，呼气时，摆动或上提臀部，双腿向上伸展。
用手支撑背部，然后将腿伸过头顶，将脚趾落在身后的地面上。为了保持肘部向内收，
在进入体式之前可以在肘部上方用瑜伽带绑住手臂。收紧膝盖来保持双腿主动，创造腿

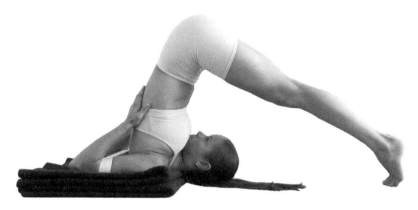

5.36 犁式

与面部之前的空间。保持体式至少 30 秒，尽量坚持 2 分钟，深而长缓慢地呼吸。退出体式时，缓慢地让椎骨逐节向下卷落，平躺在地面上放松，休息几个呼吸，深深地呼吸。

如果这个体式做起来太困难，请尝试女性修复序列（参看第 55 ～ 56 页）中描述的变体。

功效　这个体式有助于平衡内分泌系统，使交感神经系统平静下来。以这种方式休息可以平复愤怒和焦虑的情绪，它也会增强腹部器官功能，拉长并强健脊柱，缓解疲劳。

注意　如果你有颈部问题或处在经期，请不要练习这个体式。

7. 头碰膝式

双腿向前伸展，坐立，向一侧弯曲右膝，使其与左腿成 45 度角。右脚跟靠近右

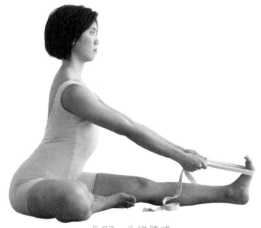

5.37 头碰膝式

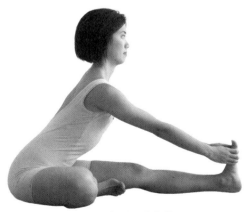

5.38 头碰膝式变体

侧腹股沟，右膝尽量向后展开。将一条瑜伽带套在左脚的球骨上，然后伸直左腿。

　　向左转动腹部和胸腔，使胸骨与左腿中心线对齐。呼气时，从髋部进入前屈，同时向后拉瑜伽带，伸直双臂，抬头，背部向上提起。吸气时，从脊柱底端向上提起躯干，可以的话，保持体式 15 ～ 20 秒。

　　功效　因为包含了轻柔的扭转动作，这个体式对生殖器官和其支撑性肌肉有调节作用。

8. 摊尸式

　　请按照第 116 ～ 117 页中的描述做摊尸式。注意，要完全放松面部肌肉，将骶骨的两侧落向地面来释放臀部压力。如果一开始很难放松眼睛，可以将眼枕盖在眼睛上来除去外界的干扰。保持该体式 5 ～ 10 分钟，自然地呼吸。退出体式时，弯曲膝盖，转身侧卧并保持几个呼吸，再轻柔地推地起身。

　　功效　这个修复性体式有助于放松大脑，让神经系统平静，并让整个身体焕然一新。

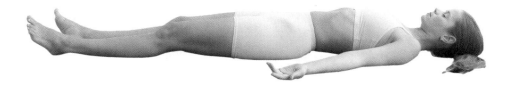

5.39　摊尸式

Chapter 06 支持免疫系统

凯瑞和海伦是多年的好友。她们自大学起就住在一起，现在又一起读研究生。大家都知道她们的关系非常好，但是凯瑞承认，她的朋友有一件令她抓狂的事，那就是海伦从来不生病。"我的意思是，从不。我会有感冒、流感、支气管炎等问题，但是海伦没有。"凯瑞抱怨说，"前一两年，我痛恨住宿舍，因为一旦有人生病，我就一定是下一个被传染的。"事实的确如此。而海伦正相反，她似乎对病毒和细菌完全免疫，总能全身而退。那些病菌在宿舍里游荡着，寻找过度疲劳、营养不良、睡眠不足的学生们。现在，这两位年轻女性在美国西北部租了一间宽敞的公寓，她们共用从护发产品到指甲钳等物品，但细菌仍旧只盯着凯瑞，海伦则完全不受影响。凯瑞希望知道为什么会这样。难道大多数病毒和细菌的寄居条件不一样吗？

　　是，但也不是。病毒和细菌在进驻你体内之前，确实不会顾及你是否对它们发出邀请或试图把它们隔离在外。但决定你生病还是健康的，是你的免疫系统、情绪状态和心理健康综合互动的结果。东西方的整体医学医生们称之为身体与精神的联结。西方科学家称之为心理神经免疫学，这是一个技术术语，是关于精神如何影响身体功能的研究。心理神经免疫学科学家、《情绪分子：为什么你如此感受》（*Molecules of Emotion：Why You Feel the Way You Feel*）一书的作者、乔治敦大学医学中心研究教授坎德丝·珀特（Candace Pert）研究表明，女性的情绪和自我信念会直接影响其健康。

　　所以说，情绪状态对身体健康的影响，与入侵的病毒或细菌的毒性是一样的。比如，你是否注意到当你对生活感到积极的时候，应对日常挑战对你来说并不难。但是，当你感到失控、生气、无法表达感受的时候，即使出现极小的干扰也会造成你难以承受压力，例如心跳过速、掌心出汗、无法思考等生理方面的症状。

　　凯瑞对此深有感触。她承认她容易感冒很可能是她的精神状态导致的。显然，很多时候她无法应对压力，而且她经常失控。她的工作让她精疲力竭，经济压力也让她一直忧心忡忡。她无法跟身边人分享她的感受，她把这些情绪埋藏到心里，然后继续生活。跑步去上课是她唯一的运动方式。她也被经前期综合征所困扰，这个症状在经期前一周左右出现，给她带来一连串的"我真可怜"的感受。

　　海伦正相反，她总是积极向上。她的日程和凯瑞一样被排得满满的，极少有属于自己的时间。但是她每天晚上都会写睡前日记，回顾和处理一天的活动和情绪。

她极少错过她的瑜伽晨间课，每周跳两次舞。海伦说，总体上，她感到自己可以掌控自己的生活。事实上，她很享受自己所做的事情和学习过程——尽管她希望自己可以慢下来一点点。海伦会很专心地吃饭（特别是在考试期间），她能够意识到自己的情绪，做尊重自己身体的事情。

显而易见，这两位室友的行为有三点区别。首先，凯瑞会失控，而海伦不会；其次，海伦可以自由表达她的感受，而凯瑞则把它们憋在心里；最后，海伦会有规律地运动和练习瑜伽，凯瑞几乎找不到时间运动。当病毒袭来时，为什么凯瑞是唯一生病的那个人呢？大家分享的是一样的食物，共用器具甚至是化妆品，为什么只有凯瑞病了呢？因为女性免疫系统的健康和它抵抗疾病的能力依赖于她全部身体系统的健康，包括神经系统、内分泌系统（卵巢、脑垂体、肾上腺、下丘脑和甲状腺）以及淋巴和循环系统。所有这些系统都会为免疫功能的正常工作提供有价值的信息。她处理压力和表达情绪的方式对免疫系统也产生了很大影响。

凯瑞和海伦生活中的压力大致上是相同的，但她们对待压力的方法不同。凯瑞觉得她面临的压力是她无法控制的，它们是由外部力量决定的，她无法改变什么，除非退学或者吃药。海伦则相信压力是生活中很自然的一部分，甚至是很必要的一部分，可以推动她改变和成长。她相信即使有时候她无法控制自己所面对的压力，但她可以控制自己对压力做出反应。

THE WOMAN'S BOOK OF
YOGA & HEALTH **帕特里夏说**

培养以下习惯可以帮助你拥有一个健康的免疫系统：
◇ 良好的睡眠。阿育吠陀医师表示，获得安稳睡眠最好的时间是晚上 10∶00 到早上 6∶00，这是身体自我修复和恢复活力的时间。
◇ 吃高抗氧化、高纤维以及低脂的食物。
◇ 定期观察自己的情绪并学会表达这些情绪，如果你需要外界的帮助来开始这个过程，完全可以去找一个专门研究身心状态的整体医学医生。

免疫反应

所以，在凯瑞和海伦体内发生了什么呢？情绪淤堵和失去控制是如何造成凯瑞的免疫系统功能失调的呢？表达情感是如何帮助海伦的免疫系统更好地工作的呢？为什么瑜伽带来了不同的结果呢？《保健基础：一名医生推荐的缓解背部和颈部疼痛的温和练习计划》（*Care Basics：A Doctor's Gentle Program for Back and Neck Pain*）一书的作者、长期瑜伽练习者、医学博士玛丽·沙茨相信，每个人的运作都受制于某个外部或内部控制源。凯瑞有一个外部控制源。她相信外部力量控制着她的压力水平，以至于不论她做什么，她都无法控制在她身上发生的事情。海伦则不同，她有一个内部控制源。她知道她可以直接影响身体对生活中的压力作出反应。凯瑞潜意识里给了身体两个清晰的讯息：首先，她处于危险之中；其次，她太弱了，与危险对抗是没有意义的。海伦也给她的身体发出潜意识讯息：一切都在掌控之中，她有信心她的身体和头脑有能力应对发生的任何事情。基于心理神经免疫学关于免疫系统如何保护身体免受其他生物有机体入侵的科学假设和研究，我们很容易理解为什么积极的心态和每日的瑜伽练习可以成为免疫系统强有力的盟友。

免疫系统从事着一个非常复杂的工作。它必须区分哪个是你，哪个不是你。一般来说，你可以和你呼吸的空气，你吃的食物，你穿的衣服，甚至是住在你肠道里友好的细菌和谐共存。但有时有害的生物有机体会潜入并侵袭你的细胞，这时你的免疫系统——脾、骨髓、淋巴结和白细胞便会开始工作。

令人欣慰的是，你体内自带的内部安全防御力量一直在以某种方式勤勉地防卫着有害入侵者。即使是你的皮肤——作为第一道防线，也会行动起来抵御不受欢迎的细菌。你的汗腺和皮脂腺释放出某种物质可以防止细菌进入你的系统。黏膜可以过滤掉大多数危害呼吸道的生物有机体。你的胃通过胃液将食物中的细菌转化为无害的。你的呼吸器官、肠道、生殖器官同样拥有强大的酶，可以摧毁入侵细菌表面覆盖的蛋白质。如果一个病毒或细菌成功穿越第一道防线，会有一整个军队的白细胞等着它们。这些细胞会搜索有害微生物并将其摧毁，然后清理和修复由此带来的损伤。

为了能够良好运行，免疫系统必须和神经系统及内分泌系统高效沟通，以保证它只摧毁入侵者，也只修复你自己的组织。免疫细胞除了驻扎在肺膜和肠膜上，皮肤上以及所有黏膜里，还会在人的身体里穿梭。

这一切类似于一个自动反应机制。那么，失去控制或者情绪阻塞是如何改变人的免疫系统的运行机制的呢？首先，如坎达丝·珀特在她的书中所解释的，负责在身体内传递思想和情绪的神经肽也控制着负责打败携带致病因子的微生物的白细胞的迁移路径。这些神经肽与病毒一样也能够与细胞里的受体结合。比如，呼肠孤病毒（引发感冒的病毒）可以与细胞受体结合，而当你感到快乐和精力充沛时，身体分泌的去甲金的免疫系统在她生下第二个孩子（剖宫产）后罢工了。她每月至少生病一次，有时候2周一次。"我没得什么致命的病，"她回忆道，"只是有点头伤风、肠胃型感冒和呼吸道炎症。"她尝试了维生素、草药、抗生素、自然疗法、按摩、更长时间的瑜伽练习，以及减少工作，多休息，但好像都没有帮助。一次双耳感染导致她丧失了70%的听力（她的听力后来恢复了），在脸部感染葡萄球菌后，她绝望了。

她转而寻求瑜伽的帮助。她参加了克劳迪娅·库恩斯（Claudia Kuhns）教授针对免疫抑制性疾病的瑜伽课。金将她的问题告诉克劳迪娅以后，克劳迪娅推荐给她一系列的倒立体式。到今天她练习瑜伽已经8年了，倒立和后弯体式仍然是她最不喜欢的两类体式，但是当时她下定决心要治好自己，因此她开始每天练习短时间的（10～30秒）倒立体式。一开始，练习几个动作后她就很疲劳了，但是，几周之后这些动作就变得容易了一些。我们讨论过这个问题，这种疲劳感很可能是她的身体正在进行一个重启的过程。

倒立体式练习带来的第一个好处就是她原本过于频繁的月经开始恢复到28天的周期，这发生在她练习倒立体式的第一个月。到第三个月的时候，随着体式练习时长的增加，她意识到从开始这个全新的瑜伽练习后她就没有生过病。一年过后，她只生过一次病，而且2天就好了。有时候，当她觉得自己正在与一些病痛作斗争时，她就会多做一次头倒立，补充维生素，然后继续好好生活。

针对金的情况，她的老师推荐了更为高级的体式，包括手倒立和孔雀起舞式，以及下犬式、头倒立，每个体式至少保持30秒。还有在椅子上的倒手杖式、使用瑜伽砖来辅助的桥式肩倒立、有支撑的肩倒立以及倒箭式，每个体式保持2～5分钟。

肾上腺素也可以与同样的细胞受体结合。因此，很有可能海伦的乐观、积极使得分泌的去甲肾上腺素先占据了呼肠孤病毒在细胞中常常会驻扎的地方。如果病毒找不到一个能够让它赖以繁殖的宿主细胞，它便无法造成任何破坏。

免疫细胞不仅会对大脑里的神经肽产生反应，它们还会产生自己的神经肽。来自得克萨斯大学的免疫学家爱德华·布莱克（Edward Blalock）说："没有一种精神状态不被免疫系统的状态所反映。"

战斗或逃跑

所有人都熟悉科学家所说的"战斗或逃跑反应"。如果你曾经不小心在马路边缘踩空而险些被车撞到的话，你会知道这种反应是什么感觉：肾上腺素飙升，血压升高，心怦怦跳，大汗不止，头脑极度警觉，呼吸短浅急促。为了辅助交感神经系统（控制这种反应的神经系统），以便你能迅速作出有效反应，身体会将能量从消化系统、生殖系统和免疫系统中转移，将这些器官的功能放慢到一个最低水平。

一旦意识到自己脱离危险，你便开始冷静，神经系统随之回归正常。像凯瑞这样的人，长期被外界压力威胁，从来不给她们的系统一个冷静下来和回到平衡状态的机会。她们会保持极度警觉的状态，她们的肾上腺由于不断向体内注入肾上腺素而变得精疲力尽，她们的消化系统和免疫系统变得迟缓，严重缺乏传输健康与幸福信息的神经递质。如果这种情况持续下去，免疫系统监视功能可能会关闭，这给病毒和细菌侵入身体制造了机会。

如今，来自外部世界前所未有的挑战——杀虫剂、污染、辐射、加工食品、处方药或娱乐性毒品——轰炸着我们的身体，这些可能已超出你的免疫系统可以处理的范围。

一些证据表明，缺乏睡眠对免疫系统的危害与持续的压力带来的危害一样大。根据美国国家睡眠基金会的研究，在深度睡眠（非快速眼球运动睡眠）中，人的免疫系统可以得到修复，深度睡眠可以增加催乳素和白细胞介素 -1 的分泌，而这两种激素有利于增强免疫功能。进一步研究表明，缺乏睡眠会阻碍细胞吞噬作用（破坏入侵的微生物）和阻止淋巴细胞生成。

本质上来说，你的身体从你的情绪中接收信号，这些信号要么说"一切都好，开心，健康"，要么说"我无法应对，我正在失去控制"。这些信号可以像缓慢地深呼吸（一切都好）或者紧锁牙关（危险信号）一样微妙，也可以像坠入爱河或痛失至爱一样明显。传达幸福的信号可以让你的免疫细胞自由循环，而暗示压力或危险的信号则会将你的身体资源从免疫系统转移到交感神经系统，从而发出加入战斗或逃跑的警报。

THE WOMAN'S BOOK OF
YOGA & HEALTH 有益于免疫系统健康的食物

◇ 富含维生素 C 和维生素 A 的果蔬是抗氧化剂，可以提高免疫力并消除体内自由基对身体造成的影响。

◇ 淡水鱼、磨碎的亚麻籽、琉璃苣油、月见草和亚麻籽中的必需脂肪酸，尤其是 ω-3 脂肪酸，可以调节人体的免疫功能。

◇ 全谷物食物含有丰富的维生素和膳食纤维，易消化，因此有利于排出体内的毒素和废物。

◇ 海藻、海带、红皮藻等含有丰富的微量元素和维生素。海藻可以为所有的内分泌腺，尤其是甲状腺和甲状旁腺提供养分。可以用味道温和的海带煮汤或炖菜，红皮藻美味可口，海藻也有胶囊状的。

◇ 一些食物不能吃，包括用精制糖制作的食物和含有咖啡因的食物，因为它们会抵消健康食物带来的益处。

那么身体该做什么？

现在就是一个好时机，去重新评估你的生活方式，并找到一个最佳方式来强化和支持你的免疫系统。健康饮食、每日的瑜伽练习、食用草药和维生素补充剂都是很重要的组成部分。然而，研究人员发现，治愈你的关键因素并非你所做的事情本身，如利用哪种疗法或开始了哪种饮食方式，而是你相信这些做法会有效的信念。就像帕特里夏在提醒她的学生们时说的，学习表达情感，尊重你身体的智慧，花时间反思和放松能够给你的身体和精神传递一个强有力的信号——它们被关爱着。瑜伽练习有很多方法可以帮助你做到这一点，让你的身心恢复到平衡和健康状态。

瑜伽如何提供帮助

改善循环

高效的免疫系统监视功能——免疫细胞的识别和杀伤使命——取决于良好的循环。记住，免疫细胞不仅存在于你身体的特定部位，也自由地在血液和淋巴液中漫游，找寻着外来微生物。

而且，由于你的免疫系统依赖中枢神经和内分泌系统传递的信息，因此只有良好的循环才能给免疫细胞与脑垂体、松果体、下丘脑、淋巴组织，以及其他免疫细胞部位如胃肠道、呼吸道和皮肤之间的自由交流提供可能。

倒立体式是瑜伽给循环系统的礼物。头倒立、肩倒立、犁式均可以增加对内分泌

THE WOMAN'S BOOK OF YOGA & HEALTH 帕特里夏说

◇ 经常走到大自然中去。去公园、森林保护区，哪怕只是自家的后院。闻一闻花香、听一听鸟鸣，观看美丽的日落，这些都会让你感到平静，让你得到滋养，并帮助你重新获得与周围世界的联结。

◇ 散步、骑行或慢跑等会增强免疫功能，并促进内啡肽的分泌。内啡肽会给身体发出信号，让你感到幸福，让生命充满意义。

◇ 坚持每天练习瑜伽，不仅专注于体式，也要有意识地呼吸。瑜伽、冥想、写日记，这些会帮助你与深层的自我联结。

◇ 每天给予慈悲与爱，不仅对他人，也对自己。数一数你得到的祝福，每一个，每一天。

◇ 笑口常开，笑能促进免疫力，而长久的悲伤会抑制免疫力。

腺的供血。帕特里夏说，当你在倒立体式中时，去想象瑜伽大师们所说的体式中的挤压、浸润和按摩，这对练习很有帮助。比如，做肩倒立时，你可以感觉到喉锁是如何温和地按摩喉咙，并将不新鲜的血液"挤压"出去的。当你退出体式时，想象新鲜、健康的免疫细胞充盈这个区域，调节其功能。通过把整个身体都倒置过来，倒立体式让整个系统都充满活力并稳定下来。瑜伽研究者、《健康》（*A Matter of Health*）一书的作者奎师那·拉曼（Krishna Raman）认为，瑜伽中的挤压和浸润动作比其他任何形式的锻炼都能更有效地将细胞毒素排出体外。

他还写道，总的来说，体式中的按摩效果会给皮肤带来新鲜的含氧血液，促进"抗菌分泌物的健康输出"，它还能增强呼吸道的血液流动，并将血液注入骨髓，提高身体产生免疫细胞的能力。大多数女性都知道肩倒立可以让她们在感到快乐和平衡的同时保持精力充沛和心情平和。

平衡中枢神经系统

瑜伽理疗实践大师 B.K.S. 艾扬格相信，某些瑜伽体式可以平静交感神经系统（战斗或逃跑的发起者），帮助长时间工作的人修复肾上腺，提升整体幸福感。他指出，前屈体式可以平静交感神经，抑制肾上腺素的分泌。帕特里夏解释说，有支撑的前屈体式（使用瑜伽枕或椅子来放松背部肌肉）让你有一种被支持的感觉，使你远离外部压力。

一旦肾上腺平静下来，扭转体式可以修复它，后弯体式可以激活它。奎师那·拉曼给出了类似的解释："前屈体式可以修复身体，后弯体式可以激活身体，被动体式可以注入能量，倒立体式可以提振精神。"

充实内心，清理思绪，提振精神

没有什么比瑜伽更能让你回归本质，回归真实的自我。《女性良药：健康、幸福、长寿与阿育吠陀》（*A Woman's Best Medicine：Health，Happiness，and Long Life through Ayurveda*）一书的合著者南希·朗斯多夫（Nancy Lonsdorf）解释了爱自己（和他人）是如何让你保持健康的。她说，心中有爱的感觉给你创造了一个内在的生命支持环境，那是"你身体所有细胞的集体情感欲望"是真正地活着。帕特里夏反复说，瑜伽可以帮助你找到源自内在的爱。她说，站立体式为你提供了双脚站立所需的力量；后弯体式帮助你在应对挑战时保持开放和灵活；倒立体式教你即使生活发生了翻天覆地的变化也要稳住核心；平衡体式提醒你在压力中也同样要保持注意力和平衡；前屈和修复体式为你提供了一个安全的港湾，一个回归内心深处以及自我修复的机会。

帕特里夏相信，你的瑜伽课就是你的"自我成长实验室"，在这里学到的东西可以被应用到日常生活中。一位来自曼彻斯特的16岁女生艾伦说，前屈体式让她更好地认识了自己。通过前屈体式，她学到了很多东西。她发现，她一直羞于做前屈体式，因为她不能像做后弯体式一样把前屈做得那么优雅。认识到这一点后，她开始审视自己正在逃避的其他事情。

呼吸带来改变

科学家研究了放松和深呼吸对身体的影响，他们发现一个人可以有意识地改变原来被认为是自主（无意识）的功能，包括心率、消化，甚至是细胞功能。很多女性在自然分娩中可以控制她感受到的疼痛级别，大家可能也都听说过瑜伽士和上师可以通过冥想来大幅度降低心率。其他研究表明，深呼吸、生物反馈和自我催眠可以使白细胞更有效地发挥免疫监视功能。常识会告诉你，当深长而缓慢地呼吸并专注于呼气时你无法攥紧拳头、咬紧牙关或收紧腹肌。

放松的、有意识的呼吸会给你的身体传递生活美好的信号，让你感到安全。快速、短浅的呼吸提示着危险，推动你的身体做出"战斗或逃跑反应"，抑制免疫功能，并激活交感神经系统。呼吸练习和修复体式，例如摊尸式、仰卧束角式能够平衡你的交感神经和副交感神经系统，唤起松弛反应，提升身体健康所必需的血液含氧量。帕特里夏说让呼吸到达胸腔可以将更多富含氧气的血液带到这个区域，并给你的身心带来一种幸福和开放的感受。这些技巧可以让你将注意力更多地专注到一点上，从而避免你对纷至沓来的外部刺激做出反应。

THE WOMAN'S BOOK OF
YOGA & HEALTH **帕特里夏说**

公元2世纪，圣人帕坦伽利在《瑜伽经》中写道，OM唱诵可以清除练习路上的所有障碍，帮助头脑转向内在，带领你找到真我与智慧的源泉（《瑜伽经》1：27/28）。为自己选择一个可以帮助你度过艰难时刻的语词；再选择一个可以作为你生命指引的语词，让它随着你的呼吸舞动，让它成为使你平静和滋养你的媒介。

本章中帕特里夏提供的体式总的来说是为了平衡你的免疫系统，特别是平复和修复你的交感神经系统。但是，为风湿性关节炎、多发性硬化症、克罗恩病或癌症等特定的免疫功能紊乱制定序列不在本书所涉及的范围之内。然而，练习本书中提及的很多修复体式可以给你的整个身体系统提供支持和平衡，从而对抗常伴随这些疾病而产生的绝望和焦虑感。（针对类风湿性关节炎的进一步建议可查阅第八章，克罗恩病患者在第十二章中可找到有帮助的建议。）

增强免疫力序列

1. 仰卧束角式

将一个瑜伽枕放在身后，屈膝，坐在瑜伽枕前方，骶骨触碰瑜伽枕边缘，将一条折叠好的瑜伽毯放在瑜伽枕的另一端来支撑颈部。将一条瑜伽带放在身后骶骨处，将瑜伽带向前拉过髋部和小腿，绕到双脚的下方（参看第 X 页）。脚掌贴在一起，膝盖和大腿向两侧展开，在脚的下方将瑜伽带拉紧。向后躺下，头放在瑜伽毯上，躯干舒适地在瑜伽枕上休息，臀部和双腿落在地面上。如果感到下背部有任何的不适，可以用一两条折叠好的瑜伽毯来增加支撑的高度。如果感到腿部肌肉紧张，可以纵向卷两个瑜伽毯卷，分别垫在两侧大腿根部。保持这个姿势任意时长，深深地呼吸。

退出体式时，双膝并拢，将腿从瑜伽带中滑出，慢慢地向一侧翻身，用手推地面，起身坐立。

功效　这个体式有助于使大头脑平静下来，镇静神经，缓解压力时期的焦虑。

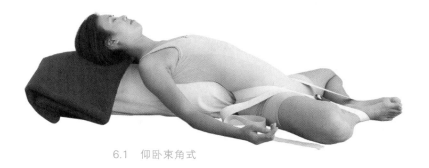

6.1　仰卧束角式

2. 头碰膝式

坐在地面上，双腿向前伸展。向身体一侧弯曲右膝，使其与左腿成 45 度角，让右脚跟靠近右侧腹股沟，保持左腿伸直。

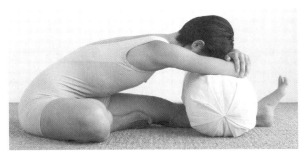

6.2　头碰膝式

将一个瑜伽枕或一条折叠好的瑜伽毯放在伸直的腿上，转动腹部和胸腔，使胸骨与左腿中心线对齐。吸气时，从骨盆底端向上提起躯干；呼气时，手臂在身体前侧伸展；躯干前倾，在辅助物上交叠手臂，手臂环抱头部。在头部放松的同时不要让颈部、肩膀有压力，背部和腿的后侧也不要紧张。如果感到紧张，可以增加辅助物的高度或将头落在有垫子的椅子上。

可以在体式中保持任意时长，最好 2 ～ 3 分钟，放松头、颅骨底端、眼睛和大脑。吸气，起身，换另一侧练习。

功效　这个体式能给整个身体带来一种平静和安宁的感受。

注意　如果有腹泻症状，请不要做这个体式。

3. 下犬式

手、膝着地，翻转脚趾踩地。如果感觉身体不舒服，可以在地面上放一个瑜伽枕或一两条折叠好的瑜伽毯，让辅助物与胸骨对齐，并为头部提供支撑。

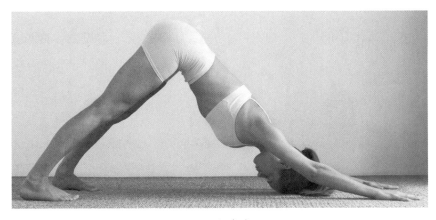

6.3　下犬式

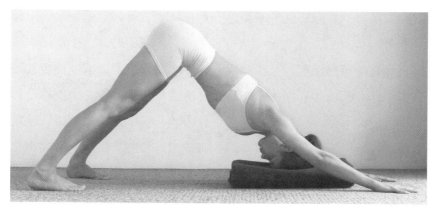

6.4 下犬式变体

呼气，双手用力压向瑜伽垫，通过手臂内侧向上伸展身体；再次呼气，将臀部向上抬起，向上、向后移动大腿，保持双腿伸展，将脚跟踩向地面。在将臀部向上抬起时，要保持双腿收紧，肘部伸直，手臂和腿的动作使脊柱拉长，放松头部。保持体式30～60秒，深深地呼吸。让头部完全放松，放松颈部。退出体式时，回到手、膝着地的姿势，并向后坐在脚跟上。

功效 这个体式有助于促进心肺循环，安抚头脑，并轻柔地为整个身体注入能量。

4. 头倒立

（开始之前，请参看第17～19页。）靠墙壁放一条折叠好的瑜伽毯，双脚并拢，双膝跪在瑜伽毯前面。将手指紧紧地交扣到一起，拇指相触，双手呈碗状，双手离墙不超过8厘米。肘部分开，与肩同宽，手腕、前臂和肘部组成了这个体式的根基。

拉长颈部，将头顶放在瑜伽毯上，头的后侧接触双手，前臂压地。提起肩膀，使其远离地面，在体式中要一直保持这个动作。伸直双腿，将臀部向天花板

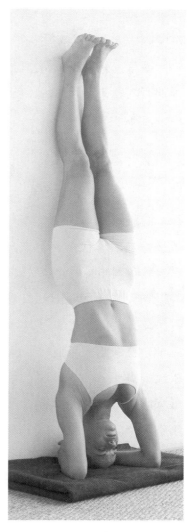

6.5 头倒立

方向提，双脚向前走，直到脊柱几乎与地面垂直。呼气时，双腿依次向上抬起，将双脚抵靠在墙壁上。

保持脚跟和臀部抵靠墙壁，大腿向内旋转，尾骨向上提，双腿向上伸展，并保持双脚并拢。谨记，在头顶中心保持平衡，通过前臂下压地面的力来支撑身体，持续地上提肩膀，使其远离耳朵。保持呼吸平稳，让眼睛和喉咙保持柔软，以放松腹部。通过有规律的练习，可以慢慢地做到将臀部和脚跟离开墙壁。尽量长时间地保持这个体式，直到能坚持 5 分钟。

退出体式时，呼气，逐一将双腿落回地面。弯曲双膝，向后坐在脚跟上，在抬起头之前先休息几个呼吸的时间。

功效　这是一个对身体整体循环和呼吸健康都非常有益的体式，它让整个身体充满能量，让人感觉精神振奋。

注意　只有当头倒立已经成为你瑜伽练习的一部分时，才去练习这个体式。如果颈部有问题，请向有经验的瑜伽老师寻求帮助，如果你处在经期，或背痛、偏头痛，请不要练习这个体式。

5. 肩倒立

（开始之前，请参看第 19 ～ 21 页。）在两条折叠好的瑜伽毯上躺下来，用瑜伽毯支撑肩膀，在身体两侧伸展手臂。呼气时，屈膝，抬起双腿，靠近胸腔，双手下压地面，双腿摆动，越过头部。双手支撑背部，肘部用力向下压住瑜伽毯，提起躯干，直到躯干与地面垂直，双膝靠近胸腔。双手支撑背部，抬起双腿，直到大腿与地面平行。最大限度向上伸展大腿，直到膝盖指向天花板，现在完全向上伸直腿，并从脚跟开始向上伸展双腿，直到整个身体垂直于地面。将尾骨向上提并向内收，用双手上提后肋，感受整个身体又长又直，移动肩膀，使其远离耳朵。尽可能长时间地保持体式，最好不少于 2 分钟。

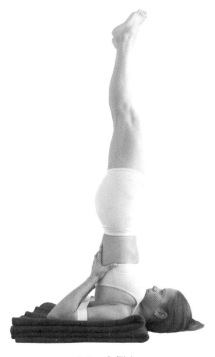

6.6　肩倒立

退出体式时，呼气，弯曲膝盖，身体慢慢卷落下来，躺着不动，休息片刻。

功效　这个体式有助于为甲状腺和甲状旁腺提供新鲜的含氧血液，并舒缓神经，刺激肾脏，使大脑平静下来。

注意　如果你处在经期，有肩颈问题，有高血压、偏头痛、紧张型头痛等问题，请不要练习这个体式。

6. 犁式

躺下来，用两条折叠好的瑜伽毯支撑肩膀和颈部，头落在地面上，手臂放在身体两侧，手掌向下。屈膝，将两侧大腿带到胸腔，呼气时，向上摆动或慢慢上提臀部和双腿。用手支撑背部，然后将腿伸过头顶，将脚趾落在地面上。为了保持肘部向内收，在进入体式之前可以在肘部上方用瑜伽带绑住手臂。收紧膝盖，保持双腿主动，创造腿与面部之前的空间。最少坚持 30 秒，尽量坚持 2 分钟。

退出体式时，缓慢地逐节向下卷落椎骨，平躺在地面上，放松几个呼吸的时间。

功效　这个体式有益于平衡内分泌系统，能使交感神经系统平静下来，因此会清空大脑，让人深度放松，并且它还有助于缓解喉咙问题和鼻塞。

注意　如果你有肩颈问题，或处在经期，请不要练习这个体式。

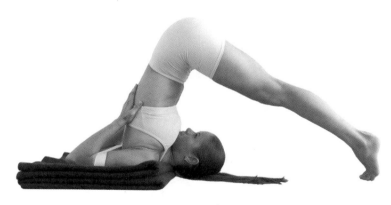

6.7　犁式

7. 巴拉瓦伽式

双腿向前伸展，坐直，用一两条折叠好的瑜伽毯将左臀垫高，向右弯曲双腿，把双脚放在右髋旁边。保持双腿、双膝朝前，确保右脚踝在左脚足弓的上方，让臀部离开脚。

将肩胛骨收入背部，拓宽胸腔，向上伸展脊柱。呼气时，将腹部、肋骨、胸腔和双肩（按此顺序）向左转，右手放在左大腿外侧，左手放在身后的地面上或瑜伽砖上，呼吸几次，保持体式20～30秒，放松面部、颈部和喉咙。从体式中还原，身体回到中间，伸直双腿，换另一侧练习。

功效 这个体式有助于改善腹部、肾脏、肝脏、脾脏内部和周围区域的循环。如果消化系统功能因为压力而减弱，练习这个体式是非常有益的。

注意 如果腹泻，请不要练习扭转体式。

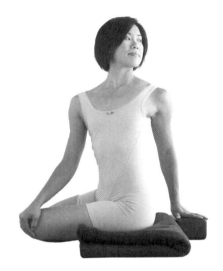

6.8 巴拉瓦伽式

8. 倒箭式及其循环

在离墙8厘米处放置一个瑜伽枕，坐在瑜伽枕上，右髋接触墙壁。用手支撑身体，身体向后倾，翻转身体，将右腿向上抬起，靠在墙上；然后左腿向上抬，靠在墙上，保持臀部靠近墙或抵在墙上。如果感到腿部僵硬或不舒适，可以将臀部稍远离墙壁一些。躺下来，用瑜伽枕支撑下背部和肋骨，尾骨落向地面，肩和头在地面上放松

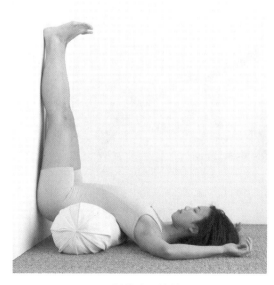

6.9A 倒箭式及其循环 A

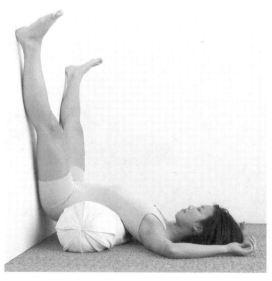

6.9B 倒箭式及其循环 B

（6.9A）。如果颈部不适，可以将一条折叠好的毛巾或瑜伽毯放在颈部下方。伸展双腿，肘部弯曲，掌心向上，将手臂放在身体两侧，在这个体式中放松休息，闭上眼睛，保持5分钟。

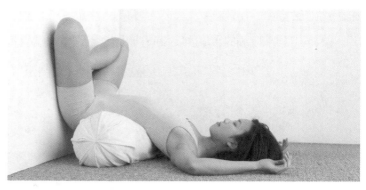

6.9C　倒箭式及其循环 C

循环

躯干不动，双腿向两侧张开（6.9B），保持这个姿势3～5分钟，自然地呼吸。弯曲膝盖，在脚踝处交叉双腿，在

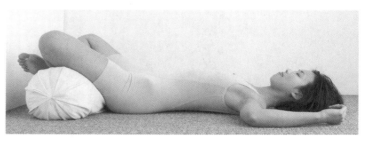

6.9D　倒箭式及其循环 D

这个姿势中再保持3～5分钟（6.9C）。

轻柔地将身体推离墙壁，直到臀部从瑜伽枕上滑下，落于地面，双腿和大腿后侧在瑜伽枕上放松休息（6.9D）。在这个姿势中休息5分钟或任意你需要的时长。

退出体式时，松开双腿，轻柔地将身体推离瑜伽枕，转身侧卧。安静地呼吸几次之后，用双臂的力量推地坐起来。

功效　这个深度放松的体式能够镇静交感神经系统，并有助于中止"战斗或逃跑反应"。

注意　如果你在经期，请不要练习这个体式。

9. 摊尸式

仰卧，双腿向远处伸展。如果需要，可以用一条折叠好的瑜伽毯支撑头部，并将眼枕盖在眼睛上来消除外界的干扰。掌心朝上，将手臂舒适地放在身体两侧，稍远离躯干，向远处伸展双臂、双腿，然后让它们完全放松。闭上眼睛让一切放松，深呼吸几次。吸气时让气息充盈胸腔，不要让喉咙、颈部和横膈紧张；呼气时，放松身体，使其向地面沉落。放松肩膀、颈部和面部肌肉，保持腹部柔软、放松，放松下背部。

在体式中保持 5 ～ 10 分钟，自然地呼吸，注重呼气。退出体式时，弯曲膝盖，转身侧卧，保持几个呼吸的时间，然后睁开眼睛，手臂推地起身，坐立。

功效 这个体式有助于舒缓交感神经系统，恢复全身的活力，让头脑焕然一新。

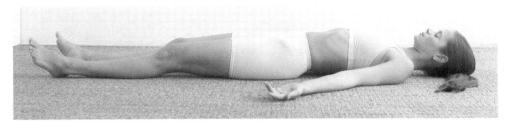

6.10　摊尸式

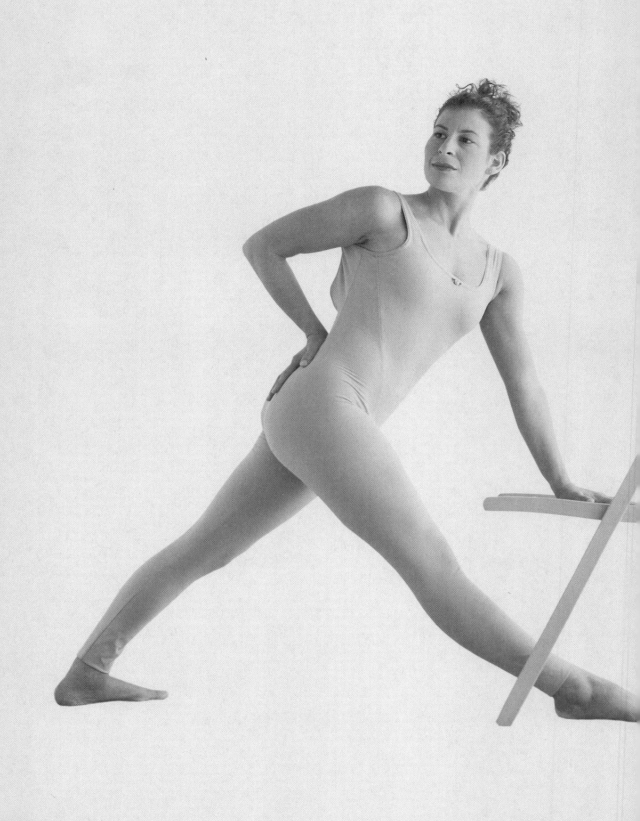

PART *3*

生命圆满

介绍

　　很多年前，我去看过一位阿育吠陀医师。阿育吠陀医师是指那些受过古老的印度医学训练的医生。我当时一度接近崩溃，但却无法以我的家庭医生能够理解的方式向他解释清楚我的症状。当时，我感觉浑身不舒服：思想散乱，焦虑，伤感，无法入睡，疼痛从背部辐射到双腿，体重也减轻了10斤。阿育吠陀医师给我诊了脉，然后抬头看着我说："亲爱的，你应该是心出了问题。"看到我惊恐的表情后，她马上给了我解释，我的问题并非源于心脏功能不良，事实上，我的动脉很畅通，我的问题来自我把周围人的痛苦都放在了自己的心里。"你的意思是我承受了别人的痛苦吗？"我问。"不，"她叹了口气说，"是你把它们吸进来的。如果你在关爱他人的过程中忽略了自己，对任何人都没有好处，尤其是对你自己。"

　　有人说，一个女人的健康就是她所处环境的晴雨表，是由她的人际关系，由她周遭所有的欢乐、恐惧和悲伤塑造出来的。当世界一切安好时，她是平静的；当她所在意的那些人和事产生动荡时，她会将这种压力内化而产生健康问题。从表面上看，想要让一切变得更好并没有什么错误。然而，我付出了生病的代价后才意识到，原来我相信了"女性是终极关爱者"这个神话。多年来，"别担心，我会照顾好一切"的心态定义了完美的妻子和母亲，后来又定义了超级女人的神话；我也付出了让人崩溃的代价才意识到这个等式中缺少了些什么——我和很多女性一样，忽视了成为自己的关爱者。

　　当你进入人生的第三十个年头，你双脚便横跨在找到自己在这个世界中的位置抑或被这个世界淹没的分界线上。如果你已经相对平衡地步入了这个阶段（并且你内心的声音始终清晰），那么你已经准备好去探索这世界将要呈现给你的一切，也准备好了与这个世界分享你所能给予的。然而，如果你已经与内在的声音失去了联结，这个阶段将充满挑战，无论在身体层面还是情感层面。并不意外，这个年龄段的女性最常见的身体问题大多与压力有关。紧张型头痛和偏头痛会让你觉得自己真的快要崩溃了；背痛来自紧张、压力、做了不适合你的运动（或者根本不花时间做任何运动）和过度工作；甚至像怀孕这样充满喜悦的经历也会给你的身体和情绪带来压力。

持续的、带着觉知的瑜伽练习可以让你得到一个喘息的机会，让你从肩负的所有责任中得到片刻解脱，让你重归自我。瑜伽让你有机会专注于你的中心，补充能量，注重悲悯之心，重新审视身边的事物。

瑜伽也有长期的好处。例如，如果你刚步入更年期，你的肾上腺已经被压力消耗殆尽，那么你便有更大的可能经历这个转变时期的潮热、疲劳和焦虑；相反，如果你在这个生命阶段到来时是平衡与健康的，你就更有可能安然地度过这个阶段。

即使你是一个初学者，你也可以从瑜伽中获益。首先，瑜伽能让你立即与身体和呼吸直接沟通。《瑜伽与真我探索》（*The Quest for the True Self*）一书的作者史蒂芬·库珀（Stephen Cope）指出，回归自我的唯一方法是放下你的头脑，回到你的身体；从身体上、动觉上感受你身体的存在。通常情况下，身体的体验会映射出情感和精神方面的需要。

给自己一个练习瑜伽的承诺是终极的自我关爱，练习瑜伽的时间就是一段只为自己做些事情的时间。帕特里夏说，仅此一点而已，便能改变你与他人的关系。身体上，瑜伽可以打开胸腔，为髋部带来灵活性；精神和情感上，它打开了头脑和心灵，让你有更多爱可以去给予，同时也让你有更大的容量去接纳爱。

Chapter
07 孕期和产后修复

怀第二个孩子时，我很快就知道自己怀孕了。怀孕不到一周的时间，我感到乳房疼痛，几天后，当我从床上跳起来去关掉闹钟时，一阵熟悉的疼痛从腹部侧面袭来。医生说我疯了，因为我不可能这么快就知道自己怀孕了，但是，血液检查的结果证实了我对自己身体深处的感受。那时，我已经练习冥想和瑜伽体式很长一段时间了，留意到身体的变化和情绪状态的波动对我来说并不稀奇。尽管一些症状很像典型的经前问题，但这些感受出现的时机排除了经前期综合征的可能。

这样的直觉并不罕见，特别是对练习瑜伽的人来说。虽然有些人受孕几周甚至几个月后都没有肉眼可见的怀孕迹象，但很多改变是在身体内部发生的。事实上，早在受精卵沿着输卵管向下进入子宫之前，女性的身体已经开始为这一重要时刻做准备了。一旦精子与卵子结合，大量激素便开始高速活跃起来。这不仅为胎儿生长创造了适宜的环境，也让子宫为分娩，乳房为产奶做好准备。大脑、肾上腺、肺和心脏协同内分泌系统一起帮助子宫提供胎儿生长所需的空间和养分。

我没有停止瑜伽练习。事实上，无论是从身体、精神还是心灵上来说，瑜伽都是我能为自己和宝宝做的最好的事情。身体上，当我与额外增加的体重和过度活跃的激素抗衡时，我需要瑜伽来维持身体的强壮和灵活。疲劳、背痛、消化不良和头痛一定会在我孕期的某个阶段出现，而我知道瑜伽的体位法会为我提供对抗这些问题的工具。呼吸练习是分娩时最强大的朋友，内分泌系统和神经系统对保持孕期健康和帮助顺利分娩至关重要，而日常的呼吸练习会强化这两大系统的功能。通过深蹲、前屈和拉伸，我的肌肉得到了放松和伸展，从而让呼吸能够跟随身体流动，我对未来的焦虑和恐惧也得到了抚慰。

情感上，瑜伽通过温和地专注于身体和呼吸，让深埋于心底的愤怒、恐惧、焦虑和悲伤的情绪得以释放。这些强烈的负面情绪也会在身体层面对你产生影响，就如同瑜伽老师珍妮特·巴拉斯卡斯（Janet Balaskas）在其《用瑜伽准备分娩：孕期和分娩练习》（*Preparing for Birth with Yoga*：*Exercises for Pregnancy and Childbirth*）一书中提及，当女性感到愤怒或悲伤时，她的身体会通过收紧肌肉、勾肩驼背和抑制呼吸（憋气）来隔离这些情绪带来的痛苦。巴拉斯卡斯在书中写道："身体上的僵硬使情绪受到抑制……这些情绪便被深深地埋葬。"大多数冥想老师也会认同，当这些情绪通过瑜伽体式和呼吸练习得以浮现出来时，肌肉本身便会得到放松，身体也会感到自在轻盈。

释放被压抑的情绪可以让你与直觉和内在的力量联结，随着肌肉的放松，呼吸的加长，你可以融入身体并开始了解体内正在发生的变化。我的一位瑜伽老师吉尔·明耶（Jill Minye）总是告诉学生，瑜伽可以唤醒你的身体，带你感受内在的灵魂。她说瑜伽带来了对感官、呼吸和自我的觉知。当你安住在练习中时，你会感受到并相信身体的力量，你开始学会倾听你的直觉并与你体内正在生长的生命联结。日常的瑜伽练习为你提供了至少每天一小时的时间与肚子里的宝宝交流，并让你顺应整个孕期的变化。

身体的奥秘

在你得知自己怀孕之前，你的身体就已经准备好去孕育和滋养内在萌发的小生命了。尽管女性孕期的大部分变化发生在生殖器官，但在体内激素迅速增加的情况下，消化系统、循环系统、心血管系统和呼吸系统也会发生很大的改变。

这个小小的胚胎细胞沿着输卵管向下移动，直至进入子宫，历时大约 21 天——此时它已经多次分裂，并形成了一个细胞团。其中的一些细胞将发育成胎儿，另一些细胞将形成保护胎儿的羊膜，还有一些会形成卵黄囊。在卵黄囊和羊膜之间，细胞聚集在一起形成脐带。

一旦胎盘形成（到第三个月时），它会通过你和宝宝的肾上腺分泌大量的雌激素，分泌量甚至比非孕期女性 100 年分泌的总和还要多。此时，胎盘开始分泌孕酮，分泌量也比怀孕前高出数倍。雌激素的增加促使子宫增大并使子宫颈、阴道和胸部发生变化。孕酮可以滋养胚胎，防止子宫收缩，并保持血管和子宫内膜的健康。这两种激素可以让身体的平滑肌组织放松，让子宫更易扩张，也使身体更加适应不断增加的体液和血液。

胎盘分泌的另一种激素被称为松弛激素，它会让骨盆和脊柱周围的韧带及结缔组织变得松弛，以适应子宫的扩张。下丘脑会分泌内啡肽，在怀孕期间为你带来幸福感和愉悦感，甚至帮助你减轻分娩时的痛苦。肾上腺和下丘脑密切合作，分泌肾上腺素和去甲肾上腺素以确保人体非自主功能（消化、循环、呼吸和当时机到来时的子宫收缩）能够正常运行。

垂体也会帮助宝宝顺利出生，它能分泌催产素（缩宫素）来确保生产过程中的子宫收缩，并促使乳腺分泌乳汁。因为下丘脑和垂体与大脑情绪控制中枢的位置非常接近，因此压力会抑制催产素的有效工作，从而阻碍分娩，导致产后乳汁无法流入乳腺管。催产素也会激起轻微的性兴奋感，琼·博里森科（Joan Borysenko）称之为"天性的把戏，以确保我们享受哺育婴儿的过程"。催产素的增加带来养育欲和满足感，并帮助你与宝宝建立起一种密切的联结。

孕早期

虽然我很幸运，从未经历晨吐，但在怀孕的前几个月，我的确感觉像晕船。乳房的酸痛和腹部的绞痛让我感觉好像得了永久性的经前期综合征。之前我从来不午睡，但怀孕后一到下午 4 点，我困得几乎睁不开眼睛。有时，我会体验到纯粹的喜悦；有时，哪怕是一点点的刺激，也会让我突然大哭起来。

然而，我的朋友安吉就没这么幸运了。对她来说，大部分时间有帮助的就只有热姜茶和苏打饼干（当她不把它们吐出来的时候），以及在俯英雄坐中趴在瑜伽枕上。"我感觉自己好像有眩晕症，有些前屈体式会让我头晕目眩，但在头部和身体靠墙的半月式中深深地呼吸对我帮助非常大。"埃米·库珀（Amy Cooper），一位来自北加利福尼亚州的瑜伽老师，说她的很多学生在恶心时更喜欢练习站立体式，这些体式可以帮助她们稳定根基，并增进循环。

晨吐在孕期的前三个月是非常常见的现象，但没人知道引起晨吐的确切原因，大多数医生将其部分归咎于人绒毛膜促性腺激素。在怀孕的早期，胎盘便会分泌这种激素来防止身体过早溶解黄体和排斥胎儿。当人绒毛膜促性腺激素水平在 12 周后逐渐下降，胎盘稳固后，恶心或呕吐便会消退。焦虑和消化系统运行缓慢也会导致晨吐，有支撑的前屈体式和一些修复性体式有利于缓解这个症状。

在此期间，激素的增加会使平滑肌组织软化、松弛，从而使子宫达到扩张的目的。这种软化有利于子宫，但由于消化道几乎完全由平滑肌组织构成，这也会导致消化系统功能减退。因此，便秘、胀气、消化不良会在孕早期出现并持续整个孕期。排尿频繁也是由激素和体液的增加引起的，这种现象在胎儿还没有大到压迫膀胱之前就开始了，实际上，对一些女性来说，频繁地排尿意味着你极有可能怀孕了。

这么多变化在体内发生，难怪你会感到筋疲力尽，尤其是刚怀孕时。在怀孕前我一直练习瑜伽，所以在孕期的前几个月里我也会继续之前的练习，但我同时加入了更多的修复和冥想体式，我会去想象身体内所发生的事情。这样的练习在某种意义上让我了解，乳房之所以胀痛是因为它们在增大从而为养育我的宝宝做准备；当我意识到侧腹部的刺痛是因为子宫越来越大，并且位置也在改变时，便感觉远没有之前那么痛苦了；当我想到身体产生大量的液体是为了更容易地给宝宝输送食物时，也就不介意尿频了。

宝宝

在孕期的前两周，卵子沿着输卵管向下移动，并植入子宫内膜。在孕期第九周之前，细胞会经历快速的变化，几乎每天都会生成新的器官和系统。从第九周开始，胎儿专注于完善和调整已经发育好的器官和系统。孕早期阶段结束时，宝宝便已完全成型，只是非常小。由于胎儿在前几个月的发育上有如此多的关键点，所以要好好照顾自己，戒酒、戒毒、远离有化学污染的环境，并在饮食中补充足量的维生素，这些都是至关重要的。

瑜伽练习

我的朋友卡罗尔在怀第一个宝宝时觉得孕期的前三个月并不需要改变她之前的瑜伽练习。当她发现自己一到下午就非常困倦时，她会通过后弯体式来唤醒能量。如果她感到不能集中精神或焦虑，就会做倒立体式来保持清醒。而前屈体式会帮助她缓解晨吐症状，尤其是当她忘记吃东西的时候。

唐纳·丰（Donna Fone），一位拥有三个孩子的知名瑜伽老师，也认为在怀孕初期不需要太多地改变原有练习，但她仍然建议孕妇参加产前瑜伽课程，不管是初学者还是有长期练习习惯的练习者。"在一个很多孕妇一起练习的课堂中是很好的。"唐纳解释说："课程的重点是不同的，产前瑜伽课会教你一些在常规课程中永远学不到的东西，比如如何为怀孕做出调整；随着肚子变大，如何去改变体式。"整体上来说，瑜伽会为体内的宝宝创造空间，产前瑜伽课一开始会让你在头脑中为宝宝创造空间。而且，课程也为正在拥有同样经历的女性建立一种集体感。唐纳建议孕早期停止练习扭转体式。她解释说，虽然扭转体式会净化和清洁身体的各个系统，但你不会希望做任何向你的身体传递"排出"信号的事情。但是巴拉瓦伽式很好，因为巴拉瓦伽扭转的重点在于上提并伸展脊柱，这可以为宝宝带来空间。这一体式中扭转的动作来自背部，而不是骨盆。

唐纳鼓励孕期女性尽早在每日的瑜伽练习中加入打开胸腔和肩部的体式。她说这些体式有助于扩展胸腔和保持关节灵活。否则，怀孕后几个月你就会发现身体的变化：胸腔塌陷、肩膀僵硬。

珍（Jen），一位 32 岁的准妈妈，选择等到孕中期才重启瑜伽练习。尽管她知道瑜伽足够温和，不会产生任何危险，她还是担心会流产。她花了很长时间才受孕成功，所以不想冒任何风险。如果你在孕期前三个月有出血现象，或者曾经流产过，那你需要等到胎儿稳定后再开始练习瑜伽。

THE WOMAN'S BOOK OF
YOGA & HEALTH **帕特里夏说**

◇　你如果有流产史，在孕早期不要练习瑜伽，进入孕中期以后，只练习有支撑的修复体式。

◇　练习一些有助于在胸腔和腹腔之间创造空间的体式，这样会增加你的舒适感并为宝宝带来更多空间。

孕中期

在孕中期，大多数女性都会感到好极了——精力充沛并且特别性感，我的感受也确实如此。事实上，我从未感到过自己如此健康，我的头发变得浓密了，气色红润，整个世界都让我感到快乐。而且随着人绒毛膜促性腺激素水平的下降，我的食欲也恢复了。

到了第四个月，如果你安静地坐着并细心感受，你会感受到宝宝的胎动。一些女性说这种感觉像蝴蝶挥动翅膀或微风徐徐吹拂。在接下来的一个月左右，你也许会体验到宝宝在你肚子里踢、捅、戳，从肚子的一边推向另一边，并且这时宝宝也可以听见你的声音了。

在孕中期，子宫继续增大，到第六个月时你的肚脐会变得鼓鼓的。你的体重也会继续增加，其中约一半的重量来自体内分泌的液体的增加，这些液体通过血液循环进入软组织、肌肉和器官。它们让韧带变得柔软，使身体更好地容纳宝宝，为分娩做准备，并为胎盘提供充足的血液和养分。你开始大量存储脂肪，在孕后期宝宝会需要这些脂肪。身体也开始需要更多的血液（为你和宝宝），到孕中期结束时，你的血量将增加 40% 左右，血管壁也足够松弛，以加快向宝宝输送氧气和养分。不幸的是，许多女性发现，腿部或肛门周围的大静脉瓣膜也会松弛，从而导致静脉曲张和痔疮。你可能也会注意到，此时你的牙龈更易出血，并更容易产生性冲动。

宝宝

现在宝宝的性器官已经形成，肋骨和脊柱也变硬了。宝宝的皮肤泛红，而且皱皱的。她有纤细的睫毛，淡淡的眉毛轮廓；她还有头发，也能听到外面的声音；她会动来动去，听到声音时会做出回应。这三个月里，宝宝专注生长，它的身体变长，头部与身体的边界日渐清晰，颈部和肩膀也更多地撑住了头部并使其保持直立，它有了自己的指纹。

瑜伽练习

随着腹部的增大，卡罗尔和唐纳都不再做任何会挤压腹部的练习了，但她们都在继续做倒立体式，因为倒立体式可以增强骨盆的力量，给宝宝以支撑。卡罗尔说让宝宝感到舒适是她瑜伽练习的重点。帕特里夏完全同意她的说法，她说孕期练习瑜伽就是为了给宝宝创造更多的空间。例如，当你做山式时，不要双脚并拢站立，那样会关闭骨盆区域，应该让双脚分开与髋同宽来创造更多空间。在孕期最初的几个月做经典的下犬式或许还可以，但随着腹部变大，将双手放在瑜伽砖或者椅背上会让你更加舒适。这个阶段选择的体式要能够打开身体的前侧，为腹部创造空间并让脊柱得到伸展。

帕特里夏建议调整体式，目的是让你和宝宝在体式中更加舒适。例如手放在瑜伽砖上，靠墙做三角伸展式或半月式。以墙壁为保护，靠墙做倒立体式，以防万一。要记得充分伸展双腿来创造空间。现阶段的扭转体式仅推荐巴拉瓦伽式或者站立玛里琪扭转式（参看第 8 章），这些扭转可以在不挤压腹部的前提下伸展脊柱并展开双肩，在练习这两个体式时请利用墙壁作为支撑。

THE WOMAN'S BOOK OF
YOGA & HEALTH　**孕中期要避免的体式**

◇　任何俯卧体式
◇　任何无支撑的仰卧体式
◇　任何收缩腹部肌肉的体式
◇　任何挤压腹部肌肉的扭转体式
◇　任何引起不适的体式

孕晚期

到了孕晚期，所有人都能看出来你怀孕了。现在，你的子宫大约是正常大小的500 倍了，它一直延伸到胸腔，你会经常感觉到宝宝的脚在踢你，而有时这会让你的呼吸变得困难。你的胸部会越来越大，也越来越敏感。这期间女性最大的抱怨便是烧心（胃部或胸骨后的烧灼感）、消化不良、呼吸困难、便秘、失眠，以及到第九个月时频繁地去厕所。松弛的肌肉组织会再次让你的消化能力减退，引起胃肠不适，并导致便秘、消化不良和手脚肿胀。对这些问题都不用紧张，但如果肿胀的同时伴有突然的血压升高或出现尿蛋白的情况，就应该去看医生。

在第九个月初，宝宝通常会入盆。如果之前你在怀孕的大部分时间都感觉胸腔和上腹部有很大压力，此时你会感觉很轻松——你会有更多的空间去呼吸。同时，你会感觉宝宝就坐在你的膀胱上，所以你会更加频繁地去厕所。

许多女性在孕期的最后三个月里会经历布－希二氏收缩（Braxton-Hicks Contraction，无痛性宫缩，也称假宫缩或前驱阵痛）。这种悄然发生的无痛性宫缩会通过软化和扩张宫颈来帮助子宫分娩。许多女性都能接受这种分娩前的宫缩，因为这是生产在即的表现。

宝宝

宝宝的五大感官这时都已觉醒，它有了视觉、嗅觉、听觉、味觉和触觉，她已准备好来到这个世界。她已掌握了吮吸和吞咽的技能。到七个月时，它的大脑已发育完全，神经系统开始不断发展，一些研究人员认为这个阶段的宝宝已具备了记忆的能力。你会觉得它不太活跃，因为大部分时间它都在睡觉。有时，你会感觉到她在打嗝。在最后两个月，宝宝会长胖，长出手指甲和脚指甲，并从母体获得生存所必需的抗体。

瑜伽练习

卡罗尔在七个月后停止了倒立体式的练习，头倒立让她感觉不舒服。到了第九个月，她不想让宝宝对方向产生困惑，妨碍她头朝下进入产道。帕特里夏认为，一旦女性感到骨盆、腹部和胸腔区域有沉重感或呼吸变得困难，就应停止练习倒立体式。对于卡罗尔和唐纳来说，强烈的后弯被逐渐替换成被动的变体，这些变体有助于打开胸

THE WOMAN'S BOOK OF
YOGA & HEALTH **帕特里夏说**

孕期的最后几个月里，练习瑜伽最重要的准则就是舒适。找一些让你感觉良好的体式，帮助你与身体联结；与宝宝交流，消除你对即将到来的分娩的所有焦虑。你要专注于内在，利用这几个月放松和修复，并拥抱正在发生的一切。

腔和肩部。大约在怀孕四个月后，她们都不再平躺着做摊尸式，或任何其他过度压迫腔静脉（人体最大的静脉，负责将脱氧血液注入心脏）的仰卧体式。取而代之，她们喜欢侧卧，并用很多枕头来支撑身体。实际上，她们每天会分多次练习这个体式。大多数助产士都会鼓励你尽量多休息，因为你不仅要为分娩做好准备，还要为即将到来的初为人母的不眠之夜做好准备。

瑜伽如何提供帮助

本章提供的孕期序列适用于孕期所有阶段的大部分女性，并包含了多种类型的体式：站立、坐立、前屈、后弯和轻柔地扭转。尽量多去练习这些体式，但是若体式让你感觉不舒适就应停止练习。需要注意的一点是，你在孕期打算开始任何运动项目之前，尤其是那些你从未接触过的项目，应先去咨询一下医生或助产士的意见。

站立体式

站立体式能够激活能量并强健身体，它们可以打开胸腔和腹部区域，并伸展脊柱。站立体式有助于调整身体姿态，使身体的能量根植于大地，并提振精神。因为孕期脊柱要承受子宫的压力，负担额外的重量，所以它必须保持强壮和灵活，而站立体式能帮你做到这一点。它们通常可以在不给胎儿带来压力的情况下强壮腹部肌肉，一些女性在最后的几个月难以长时间保持站立，如果是这样，可利用墙壁作为支撑。不要长时间保持体式（10～20秒就可以了），缓慢、小心地退出体式，这样不会头晕。在所有的站立体式中，确保双腿分开，与髋同宽。

练习下蹲对分娩来说是极其有益的，从孕期一开始就练习，这样你就能够掌握其中的要领。所有的站立体式都可以很好地为分娩做准备，因为站立体式需要耐力和意志力。一般来说，孕中期不建议练习扭转体式。

站立前屈体式

以背部内凹（抬头向前）的方式做这类体式，它们会伸展脊柱，释放下背部的压力，并拉长腘绳肌。前屈体式能够改善腿部、肾脏和骨盆的循环，并同时放松盆底肌，提升你的能量，让脊柱回到正位。它们可以为阴道和宫颈壁的后侧带来空间和弹性，并缓解子宫的沉重感。双手放在椅子上做双角式，这样能为宝宝创造尽可能多的空间，并可以从体式中获得最大的益处。

后弯体式

在孕期，有支撑的后弯体式可以带来很多益处。随着子宫的增大，后弯体式可以加强脊柱周围的肌肉并伸展腹前壁和横膈来为子宫创造空间。它们会强健脊柱，增加身体的灵活性，改善肾脏、子宫和骨盆区域的循环，减少体内的水分滞留，并通过打开胸腔来帮你提振精神。帕特里夏说，如果之前的练习中你已经在做后弯体式，那么只要你觉得舒适，在孕早期仍然可以安全柔和地继续练习这些体式。孕早期结束之后，很多女性发现有支撑的、被动的后弯体式，如仰卧束角式或仰卧英雄式会更加舒适。有支撑的后弯体式也可以减轻子宫给肾脏和膀胱带来的压力，有时也能够缓解恶心和腹部饱胀感。

THE WOMAN'S BOOK OF
YOGA & HEALTH 帕特里夏说

◇　不要过度拉伸腹部肌肉，它们很脆弱，可能会拉伤子宫的平滑肌。

◇　当你练习大腿内侧时请支撑髋部和腹股沟，许多女性髋部都有问题，要么太紧，要么太松。

◇　不要因为韧带很松就过度拉伸或尝试更深入的体式，例如做束角式时，要在两个膝盖下方垫上瑜伽枕。

坐立体式

坐立体式可以缓解下背部疼痛和耻骨周围的沉重感，它们能强化并伸展盆底肌，让阴道口变得柔软，让你的脊柱变得强壮，从而帮助你更好地练习冥想。坐立体式还会缓解髋部、腹股沟和双膝的僵硬，练习时动作要轻柔，不要强迫身体做不舒适的动作。帕特里夏提醒她的学生，孕期不适合尝试精进体式，而应从已学到的东西中收获益处；如果支撑物垫得太高，让你觉得紧张，你可以将手放在墙壁上来获得支撑和保持稳定。

坐立前伸展体式

做这些体式时要保持背部凹陷，它们会促使血液流向肾脏，减轻下背部、髋部和腹股沟的僵硬，上提并强健子宫，放松盆底，并改善下半身的循环。坐立前伸展体式会让你与地面联结。一些女性认为俯英雄坐可以对抗恶心和缓解焦虑，并让大脑平静下来。

扭转

孕期女性应避免做压缩腹部或对腹部及骨盆区域产生挤压力的扭转体式。要知道，孕期瑜伽的目的就是为宝宝创造活动和成长的空间。但是，一些轻柔的扭转，例如巴拉瓦伽式，则可以缓解下背部疼痛，特别是在孕早期的时候，这个体式可以增加流向肾上腺、子宫和卵巢的新鲜血液。

倒立

你可以练习倒立体式，但如果倒立对你和宝宝来说不舒适，就要停止。这种情况通常发生在孕期第七或第八个月，但有些女性需要在第五或第六个月后就停止练习倒立体式。倒立体式会消除颈部、肩膀和脊柱的紧张，刺激内分泌系统（脑垂体、下丘脑和甲状腺），这对怀孕和分娩至关重要。倒立体式也会为你提供该时期所需的能量，它能上提子宫，使其远离盆底，还可以减轻沉重感，并通过增加肾脏和下丘脑的血液供应来调节滞留在体内的盐和水分。对孕妇来说，最简单、最轻柔的倒立体式就是在骶骨下方垫瑜伽枕的倒箭式。

呼吸练习

不要等到第一次阵痛来临时才开始学习正确的呼吸技巧，对分娩真正有帮助的是自然深呼吸，因此，最好在怀孕之初就开始练习，才能达到这种自然的效果。在最初几个月，通过学习和练习瑜伽中的调息法，你可以用疗愈的、充满爱的气息（Prana，生命之气或生命能量）同体内正在成长的宝宝交流。吉塔·艾扬格推荐侧重于呼气的间断调息法和乌加依呼吸法，这两种方法都包含在本章中。我的朋友卡罗尔使用过这些方法，收到了很好的效果，但是她更喜欢在呼气时发出声音，有时，她会发出呻吟声或叹气声；有时，她会选择发出一种特殊的声音来让自己忽略疼痛。

分娩

在准备分娩时，卡罗尔学会了一种有助于自然分娩的方法，即将注意力放在外界物体上，转移对阵痛的注意力。在最后的产程中，她运用学过的浅呼吸方法开始呼吸。她回忆道："就在一瞬间，我的身体因疼痛而变得僵硬，接着我开始不受控制地翻来滚去，护士说，她必须将我绑住，以防我伤害到自己和宝宝，然后她便离开去取束缚带。"护士离开房间后，卡罗尔意识到短浅的呼吸触发了交感神经系统，因此她的身体对疼痛做出了"战斗或逃跑反应"，她开始改用她在日常练习中会使用的一种简单的瑜伽呼吸技巧，叫作交替鼻孔调息法（在呼吸末尾不屏息）。当护士拿着束缚带回来时，卡罗尔整个人都放松下来了，20 分钟后她的女儿便出生了。

瑜伽里有很多体式能够帮助你生产，但瑜伽给予分娩的最佳礼物是正确呼吸带来的力量。珍妮特·巴拉斯卡斯（Janet Balaskas）写道："当你怀孕时，你不仅要为两个人吃饭，还要为两个人呼吸，要给宝宝提供成长所需的氧气和生命能量（生命之气息）。吸气可以给自己和宝宝带来养分和活力，呼气可以让你释放紧张，清洁和净化身体。"巴拉斯卡斯解释说，呼吸让能量向下根植于大地，让精神向上升向天空。

如果你整个孕期都在练习瑜伽（或者你在孕期之前就已在练习瑜伽），你就会知道呼吸给你的瑜伽练习带来了什么不同。有多少次你觉得自己无法做到某个体式，可一旦开始缓慢平静地呼吸你就发现体式好像变得容易些了？当你感到紧张、焦躁不安或注意力难以集中时，不仅呼吸会变得急促，动作也会变得不够深入、机械和僵硬。让身体沐浴在呼吸中，让体式将你带向更深处，尽情释放自己，享受运动带来的感觉。你的肌肉也会得到充分拉伸，变得柔软和放松。你的整体感觉是更加柔软、灵活和放松。

在整个孕期，你一直在通过瑜伽体式和有意识的呼吸来放松和打开肌肉，让韧带得到伸展并变得柔软，让身体处于正位并且感觉更加有力量。现在你即将进入分娩阶段，也要继续以同样的方式练习体式和呼吸。

分娩时会发生什么？

在过去的 9 个月中，你的身体已经适应了体内不断生长的小生命。你的内分泌系统和肾上腺分泌了适量的激素，血液和体液都增加了，为宝宝输送营养；韧带和肌肉也变得柔软了——这会让你的子宫随着宝宝的生长而扩张。现在是子宫开始收缩的时候了：子宫的下部将会展开，宫颈会张开，让宝宝有足够的空间出生。刚出生的婴儿平均体重一般在 3100～3700 克之间，这对女性的产道来说绝对是个挑战。

在月经周期和怀孕期间，下丘脑和垂体非常活跃，对孩子的生产过程也会产生影响。因为你的情绪会影响这些腺体的工作方式，紧张、害怕和焦虑不安会直接影响你的内分泌系统和自主神经系统（以及宝宝的），并抑制缩宫素和内啡肽（有镇痛作用）的分泌。

不适当的呼吸使卡罗尔的身体因疼痛而变得僵硬，这影响了宫缩。幸运的是，缓慢、有意识的深呼吸让她的宫缩得以回归正常，使她的身体能够顺利完成分娩。

也就是说，如果你在分娩时紧张、害怕，交感神经系统会变得过度兴奋，触发"战斗或逃跑反应"；如果你能保持平静、放松，便会启动副交感神经系统，让宫颈得以扩张，让阴道壁舒展开来。

准备分娩

前面提到过，分娩前宫缩是宝宝出生前的第一个信号。这种无痛宫缩就像有人在体内抓你的腹部然后又松开。一旦子宫底部开始向外舒展，宝宝便可以舒服地滑入你的骨盆，这些宫缩就会更加频繁。这通常标志着分娩过程的开始——尽管它可能在预产期前几周发生。许多女性非常幸运地经历了较频繁的分娩前宫缩，而有些女性却一点感觉都没有。我所经历的分娩前宫缩的感觉就像腹部在被用力拉扯，这种宫缩在我孕期最后的三四个星期非常有效。事实上，当我真正进入产程时，我的宫口已经扩张了约 3 厘米，并且子宫颈已经完全消失了（变薄了）。

现在要多休息，用瑜伽来抚慰你疲惫的身体和安抚情绪，与呼吸联结，与体内的宝宝交流。让你的伴侣给你按摩，喂你吃一些能够安神的食物。修复性体式，如仰卧束角式会让你放松并充满活力，花环式是蹲姿，有利于分娩。

很多女性难以区分假临产和真临产。有人说它们的区别就在于，真正临产时，即使改变姿势，疼痛仍会持续，而假临产时，改变姿势会使疼痛消失；真正临产时，走路会增加疼痛的强度，而假临产时走路会使疼痛停止。

第一产程（潜伏期）

大多数医生和助产士都会告诉你，除非你曾经有过快速分娩的经历，否则在分娩开始时没有必要做任何特别的准备。对于大多数女性来说，这个阶段（称为潜伏期）会持续数小时、一天或者更长时间。刚开始时宫缩间隔时间很长，但疼痛的强度也因人而异，有些女性甚至在这个阶段的大部分时间里都在睡觉——这也正是你应该尽可能多做的事情。珍妮特·巴拉斯卡斯建议准妈妈可以在床上放些枕头，夜里被宫缩唤醒时可以抱紧枕头。

即使宫缩愈加强烈并形成规律，你仍然不需要做太多事情，此时是进行瑜伽呼吸尤其是练习放缓呼气的好时机。如果你在怀孕前就练习瑜伽，你应该知道缓慢、稳定、有节奏的呼吸是如何帮助你完成有难度的体式的，这种呼吸练习现在也可以帮助你。放松盆底肌，在宫缩之间尽可能地多休息。在分娩期间我为自己创造了一个非常简单的经文，我在吸气时吸入"我很"这两个字，呼气时呼出"放松"这两个字，这一简单的对放松的渴望帮助我将呼吸一直带到腹部。乌加依呼吸法和间断调息法在这段时间都有帮助。

分娩的潜伏期需要的时间最长，有些女性三四个小时便会结束这个阶段，而有些女性在二十几个小时之后还处于潜伏期中。如果经历了这么长时间的痛苦，你的宫颈只扩张了一两厘米，请不要失去信心，这是很正常的现象。哈佛大学教授伊曼纽尔·弗里德曼（Emanuel Friedman）说，潜伏期使身体为更快速、更活跃的分娩阶段做好准备，子宫的平滑肌利用这段时间来更好地协同工作。与此同时，宫颈也正忙于为即将到来的剧烈扩张做生物化学上的准备，这有些像马拉松比赛赛程的早期阶段。

THE WOMAN'S BOOK OF YOGA & HEALTH 帕特里夏说

在最后的两个月里，如果没有有经验的瑜伽老师指导，不要做倒立体式。但是，可以做下犬式靠墙的变体。在孕早期和中期，只有当倒立体式已经是你瑜伽练习的一部分时，或在有经验的瑜伽老师的指导下，才去练习倒立体式。

许多女性发现长时间地保持身体直立能帮助她们承受宫缩的痛苦，而另一些女性发现分开腿坐立并将身体前倾会帮助她们将呼吸更有效地带到腹部。不要躺着，因为这会对抗重力的作用，并在骨盆后侧产生压力，在这期间，保持身体直立、跪下或蹲下也很有帮助。两次宫缩之间，休息，休息，休息。如果你想做按摩，告诉你的伴侣。有些女性在此期间需要深入地专注，她会觉得与伴侣的身体接触太分散注意力；而有些女性在伴侣温和地抚摸下呼吸会感到非常舒适。当疼痛来得太猛烈时，我很难专注在呼吸上，当我的丈夫同我一起练习调息法时，他在吸气和呼气时发出声音，让我能够跟随他的呼吸一起练习，这对我帮助很大。

活跃期

一旦你的子宫颈口扩张到三四厘米，阵痛就会加剧，然后子宫颈口扩张和宫颈缩短、展平的速度会加快。对一些女性来说，这个阶段持续的时间可能短到 45 分钟，也可能长达 5 小时。宫颈必须扩张到足以让婴儿通过产道，让胎儿头部向外娩出。一些助产士称这个阶段为过渡期，该时期阵痛更加频繁、猛烈，约 2 分钟一次，每次持续时间可达 60 秒左右。到了这个阶段，留给你休息的时间就不多了。

许多女性发现分娩的时候走路越来越困难，因为阵痛间隔时间越来越短。下蹲可以拓宽骨盆，对一些人会很有帮助，但对另一些人来说，下蹲也会加剧宫缩。珍妮特·巴拉斯卡斯建议在宫缩之间下蹲，在宫缩时站起来并抓住你的伴侣。

将胎儿推出

当宫颈口全开（10 厘米左右）后，你就可以开始用力了。大多数女性知道什么时候开始用力，但我不知道，如果我的助产士没有让我用力的话，我可能就一直躺在产床上。

所有的助产士都会教你，在每次宫缩时配合用力是最有效的方法。无论你做什么，都不要屏住呼吸，不要紧张。要想象宝宝正在通过产道来到这个世界，同时专注于完全地呼气并释放盆底。

在这段紧张的时间里，瑜伽将会给你带来很多帮助。不管你分娩时是蹲着、跪着，还是半侧卧，你之前练习的站立、蹲立和坐立体式都会使你保持在你所选择的分娩姿势中。你需要借助重力来将宝宝推出，所以要避免平躺或任何可能将身体重量压在骶骨或尾骨上的姿势。

产后生活

现在你已经生下了宝宝，你在最初几周所做的事情将极大地影响你在接下来几个月里照顾宝宝和自己的能力。从怀上宝宝到生下它，这个过程需要巨大的身体和精神上的能量，但对能量真正的需求在助产士离开之后才正式开始，剩下你自己喂奶、哄她、抱她、换尿布、给她爱，然后再喂奶、哄她、抱她、换尿布、给她更多的爱，你会感觉其间只有几分钟的睡眠时间。即使你有一个体贴的伴侣可以分担这些新的责任和喜悦，但宝宝在身体和情绪上真正需要的是你。问题是，宝宝需要的是一个精力充沛的、平静且健康的妈妈，但大概率你会感到精疲力竭，充满压力，营养不良，而且情绪不佳，但也不是一定会这样。

生完大女儿莎拉时，我为自己能马上重新开始工作而自豪。很幸运，我的产程很短，身体也恢复得很快，带着依偎在我胸前小睡袋里的小宝宝，我很快恢复了正常生活。在三个星期的超级妈妈心态之后，我的精力消耗殆尽了，最后以产后抑郁收场。

我的一个朋友有着与我截然不同的经历，由中国母亲和俄罗斯祖母抚养长大的安娜，在家里生下了自己的小儿子。安娜的祖母和母亲随即便开始照料一切，她的祖母给她和宝宝一起洗澡，为她做饭，按摩她的双脚，并在宝宝睡觉时确保安娜的睡眠不受打扰。安娜在分娩后的头十天甚至不被允许下楼外出。她唯一的职责就是喂奶、照顾并关爱宝宝和自己。她的母亲负责打扫房间，洗尿布，给宝宝换衣服，还会唱歌给她刚出生的外孙听，并每天带他出去呼吸今日份的新鲜空气。

当然，现在回想起来，不难看出谁有更好的待遇，但当时的我觉得这些事情自己不做很奇怪。然而，安娜的母亲和祖母，本能地知道一个女人的身体和情感需要时间来恢复。在生完孩子后的前六周，女性生理上会发生很多变化，需要时间来调整。首先，别指望在分娩后就能立即减掉怀孕期间增加的体重，你可能会马上减轻 10 ～ 12 斤，并在一两周之后通过尿液排出体内多余的水分（大约 3 升水），再减轻 5 ～ 6 斤。大多数新妈妈发现在第一周会大量出汗，这也会排出更多液体。当然，等子宫收缩到怀孕前的大小和形状，你会减掉更多体重。

THE WOMAN'S BOOK OF YOGA & HEALTH 帕特里夏说

现在，宝宝已经来到你身边了，你会非常渴望恢复瑜伽练习，这里有一些建议，可以帮助你有觉知地练习。

怀孕时，你会着重练习能够创造胸腔与骨盆之间的空间的体式，以容纳增大的子宫并打开髋关节。现在，你练习的重点应该是收紧并强健子宫，使子宫回到原来的位置上，重点在于将子宫向内收、向上提。要避免练习拉伸腹股沟的体式，如仰卧束角式、束角式、坐角式 I 或 II，仰卧上伸腿 II。

修复子宫

产后几周，你的身体必须集中精力进行自我修复，特别是恢复和重建子宫。在这个过程中，残留的血液、血块和细胞会从子宫表层剥落并排出，称为恶露。恶露如同经血过多的表现一样，会持续大约 10 天。分泌物的颜色会从深红色逐渐变为淡粉色，最后变为乳白色，气味也会逐渐消失，到第三周结束时，恶露就会完全消失。

子宫也需要恢复到正常大小，随着子宫变软，你会感觉到它在收缩，就像你在分娩时感到的一样（但没那么痛苦）。哺乳会帮助子宫更快地收缩，许多女性在产后前几周给宝宝喂奶时都感觉到了宫缩，这些"产后阵痛"是由催产素引起的，这种强大的激素也会调节乳汁的分泌量。你可以通过按摩子宫来减轻疼痛，有支撑的仰卧英雄式或摊尸式也很有帮助。多喝些流质的东西，但也要多排尿，充盈的膀胱会增加子宫的不适感。压力通常会加剧疼痛，因此可以练习一些修复性体式，如摊尸式或使用枕头按压腹部，做加强背部伸展式。

恢复身材

一些女性因为太累或太忙，以至于连去锻炼的念头都不敢有。然而，想要看起来苗条又健康的愿望又驱使着另一些人过早地开始锻炼。一定要抵制这种冲动，要等到子宫愈合并恢复到正常大小，且激素水平稳定下来——大多数专家建议休养六周后再开始锻炼。吉塔·艾扬格建议在重新开始瑜伽练习之前，等两周到三周的时间，然后，慢慢地开始一些调息法和摊尸式的练习，这两个练习都会加强腹部力量，帮助子宫收缩变小，并增加乳汁的分泌量。打开胸腔的柔和性修复性体式，如仰卧英雄式，是可以马上练习的，就如同曾经流行的"凯格尔"运动。唐纳·丰建议练习有支撑的前屈体式，她发现它们有助于干燥子宫和帮助子宫练习"关合"。

六周后，如果你不是很疲惫，便可以开始练习本章中的"产后恢复序列"了，其中包括了增强腹部力量、上提并强健子宫的一些体式。产后六周到七周，如果恶露已经干净，你可以加入倒立体式的练习，到第八周可以加入扭转体式的练习。一般来说，产后三个月（取决于你的能量水平）可以恢复平时的瑜伽练习，在一天的不同时间里练练瑜伽，你和小宝宝会度过一段美好的时光。当宝宝小憩时，或者晚上你丈夫在家帮忙照顾宝宝的时候，你便可以独自练习了。

如果你是剖宫产或生产时发生了分娩并发症，帕特里夏提醒你，在伤口愈合之前，除了摊尸式、仰卧英雄式和柔和的调息法练习，不要做任何其他的练习。在身体痊愈后（通常至少需要两个月），你可以增加有支撑的肩倒立、有支撑的桥式肩倒立、倒箭式和大契合法的练习，来平衡激素水平，加强子宫功能，强健腹部。等待产后满六个月再恢复平时的瑜伽练习。

专门研究产前、产后瑜伽的加州瑜伽老师艾米·库珀（Amy Cooper）建议让女性加强髂腰肌（通常被称为腰肌，它起自脊柱并延伸至腹股沟）的练习，髂腰肌在孕期会变紧、变短、变弱。你可以尝试本章中介绍的仰卧英雄式，并按照第8章所示，做有支撑的上犬式。

改善消化

不幸的是，许多女性在分娩后会遭受便秘之苦，这是一件令人讨厌的事情。它通常是由分娩过程中分泌的大量雌激素引起的。分娩过程中很多女性无法吃下很多食物，水也喝得少，这也会使便秘的情况加剧，并可能使她们患上痔疮。如果做了会阴切开术，她们还会担心伤口缝合处会撕裂。

瑜伽能够缓解与产后恢复相关的消化功能紊乱问题（请参看第12章，了解有帮助的瑜伽体式）。

喂养宝宝

现在针对哺乳期新妈妈们的书籍和建议有很多，所以我不再重复这些内容。但我想说的是，尽管哺乳是我做过的最不可思议的事情之一，但哺乳之初并不容易，不要失去信心并太快放弃。就像身体的许多生理反应一样，激素控制着你的乳汁分泌量和产乳时间，任何压力都会影响激素的作用。当宝宝吮吸你的乳房时，那里的自主神经会向下丘脑发出信号：现在该分泌一些乳汁了。如果你平静且放松，下丘脑就会触发垂体分泌催产素，这会让乳房的肌肉收缩并挤出乳汁。如果你焦虑不安、筋疲力尽或担心乳汁不足，结果会让你和宝宝都失望的。

这一切都要回到"战斗或逃跑反应"（在第6章中有详细讨论）。如果妈妈察觉到危险，她的自主神经系统会做出反应，抑制喷乳反射，并让她做好逃跑或保护婴儿的准备。在原始时代，这样的危险是突然而罕见的，而如今，过度劳累的压力、睡眠不足、焦虑或其他刺激都会触发"战斗或逃跑反应"，并抑制乳汁的分泌。

新妈妈们为自己创造一个没有干扰的安静环境是非常重要的，可以让你放松并促使乳汁流出。本书中给出的所有修复性体式都会帮助你以积极的心态来哺乳，尤其是仰卧英雄式、简易坐前屈和半犁式，请参看女性修复序列（第3章）中的指导。此外，要给你的身体和情绪几周时间来适应，换句话说，要有耐心。

产后抑郁

大约在萨拉出生3周后，我崩溃了。我并没有准备好迎接一个新生宝宝的所有需求（尤其是一个一直在哭的孩子）。在这之前，我一个人是可以应付自如的，但是现在我不得不依赖丈夫的帮忙。我渴望成人的陪伴，而且我的身体也没有以前那么强壮和苗条了（我曾期望身材能像以前一样，即使这仅仅是在分娩三周后）。产后抑郁对我影响很大，将近三个月的时间，瑜伽、冥想和一个理解又体贴的丈夫让我从抑郁中走了出来。我的朋友凯瑟琳认为所有女性都应该警惕产后抑郁症。她说她的产后抑郁表现为几乎被恐惧淹没。一想到要为这么小的一个生命负责，她就害怕——她知道这种责任会持续一生。她害怕自己的生活再也不属于自己，也不太确定自己是否能完成养育和引导女儿成长的艰巨任务。

在得知这些感受非常普遍之后，我们俩都得到了一定的慰藉。许多医生把新妈妈们情绪上不可思议的高潮及紧随其后的低谷归因于产前和产后体内激素的升降。但我认为我们大多数人产后感到抑郁也有其他原因。通常情况下，产后抑郁与乳汁胀满乳房并疯狂胀痛差不多是同时发生的；与此同时，婴儿也开始出现更多吵闹行为；同时，新生儿带来的新奇感已经消失了。其他人都回归了日常生活，而妈妈却要独自陪着她的宝宝。生活突然变得不可控，照顾一个新生命的责任有时超出了她的承受能力。

可以重点练习那些能够打开胸腔、拉长呼吸、重振精神的体式，比如仰卧英雄式、肩倒立、桥式肩倒立以及第十章中的其他体式。如果我能抽出一点时间为自己做点什么——散步、冥想、拜访朋友、上产后修复班——任何能清空我的头脑、为我充电的事情，我都会感觉好一些。不要害怕寻求帮助，没有人说过这会很容易，也没有人想让你一个人去承受。产后瑜伽课程提供了一个极好的机会——无论是你自己去还是带宝宝一起，同样重要的是，去和其他妈妈建立联结。如果你的抑郁持续时间超过两周，请寻求外界帮助。

孕期准备序列

1. 英雄坐循环

双膝并拢，跪在一条折叠好的瑜伽毯上，双脚分开，略宽于臀部。如果感到膝盖、腿或下背部有压力，可以将膝盖分开一些。你将从这个体式直接进入到下一个体式，因此在身体后方放置一个瑜伽枕，再将另一个瑜伽枕放在其下方，使其形成"T"形的斜面，但在第一个动作中不会用到这两个瑜伽枕。在后两个动作中，要坐在瑜伽枕上（也可以换成瑜伽砖）。

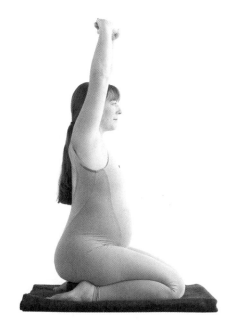

7.1A 英雄坐循环 A

手臂上举

手臂向前伸展，掌心朝着自己，手指交扣。掌心向外翻转，并伸展手臂举过头顶，掌心向天花板方向推并伸直肘部，将肩胛骨收进背部。上提胸骨，并从坐骨开始向上伸展躯干，保持体式 10 ~ 20 秒。坐直，坐高，向上伸展腰部。落下手臂，交换双手交扣方式，重复该体式（7.1A）。

牛面式手臂

左臂背在身后，并将左前臂尽可能地向上伸展，手背紧贴背部。将右臂举过头顶，肘部弯曲，沿着背部向下并将双手手指扣到一起（如果双手扣不到一起，可抓住瑜伽带）。保持右肘部指向天花板，不要低头，抬头。向后转动肩膀，打开胸腔，自然地呼吸，保持体式 30 ~ 60 秒，交换手臂重复该体式（7.2B）。

祈祷式双手

双手在背后合掌，手指朝下，双手翻转，让手指朝着腰部，然后再沿着背部朝着天花板移动。向上移动双手到中背部，并将手掌互推。展开并上提胸腔，同时向后转动双肩，肘部向后推。如果难度太大，可以在背后交叠手臂，双手握住肘部来展开胸腔（7.2C）。保持手臂的姿势 60 秒，然后放松并向两侧伸展手臂，掌心朝上。保持手腕不要抖动，尽量伸展肘部、手腕和手指。

功效 英雄坐循环有助于减轻腿部肿胀，防止静脉曲张。不同的手臂姿势对展开胸腔和增强肩膀的灵活性非常有益。如果计划用母乳喂养宝宝，这个循环对产后哺乳也非常有帮助，因为它会对抗哺乳过程中出现的肩内扣和胸腔关闭的情况。

注意 如果感到膝盖有压力，可以稍稍分开双膝，并坐在瑜伽枕或瑜伽砖上。如果是初学者，不要保持这个体式超过 1 分钟。

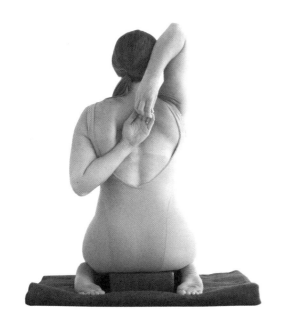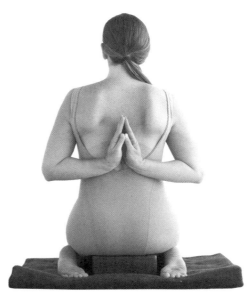

7.1B　英雄坐循环 B　　　　　　　　　　7.1C　英雄坐循环 C

2. 仰卧英雄式

从英雄坐开始，向后靠在前臂上，然后轻柔和地将躯干靠在身后的瑜伽枕上休息，头也靠在瑜伽枕上，手臂在身体两侧放松。闭上眼睛，专注于能为宝宝带去滋养的深深的呼吸。刚开始时，保持体式 1 ～ 2 分钟，如果感觉舒适，时间可以增加到 5 分钟。

功效 这个体式有助于缓解腿部肿胀，防止静脉曲张。其通过上提横膈远离胃部，可以缓解烧心和晨吐，并减轻消化不良和便秘。在孕期因为身体姿态的改变，髋屈肌往往会变紧，这个体式也会拉长髋屈肌。

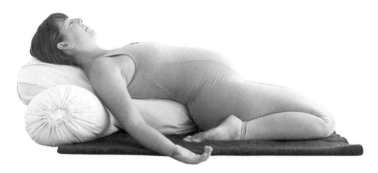

7.2 仰卧英雄坐

3. 俯英雄坐

从仰卧英雄式开始，手臂推地，用胸骨带动身体起身，保持头部放松，直到身体完全坐直。双膝分开，略宽于髋部（给腹部足够的空间），大脚趾相触，将两个瑜伽枕叠放在身体前侧，从髋部进入前屈并向前伸展手臂，拉长脊柱。躯干向前落在瑜伽枕上，保持骨盆紧贴脚跟。放松并拉长颈部后侧，放松肩膀，让头在面前的瑜伽枕上休息。保持体式几分钟，舒适的话，也可以保持更长时间，之后缓缓地起身，舒适地坐着呼吸几次。

功效　这个体式可以放松背部，拉长脊柱。它可以释放髋关节和腹股沟区域的紧张，并有助于拓宽盆腔。

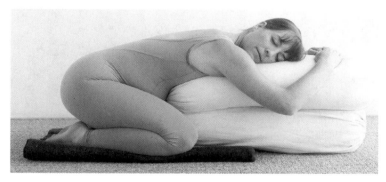

7.3　俯英雄坐

4. 仰卧束角式

将瑜伽枕放在身后，两个瑜伽枕呈"T"形摆放，让上方的瑜伽枕形成一个倾斜的

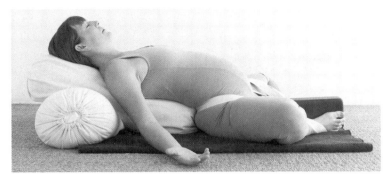

7.4　仰卧束角式

平面。屈膝，坐在瑜伽枕前方，骶骨触碰瑜伽枕边缘。将瑜伽带按照第 X 页中展示的方法拉紧，向后躺下，头和躯干舒适地在瑜伽枕上休息，臀部和双腿落在地面上，注意观察下背部是否有不适。如果感到颈部有压力，可以将一条折叠好的瑜伽毯放在头和颈部下方。如果感到腿部肌肉紧张，可以将两个瑜伽毯卷起，分别垫在两侧大腿根部。在舒适的状态下，可以保持这个体式任意时长，深深地呼吸。在孕期最后的两三个月练习时，可以在两脚之间放一块瑜伽砖来拓宽骨盆，以便为分娩做准备。

　　屈膝，撤出瑜伽带，双脚推开瑜伽砖，退出体式。身体转向一侧，休息几个呼吸后起身。

　　功效　这是一个特别好的方式，它可以同时横向和纵向地打开骨盆，给胎儿创造更多空间。这个体式还会缓解恶心，并让呼吸更加轻松。因为这是一个柔和的后弯体式，所以也有利于打开肩膀，缓解上背部的紧张。

5. 花环式

　　背靠墙站立，双脚分开约 45 厘米，慢慢地将重心向下移到脚跟，就好像要坐在椅子上一样。如果你能做到的话，可以从髋关节开始微微将身体向前倾，让背部离开墙面，但是骶骨和臀部仍然要依靠墙壁支撑。双手合十，在胸骨处做祈祷式，肘部轻推双膝来保持双膝分开，保持这个姿势，足弓内侧向上提，脚跟压向地面。保持30 秒或更长时间，但最多 3 分钟，或者反复多做几次，

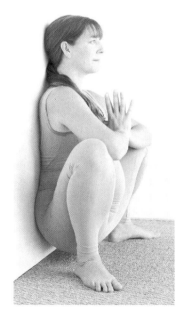

7.5　花环式

直到体式做起来更容易。如果很难保持脚跟着地，可以将卷起来的瑜伽垫或毛巾垫在脚跟下方。一些女性更喜欢使用一两个瑜伽枕或者矮凳，这样她们就可以蹲坐在上面。尽量自然地呼吸，并关注呼气，放松盆底肌并拉长脊柱。

功效　在怀孕期间，这个体式能使髋关节和骨盆保持灵活，在怀孕第九个月练习这个体式可以促使宝宝进入产道。这是分娩的理想体式。

注意　如果你有痔疮，因静脉曲张而疼痛或做了宫颈环扎，请不要练习这个体式。

6. 巴拉瓦伽式

坐在两条折叠好的瑜伽毯上，双腿向前伸展。身体右侧对着墙壁，弯曲双腿并将双腿移动至左髋一侧（或靠近左髋），确保两侧臀部都在瑜伽毯上。将肩胛骨收入背部，扩展胸腔，并且向上伸展脊柱。呼气时，将腹部、肋骨、胸腔和肩膀向右转动，将双手放在与肩同高的墙面上。呼吸几次，保持体式60秒，在转动腹部的同时让宝宝也随之转动。放松面部、颈部和喉咙，从体式中还原，坐正，伸直双腿，换另一侧重复该体式。

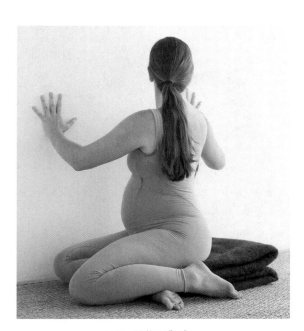

7.6　巴拉瓦伽式

功效　这个体式能保持脊柱的灵活性并缓解背部的紧张，在强壮腹斜肌的同时，也不会压迫到胎儿。

注意　腹泻时请不要练习扭转体式。

7. 山式

背部靠墙站直，双脚分开，与髋同宽。双脚彼此平行，将身体的重量均匀地分布在前脚掌与脚跟之间。通过上提股四头肌（大腿前侧）来收紧双膝。通过向后旋转肩膀，使其靠近墙壁并将肩胛骨收入背部，上提胸骨并扩展胸腔。上提腹部，尾骨向内收并向下伸展，注意不要将大腿向前推。保持手指并拢，掌心朝着大腿，手臂向下伸展，保持肩膀远离耳朵。下背部与墙壁之间有一些空间是正常的，但是这个空间应仅能够让手从中滑过。保持体式 30 秒或者更长时间，自然地呼吸。

功效 随着孕期体重的增加，保持良好的身体姿态对预防背部问题是非常重要的，并且这个体式有助于恢复身体正位。良好的身体姿态也会让你的身体更轻盈，让心理更积极乐观。

8. 三角伸展式

背部靠墙站直，双脚分开约 80 厘米，左脚向外旋转 90 度，让脚的侧面与墙壁平

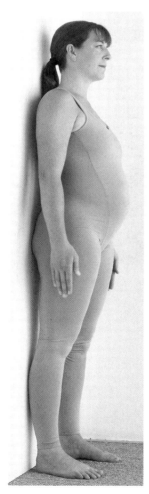

7.7 山式

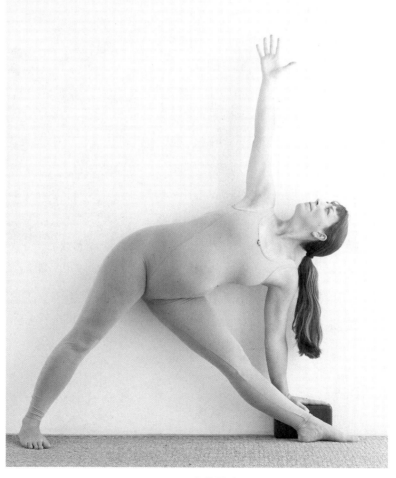

7.8 三角伸展式

行。右脚微微向内转，左脚脚跟应与右脚足弓对齐，在左脚外侧与墙壁之间放置一块瑜伽砖。向两侧伸展手臂，上提股四头肌，并上提腹部和胸腔。呼气时，保持背部和手臂后侧贴墙，向左伸展躯干并将左手放在瑜伽砖上，左手下压瑜伽砖，让伸展的力贯穿胸腔，一直到达右臂。将肩胛骨收入背部，向天花板转动胸腔，直视前方或目视右手方向。在体式中自然地呼吸 20 ~ 30 秒，然后吸气起身，换右侧重复该体式。退出体式时，向内转动脚趾，并拢双脚。

功效 这个体式可以使整个身体充满能量，增强双腿的力量，打开胸腔，改善呼吸和循环，拓宽双肩。它也有助于保持脊柱的灵活性。

9. 半月式

从左侧的三角伸展式开始，背部贴靠墙壁，左手放在左脚与墙壁之间的瑜伽砖上。

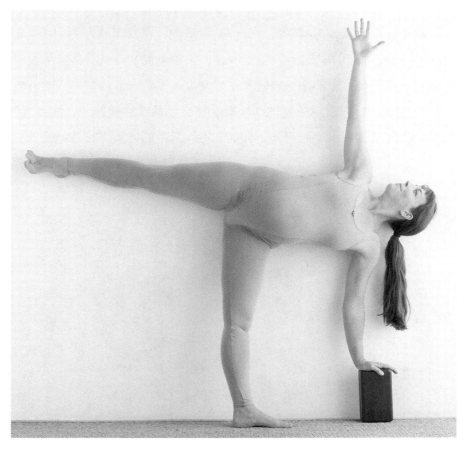

7.9　半月式

呼气，屈左膝，同时将瑜伽砖沿着墙壁移动到脚前方 30 厘米处。将身体的重量移动到左腿，右脚跟抬离地面，脚尖着地。随着呼气，在伸直左腿的同时将右腿抬高，直到右腿与地面平行。保持背部与右腿贴靠墙壁，同时向天花板方向转动骨盆和胸腔。向上伸展右臂，使其与肩对齐。最大限度地打开骨盆和胸腔，向天花板方向转动腹部，使其远离右大腿，将肩胛骨收入背部并且尽量扩展胸腔。保持体式 30～60 秒，深长而轻柔地呼吸。

退出体式时，以墙壁作为支撑，在右腿落下的同时弯曲左腿，回到三角伸展式。吸气，缓缓地提起躯干，站立起身，换另一侧重复练习该体式。

功效 这个体式有助于减轻晨吐症状，打开骨盆和胸腔。它也会让腿部保持强壮，在增强腹部力量的同时也不会压迫到胎儿。

10. 双角式

站立，双脚分开，并且保持平行。背部贴靠墙壁，在身体前方约 110 厘米处放一把椅子。两手扶髋，脚跟压向地面，稳定身体，头顶上提并拉长身体。从髋关节开始前屈，让双肩远离耳朵，臀部贴靠墙壁来获得支撑。手臂向前伸展，将前臂放在椅子上，躯干应与地面平行，双腿应与地面垂直。你会感到脊柱被拉长，腹部是展开的，肩膀是放松的，并且感到腘绳肌得到了伸展。看向双手的方向，自然地呼吸，关注呼

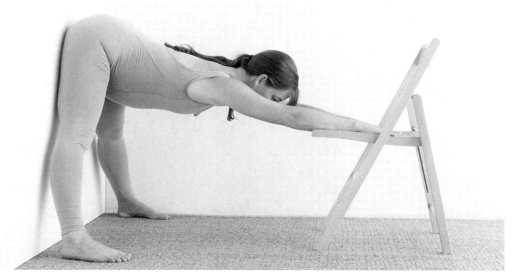

7.10 双角式

气，保持 30 ～ 60 秒。

退出体式时，放松手臂，两手扶髋，慢慢地站立起身，靠墙休息几个呼吸的时间。

功效 这个体式有助于改善腿部循环，放松盆底肌，使全身充满能量。

注意 如果这个体式让你头晕，或者你在孕期血压低，请不要练习这个体式。

11. 坐角 I 式

靠墙，坐在两条折叠好的瑜伽毯上，充分向两侧张开双腿。坐高，坐直，双手放在瑜伽毯边缘——大腿的后面。大腿和手臂向下推地，同时向上提起躯干两侧，通过从盆底上提腹部的动作来上提宝宝。保持体式的时候不能紧张，坚持 1 ～ 3 分钟，自然地呼吸，想象子宫会创造更多空间让宝宝成长。屈腿，退出体式。

功效 这个体式可以拓宽并加强骨盆区域的力量，给宝宝活动的空间。它还会强健脊柱、盆底肌和大腿内侧，并增加髋部的灵活性。如果整个孕期能够有规律地练习这个体式，会减轻阵痛并有利于顺产。

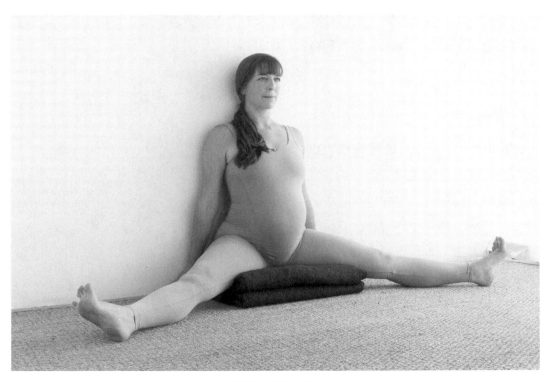

7.11　坐角 I 式

12. 束角式

靠墙，坐在两条折叠好的瑜伽毯上，挺直背部并上提腹部。弯曲双腿，打开双膝，双脚掌心贴合。孕期满 5 个月以后，要将一块瑜伽砖放在两脚掌之间，帮助你进一步拓宽骨盆。保持双脚外侧贴地，用头顶拉动脊柱向上伸展，想象你从盆底上提腹部的同时宝宝也被向上提起。从腹股沟处开始拉长大腿内侧，直至膝盖。双膝轻轻向下落，尽可能靠近地面。双手在身后撑地，最大限度坐直，向上提起腹部。保持体式 30 秒或更长时间，自然地呼吸。双脚落地，并向前伸直双腿，退出体式。

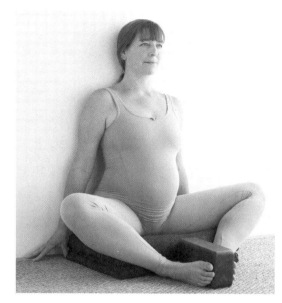

7.12 束角式

功效 这个体式有助于拓宽骨盆，强健脊柱，改善身体姿态，放松盆底肌，加强腹部力量。它还可以为分娩过程调整好骨盆的位置。

13. 倒箭式

在离墙约 8 厘米处放置一个瑜伽枕，再在瑜伽枕前方为支撑头部和肩膀放一条折叠好的瑜伽毯。坐在瑜伽枕上，右髋接触墙壁。用手支撑身体，身体向后仰，翻转身体，先将右腿靠墙，然后再将左腿靠墙，保持臀部靠近墙或抵在墙上。当你向上提腿时，如果臀部离开了墙壁，则用双脚踩墙，手撑地，提起髋部，将臀部放回原位。如果感到腿部僵硬或有其他不适，可以将臀部稍远离墙

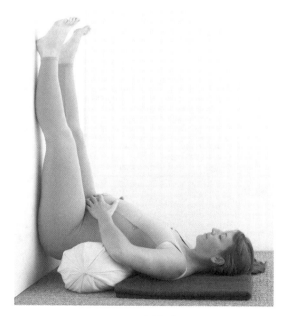

7.13 倒箭式

壁一些。躺下，用瑜伽枕支撑下背部和肋骨，尾骨落向地面的方向。双腿分开，至少与髋同宽，让肩和头在瑜伽毯上放松。伸展双腿，将手放在腹部与宝宝交流，闭上眼睛，在这个体式中放松休息，保持 5 分钟。

功效　这个平静的体式有助于缓解全身疲劳，尤其是腿部的疲劳感，并减轻恶心与腿部肿胀问题。如果你喜欢，也可以用这个体式代替摊尸式。

14. 摊尸式

在孕早期，可以按照女性基础序列（第 24 页）中的描述做这个体式，从第四个月开始，则需要通过侧卧来练习。膝盖向一侧弯曲，侧坐在一侧臀部上。将一个瑜伽枕放在双膝之间，将另一个放在身体前方。用手臂支撑身体，小心地躺下，然后手臂抱住前方的瑜伽枕，头舒适地靠在一边，保持这个体式任意时长。获得最大化舒适感是这个体式的关键，只要整个身体包括颈部和头在一条直线上，使用多少瑜伽枕都可以。练习这个深度放松的体式多少次都可以，但要左右替换来保持舒适感。专注在呼吸上，让呼吸化作爱，让你的腹部和宝宝都沐浴在爱中。退出体式时，双手轻柔地推地起身，站起来之前在这个姿势中保持几个呼吸。

功效　这个深度放松的体式能够舒缓交感神经系统，缓解疲劳和焦虑，恢复情绪的平衡。

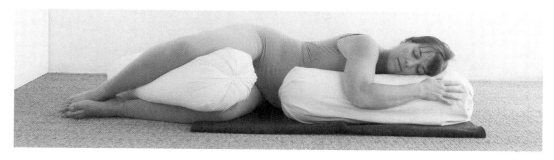

7.14　摊尸式

乌加依呼吸法

以一个舒适的体式开始，如仰卧束角式。闭上眼睛，完全地放松，双手在身体两侧休息，掌心朝着天花板，闭着嘴呼吸。吸气时，感受两肺扩张、胸腔扩展。每次吸气时拉长脊柱，为宝宝创造空间，感受气息碰触上颚并发出轻微的嘶嘶声。呼气时，让股骨（大腿骨）落向地面，并且每次呼气时都让身体沉向大地，这可以为你提供支撑和力量。呼气时，喉咙后侧也会发出声音，一些练习者说，这让他们想起了《星球大战》中的达斯·维德。

平稳地呼吸几次，一旦完全放松下来，就自然地吸气，屏息 1 秒，然后缓缓地呼气，排空两肺。呼吸要稳定，并且呼气要比吸气时间长一些，重复这个练习 12 ～ 15 轮。现在反过来：深长地吸气，屏息 1 秒，然后自然地呼气，让吸气比呼气时间长一些。保持胸腔向上提，并让气息去扩展躯干两侧，重复这个练习 12 ～ 15 轮。最后，缓慢深长地吸气，缓慢安静地呼气，直到两肺完全排空。吸气与呼气的时间相等，重复这个练习 12 ～ 15 轮，以呼气结束。

间断调息法

选择你喜欢的体式，以深吸气开始，由上向下呼气，分三次将两肺排空。呼一部分气屏息 2 秒；再呼一部分气再屏息 2 秒；继续呼气，直到两肺排空，屏息 3 秒。自然地呼吸几次，然后重新开始，继续这个练习五六轮。

最后一次呼气结束后，将下次的吸气分成三部分。将气吸入肺的底部，屏息 1 秒；将更多的气吸入肺的中部，再次屏息；然后一直吸气，直到气息充盈肺的顶部，屏息。完全地呼气，向地面放松下半身，但保持上半身向上提。自然地呼吸几次，然后重新开始，练习五六轮。

每次都以 5 ～ 10 分钟的摊尸式来结束调息法的练习，并用枕头或瑜伽枕支撑身体。

产后修复序列

1. 树式

站立，双脚分开，与髋同宽。弯曲右膝，将右脚跟放在左大腿顶端，同时将脚压向大腿并保持在那儿，脚趾朝着下方。将身体的重心放在左腿上。可以将双臂举过头顶，也可以双手合十，放在胸前呈祈祷式，还可以用一只手抱着宝宝。在身体允许的情况下，保持体式 10 ～ 15 秒。

功效 这个体式有助于加强脊柱力量，改善身体姿态，并使整个身体充满活力。

2. 下犬式

靠墙放两块瑜伽砖，将双脚放在瑜伽砖上。先俯卧下来，让双脚处于瑜伽砖前方，手掌放在胸腔两侧的地面上，手指充分展开并指向前方。起身，双手和膝盖着地，然后将双脚踩在瑜伽砖上。

呼气，双手压向地面，脚趾压向瑜伽砖，吸气；再次呼气时，抬高臀部，大腿向上、向后移动。保持双腿的伸展，臀部最大限度向上提，同时将脚跟踩向瑜伽砖的方向。手臂和腿的动作使脊柱拉长，头部放松。保持体式30～60秒，深深地呼吸，让头部完全放松，释放颈部压力。

退出体式时，双脚从瑜伽砖上下来，回到手、膝着地的姿势。双脚并拢，稍稍分开双膝，然后向后坐在脚跟上。

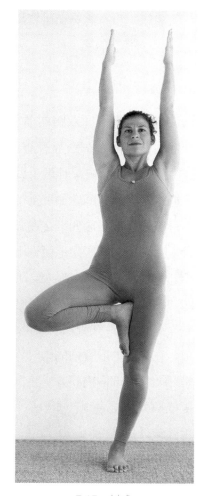

7.15 树式

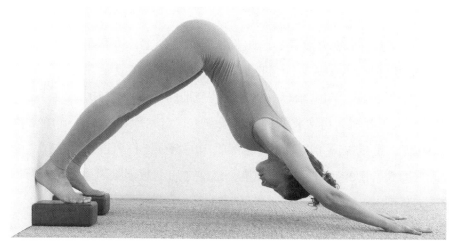

7.16 下犬式

功效 将双脚踩在瑜伽砖上有助于上提子宫，强化盆底肌，强健脊柱。

3. 大契合法

坐直，坐高。双腿向前伸展，弯曲右腿，将右脚跟靠近腹股沟，让右腿与左腿垂直。伸展手臂，双手抓住左脚大脚趾。如果觉得抓握不舒服，可以用瑜伽带绕在脚的球骨上。两侧大腿压向地面，上提躯干，伸直手臂。背部轻柔地向内凹，胸骨向上提，下颌靠向胸腔，完全地呼气。充分吸气并收紧腹部，在向上伸展脊柱的同时，从耻骨开始将腹部向内拉并一直向上提

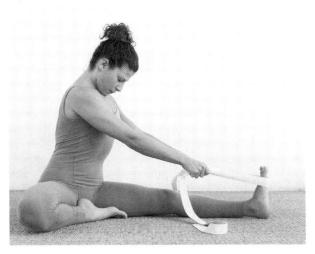

7.17　大契合法

至横膈处。屏息 3 ～ 5 秒后呼气，然后开始下一轮练习。放松，伸直右腿，换另一侧重复该体式。

功效 与凯格尔运动的练习效果相似，这个体式可以调整子宫，增强盆底肌和腹肌。

4. 上举腿

仰卧，双腿并拢，与地面成 60 度角，脚跟抵墙。掌心朝上，手臂向头顶上方伸展，感受整个身体也在伸展（7.18A）。大腿、膝盖、脚踝和脚趾紧贴在一起，在体式中自然地呼吸几次，呼气时，向上抬起双腿，使其与地面垂直（7.18B），这样保持 5 ～ 10 秒，自然地呼吸。呼气，再次将双腿放到墙壁上，自然地呼吸 5 ～ 10 秒，然后抬起双腿回到 90 度，重复 3 ～ 4 次。随着腹部肌肉的增强，你可以重复这个过程 15 ～ 20 次。确保臀部和背部牢牢地贴着瑜伽垫，这样会启动腹部肌肉而不是下背部肌肉。

功效 这个体式可以伸展脊柱并增强腰腹、大腿和臀部的力量。

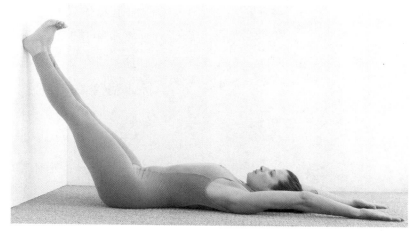

7.18A　上举腿 A

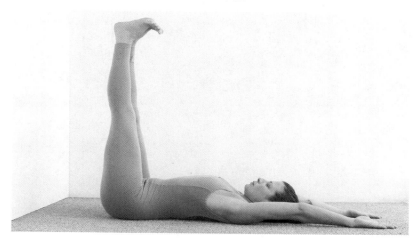

7.18B　上举腿 B

5. 肩倒立

（开始之前，请参看第 54 ～ 55 页。）在椅背离墙 20 ～ 25 厘米处放置一把椅子，在椅座上放一条折叠好的瑜伽毯，并在椅子前方放两三条折叠好的瑜伽毯。坐在椅子上，双腿弯曲，搭放在椅背上，将臀部移向椅座的中心。

先握住椅子两侧，再向下握住椅子前腿，身体慢慢向下落，让颈部和肩膀落在瑜伽毯上，让头落在地面上。做这些动作的同时一定要拉长脊柱并打开胸腔，逐一移动双手，抓住椅子后腿，手臂要位于椅子的两条前腿之间。大腿向内旋转，双腿向上伸直，保持双腿并拢并从腹股沟直到脚跟伸展双腿。闭上眼睛，自然地呼吸，将胸腔靠向下颌，保持体式 5 分钟。

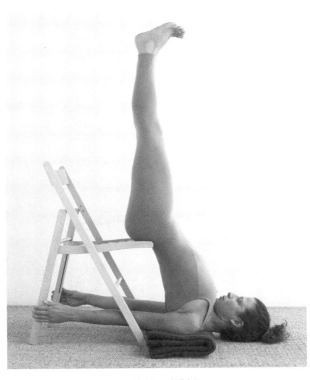

7.19 肩倒立

退出体式时，弯曲膝盖，将脚放在椅背上。松开双手，向下滑动，直到骶骨落于瑜伽毯上，而小腿落在椅座上。休息一会，然后向一侧转身，慢慢地坐起来。

功效 如果你感到疲劳或焦虑，这是一个特别适合练习的倒立体式。这个体式能缓解静脉曲张，因为它能增强血液循环。它还有助于培养耐心和意志力，稳定情绪——这些都是新妈妈们必备的好品质。

注意 如果你还有恶露排出，或患有高血压、紧张型头痛、偏头痛，请不要练习这个体式。

6. 半犁式

将一条折叠好的瑜伽毯放在瑜伽垫上，瑜伽毯的边缘靠近椅子腿。双腿伸展并躺下来，让肩膀落在瑜伽毯上，让头处于椅座的下方。呼气时，弯曲双膝，同时上提臀部，向上摆动双腿，让大腿完全落在椅座上。如果需要增加高度来使双腿平行于地面，可在椅子上放一条折叠好的瑜伽毯。将胸腔靠向下颌，肘部弯曲成直角，掌心朝上，闭上眼睛放松。休息3～5分钟，深深地呼吸，让大脑平静下

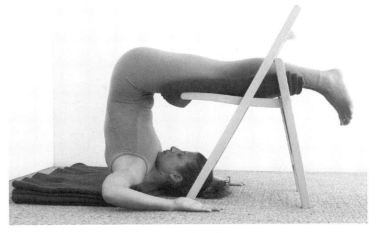

7.20 半犁式

来。退出体式时，双手托住背部，缓慢地逐节向下卷落椎骨，向一侧转身，然后坐起来。

功效　这个体式有助于舒缓神经，缓解疲劳，减轻肩膀和手臂的僵硬。

注意　如果你有肩颈问题或仍有恶露排出，请不要练习这个体式。

7. 桥式肩倒立

准备两个瑜伽枕和一条瑜伽毯，将一个瑜伽枕靠墙横放，将另一个瑜伽枕与其垂直放置，形成"T"形。在瑜伽枕靠近墙壁的一端坐下，保持膝盖弯曲。向后躺在瑜伽枕上，滑动身体，直至背部中段来到瑜伽枕的末端，肩膀刚好落于地面上，头和肩在地面上放松。双脚并拢，脚跟相触，向墙壁方向伸直双腿；将脚跟放在瑜伽枕上，脚触碰墙壁，双腿伸直，手臂放松。闭上眼睛，完全地放松，腹部保持柔软。放松阴道壁，深深地呼吸，在舒适的前提下，保持这个体式任意时长。

退出体式时，屈膝，慢慢地向身体一侧翻身，用手推地起身。

功效　这个修复性的体式有助于平静大脑，舒缓神经，打开胸腔（改善呼吸和循环）。有些女性发现它对防止静脉曲张十分有益。

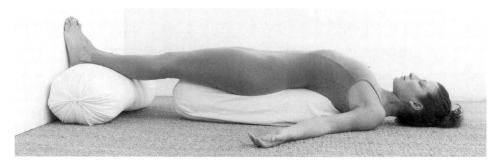

7.21　桥式肩倒立

8. 倒箭式

在离墙 7 厘米处放置一个瑜伽枕，坐在瑜伽枕上，右髋接触墙壁。用手支撑身体，向后仰。翻转身体，将右腿靠在墙上，然后左腿靠在墙上，保持臀部靠近墙或抵在墙上。向上抬腿时，如果臀部离开了墙壁，则用脚踩墙。手撑地，提起髋部，使臀部回到原位。如果感到腿部不适，可以将臀部稍微远离墙壁一些。躺下来，用瑜伽枕支撑下背部和肋骨，尾骨向地面下落，肩和头在地面上放松。如果颈部不适，可以将一条瑜伽毯放在颈部下方。伸展双腿，手臂放在身体两侧，肘部弯曲，掌心向上。在这个体式中放松休息，闭上眼睛，在舒适的前提下，可以保持任意时长。

功效 这个有支撑的倒立体式有助于平衡内分泌系统，舒缓神经，打开胸腔，改善呼吸和循环。一些女性发现这个体式对缓解产后抑郁很有益处。

注意 如果你还有恶露排出，请不要练习这个体式。

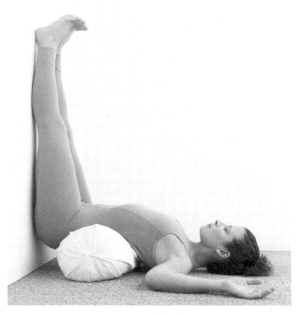

7.22 倒箭式

9. 摊尸式

将一个瑜伽枕放在身后的瑜伽垫上，将一条折叠好的瑜伽毯放在瑜伽枕的一端来支撑头部。在瑜伽枕的一端坐下来，臀部接触瑜伽枕，躺在瑜伽枕上，头在瑜伽毯上休息。手臂在身体两侧放松，掌心朝上，双脚分开，放松下来。专注呼吸，完全地放松肩膀、颈部和面部肌肉，保持腹部柔软放松。吸气时，让气息充盈胸腔，但不要让喉咙、颈部和横膈紧张，放松眼睛，自然地呼吸 5 ～ 10 分钟。

功效 这个修复性体式可以消除身心疲劳，舒缓交感神经系统，以此来缓解焦虑，并促进健康的乳汁分泌。

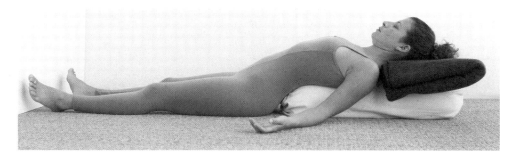

7.23 摊尸式

Chapter
08 关爱背部

如果你正在遭受背痛的困扰，得知自己并不是唯一有这个问题的人也许会让你得到一丝慰藉。背部问题位列美国成年人身体不适原因之首，成为影响工作的首要位原因，并催生出了成千上万的骨科专家、脊椎按摩师、健身教练、针灸师和瑜伽理疗师。

背痛，如同你身体中发生的其他事情一样，受到你的情绪、思想和待人处世的方式的影响非常大。帕特里夏经常提醒她的学生们，思想会影响感受，感受会影响生理功能，反之亦然。换句话说，如果你觉得自己是个失败者，你就真成了一个失败者，你的身体语言就会反映出来你失去了自信，最终你的感受会转化为拱肩佝背，下背部疼痛，甚至肺活量也会受到影响。但是如果你有意识地以良好的姿态阔步行走，你的情绪也会随之改变，你会真切地感到自信和强大。

很多女性从青春期就开始感到背痛了。如果你就是这样的话，说明很多年前你就已经在虐待你的背部了：背着又大又重的书包，通常还是单肩背包；弯腰俯身，在桌前一待就是几个小时。现在无论是因为工作还是因为娱乐，你永远在讲电话，并将电话夹在肩膀和脖子中间。从心理上来讲，你对自己的要求并没有比青春期时要低。35岁的玛乔丽依然记得年少时妈妈经常提醒她要站直，抬头挺胸地走路。"就像我是什么大人物一样地走路。"她告诉我说。"我不想让别人盯着我的胸部，我那时讨厌我的胸部，现在也讨厌。谁会想在自己还没那么有自信的时候去吸引别人的注意呢？"这段话听上去是不是很熟悉？

玛乔丽说她总是倾向于占用尽可能少的空间，她的身体姿态也反映出了这种态度。她的肩膀向前佝偻着，走路时眼睛通常往下看，坐着或站立着时双臂会紧紧地交叉在胸前。她还是一个青春少女时，便已开始建立一个身体上和精神上的堡垒来对抗世界，多年来保护着自己免受同龄人的影响。不幸的是，由于她过度使用颈部和上背部的肌肉，也让这些部位出现了问题。脊柱按摩师同时也是瑜伽老师的正脊疗法医学博士托马斯·奥尔登（Thomas Alden）将困扰她的问题称之为"过度负重"。无须物理治疗师或者心理治疗师的介入我们也能看出，玛乔丽的过去影响了她现在的身体姿态，而她的身体姿态又强化了她心理上的自卑感。

在任何年龄，你的情绪都能影响你的身体姿态和背部健康。当我的朋友乔伊斯三十多岁开始练瑜伽的时候，她的骶骨有很多的问题，她连自己的脚趾都够不到。即便她知道自己非常痛恨生完孩子后身体的变化——她的腹部不再平坦，她的大腿有了凹陷——可她完全没有想到这些感受会影响她的身体姿态，并带来身体上和情绪上的痛苦。她腰椎的自然生理曲度变直了，胸椎的曲度变大了，都是因为她想把肚子收进去，因为这样能让她看上去显瘦一点。

还有一些女性的问题源于她们在工作和运动方面的追求。正如奥尔登博士所解释的，她们倾向于"过度依赖"她们的关节。苏珊，前芭蕾演员和瑜伽老师，就是个典型案例。她过度伸展的膝盖和内八（向内弯）的双脚导致关节过度磨损。关节比骨骼更加脆弱，但却要承受身体的重量并保持身体的正位。

如果你有一份压力非常大的工作，你可能会遭遇汤姆·奥尔登博士所说的"工作表现模板化"。为了在极端的压力下表现出色，通常是在一个男性主导的环境中，你会关闭与自己情绪和身体的联结。这种"我与全世界对抗"的姿态看上去非常强大，自我独立，不屈服于他人，而此时身体上的表现则是短浅的呼吸、紧张的肌肉（尤其是上背部）和紧紧咬在一起的牙齿。这种姿态产生的短浅呼吸和循环不畅会触发免疫系统的"战斗或逃跑"反应（见第 6 章），并以肌肉和关节疼痛的形式表现出来。

玛乔丽所描述的这种"过度负重综合征"也同样适用于照顾婴幼儿的女性。任何采用母乳喂养的女性都知道上背部和颈椎疼痛有多痛苦，抱着小宝宝，把他们放在胯上会对脊椎的正位造成巨大的破坏。如果你是在家办公（特别是对着电脑）又同时照看孩子的话，那你需要特别小心了。我以前从未特别注意过我的后背，然而最近，我在电脑前的工作时长由每天三四个小时变成了八九个小时：我会忘记间歇休息，一天结束时，我的脖子疼，肩膀紧，下背部僵硬，甚至左侧旋转肌群都很不舒服。直到跟我的瑜伽老师聊起来我才知道这些问题都是相互关联的，并且都与我的坐姿有关系。

当女人到了四五十岁时，一直伴随她的肌肉疼痛和僵硬遇到不稳定的荷尔蒙，便开始引起更多问题。髋关节、肩膀和背部的阵痛变成了关节炎，骨质疏松症也开始出现（见第 14 章）。很多像玛乔丽这样上了年纪的女性一想到衰老都会不禁一颤，想把自己缩成一团（这样或许就没有人会注意到年龄增长带来的下垂、松弛和臃肿等）。

背痛会以很多种形式出现：从上背部和颈部的紧张，到骶骨处的坐骨神经痛；从以摇摆背为典型特征的脊柱前凸到驼背形态的脊柱后弯；从脊柱侧弯引起的结构问题到骨关节炎、骨质疏松及椎管狭窄引起的致残问题。当然也有相当多的背部问题是由于受伤、先天性缺陷，甚至是免疫系统的紊乱引起的，而大多数背部问题则与姿势不良和肌肉张力有关。大部分问题会因压力、怀孕、营养不良、忧思、工作和遗传因素而加剧。即便是非常严重的退行性疾病也可以通过改善你的姿势、改变对关节非正常的使用方式、合理休息、正确饮食和管理压力水平等方式来得到缓解。当然，在开始瑜伽课程之前，去找一位健康专家评估一下你的背部问题是非常重要的。

检查你的姿势

那么到底什么是健康的姿势呢？你怎么知道所有的部位都以正确的方式运作呢？脚跟抵墙站立，如果你的小腿肚、屁股、肩膀、后脑勺都能贴在墙上——并且墙和背部之间的缝隙正好可以放下你的手——那么你的身体处于良好的正位。基本上你的头应该平衡地落在肩膀的正中，肩部落在髋部之上，而髋部的中心位于双膝的中心之上。你的膝盖在脚踝之上，使得身体的重量均匀地分布在脚掌的四个角上。良好的坐姿（膝盖弯曲）指的是，从两耳垂的中线经肩膀到髋部的中央能够画一条假想的直线。

为了保持良好的姿势，你的脊柱必须既灵活又稳定，但是绝不能僵硬。它的稳定性支撑着头部和肩胛带，让身体直立；它的灵活性让你的躯干可以弯曲扭转、前后移动和左右拉伸。已故的著名瑜伽老师、《唤醒脊柱》（*Awakening the Spine*）一书的作者万达·斯卡拉韦利（Vanda Scaravelli）曾经把脊柱比喻为一棵树：它植根于你的骶骨和双腿，为身体带来支撑、稳定和平衡；它的躯干上至颅骨底部，支撑头部；它的枝干伸出来支撑肩部。

持之以恒的瑜伽练习是维持良好体态的理想方式。瑜伽能帮助你的脊柱保持灵活和稳定，因为它包含了一套全面的日常练习，使身体可以自然地向各个方向移动。

背部地图

如果你没有通过姿态测试意味着什么？这当然并不意味着不良姿势带来的后果是不可逆的，或者你的人生就注定充满病痛和煎熬。当然，要逆转长期以来的坏习惯带来的后果并不容易，然而这也并非无法实现，每天的瑜伽练习可以带来不可估量的益处。然而，在你真正明白瑜伽的屈曲、伸展、收缩和扩张是怎么帮到你之前，你要了解脊柱的工作原理以及围绕脊柱的身体各部位之间是如何联系的。

脊柱，是一个由骨骼、神经、肌肉和韧带相互连接的复杂系统，它始于颈部的顶端，在那里支撑着头部，结束于骶骨最末端下方的尾骨处。连接在脊柱上的有双臂（通过肩胛带）、胸部（通过肋骨）和双腿（通过骨盆）。脊柱中突起的骨骼叫作椎骨，当身体前屈时你会感受到它们，这些互相连接的轴状骨头被周围的肌肉和韧带固定，并依靠它们的骨性凸起连接在一起形成椎管，神经和脊髓便位于椎管内。

我们在站立的时候，脊柱并不是完全直立的，三个自然生理曲度给予了脊柱必要的耐受力，使它能够完成弯曲和拉伸的动作，并且支撑身体，它还能够缓冲日常压力。在镜子中观察自己的背部（或者观察朋友的背部），你会发现颈椎是在颈部后侧向内弯曲的（前凹）。下一个曲度在上背部，在胸椎处向外弯曲（后凸）。第三个曲度在腰椎处（下背部），并向前凹，然后在尾骨的末端有一个轻微的后凸曲度。如果这些曲度中的任何一个比正常的过大或者变直，脊柱的其他部分就一定会代偿，从而导致背部、肩、甚至是腿部的疼痛。例如，你可能会像我一样注意到，当颈椎曲度过

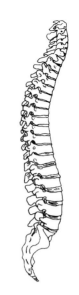

脊柱是如何排列的

大时，你不仅会感到颈部疼痛，而且骶骨、腿的后侧、锁骨和肩关节处都会发生疼痛。而当腰椎曲度过大时，便会影响到髋屈肌和身体前侧的腹肌，有时也会影响膝盖，当然也包括脊柱两侧的肌肉和下背部的腰椎间盘（参看第 XIV 页和第 XV 页）。

许多脊柱按摩师和从事身体疗愈相关的专业人士的办公室中都有一个脊柱的三维模型来展示它具体是如何工作的。你可以看到脊柱的生理曲度，以及椎骨的大小和形状，从较小的颈椎到逐渐增大的胸椎，再到更大的腰椎，因其承重最多。每个椎骨都整齐地叠放于下一个的上方，其间由椎间盘隔开。

脊柱的健康依赖于椎间盘的健康，这些椎间盘是由软骨和纤维组织构成的，可以起到减震的作用，它们使脊柱具有能动性，并防止椎骨之间互相摩擦。每个椎间盘外部都有一层坚固的交错排列的纤维软骨环，保护着内部的柔软胶状物质。如果外层损伤，内层的胶状物便会突入椎管压迫脊髓神经，引起疼痛，这就是椎间盘突出。

像你身体的许多其他部位一样，椎间盘需要合理的营养来保持其强壮、弹性及正常功能，由于椎间盘柔软的内部组织没有血液供应，它必须像海绵一样从周围组织中吸取营养。医学博士玛丽·沙茨，《保健基础：一名医生推荐的缓解背部和颈部疼痛的温和练习计划》一书的作者解释说，当身体休息时，椎间盘会吸收营养而变得饱满（这就是为什么人在早上起来时会比较高的原因）；当你活动时，中间的液体会被挤到周围组织和椎骨里；当身体再次休息的时候，吸收营养的过程又会重新开始——这个过程有点儿像推拉风箱。椎间盘不管以什么样的方式受到损伤，无论是姿势不良、脊

柱僵硬，还是外伤，它们像海绵一样的行为就会受到影响，椎间盘便得不到滋养，沙茨博士说由脆弱纤细的椎间盘引起的一系列问题被称为退行性椎间盘疾病。

肌肉

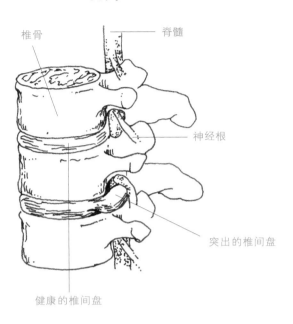

很显然如果没有周围肌肉的支持，脊柱不能保持恰当的正位，这些肌肉包括竖脊肌、腹肌、髋屈肌和腘绳肌。竖脊肌，顾名思义，与脊柱是平行的，当有人从下往上按摩你的整个背部时会让这些肌肉得到非常好的放松。它们支撑脊柱，使其保持直立，并在脊柱扭转、伸展和向任意方向弯曲时保持脊柱的曲度。如果这些肌肉过于紧张，会加大脊柱曲度而形成摇摆背（脊柱前凸）；如果竖脊肌过度拉伸，便会造成下背部曲度不足；如果一侧肌肉比另一侧紧，就会有功能性脊柱侧弯的问题（本章后面会解释）。

上背部肌肉控制着肩和颈的灵活性和稳定性，腿后侧的肌肉（腘绳肌）、前侧的髋屈肌（当抬起腿时会用到的肌肉）和腹肌都会控制骨盆的前后倾斜而影响脊柱的腰椎曲度。如果腘绳肌过于紧张，它们会牵拉下背部，引起腰椎曲度变直而胸椎拱起；如果髋屈肌失去了柔韧性，骨盆会前倾引起腰椎曲度过大；欠发达的腹肌不能为腰椎提供足够的支撑，导致腰椎向前推，造成曲度过大，并引发疼痛。

同样重要的还有控制关节运动的屈肌、伸肌和回旋肌。屈肌屈曲关节，伸肌伸直关节，回旋肌让骨骼在关节窝中转动。这些肌肉的健康和平衡影响着身体的姿态，也影响着背部的健康。根据玛丽·沙茨所说，由不对称的屈肌、伸肌和回旋肌引起的不平衡会使关节变得脆弱，使人更容易受伤，这种不平衡进一步阻碍了骨骼均匀地承受身体的重量。如果这种状况长时间持续下去，可能会导致关节炎。

常见背部问题

正如我提到的，大多数的背部疼痛可以通过矫正姿势得到缓解，特别是瑜伽。瑜伽所能提供的不仅仅是快速缓解疼痛，但在你能够开始思索长期解决方案之前，缓解疼痛通常是最迫在眉睫的。帕特里夏和另外一位艾扬格瑜伽老师克里斯·绍德克（Chris Saudek）共同编排了本章最后的背部护理序列，这个序列有助于解决大部分背痛问题。然而，如果你正遭受骶髂关节疼痛或者坐骨神经痛，那么你需要找个专业的瑜伽治疗师来帮你找到最适合的体式。

脊柱前凸

腰椎曲度不正常常被称作摇摆背，该问题一般由腹肌无力、髋屈肌紧张或者两者共同导致的。孕期女性经常会受到这个问题的困扰，因为她们下背部肌肉不够强壮，无法拮抗骨盆向前的拉力。在站立时，具有明显脊柱前凸的女性通常会把她们的重量压在脚趾上，而不是整只脚的中心。

如果你存在这个问题，那么请在日常的瑜伽练习中增加可以强健腹肌、拉长下背部以及伸展髋屈肌的体式，像三角伸展式、靠墙的半月式和桥式肩倒立——这样的站立体式可以拉伸髋屈肌，俯英雄坐可以拉长下背部。

脊柱后弯（驼背）

脊柱上段或胸椎处曲度过大是驼背的迹象，通常被称为驼背症。这种情况通常出现在腘绳肌或肩部肌肉僵硬的女性身上，她们走路时头部向前凸出；或者出现在有严重的胸椎侧弯或骨质疏松症的女性身上。驼背常见于电脑操作者、对自己胸部或者腹部特别在意的女性以及老年女性。脊柱后弯会干扰呼吸，限制胸腔的活动。

强调打开胸腔和向后转动肩膀，以及可以拉长腘绳肌和强

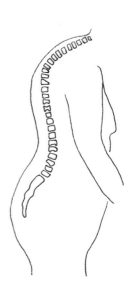

脊柱后弯（驼背）

化背部肌肉的瑜伽体式会有帮助。像三角伸展式、三角扭转式这样的站立体式以及上犬式。不论是终极体式还是借助椅子的调整性体式，都会打开胸腔并强化上背部力量。坐立体式，如英雄坐中牛面式手臂也可以缓解后背和肩膀的僵硬。

坐骨神经痛

当坐骨神经被压迫时就会产生坐骨神经痛，这种痛会从臀部深处的肌肉延伸到腿部后侧的肌肉。据玛丽·沙茨博士说，可能是突出的腰椎间盘压迫了神经根或者梨状肌（骶骨旁负责外旋大腿的大块肌肉）。在孕后期，由于胎儿的重量压在了神经上，所以很多女性都会感受到强烈的坐骨神经痛。当然，如果你怀疑是椎间盘突出引起的问题，那么你需要寻求专业人士的帮助。

坐骨神经痛因人而异，有时可以帮助某个人缓解疼痛的体式却可能会加剧另外一个人的疼痛。尽管我们在本章提到的一些体式可以缓解这种压迫带来的疼痛，但如果疼痛持续的话，最好还是请一位专业的瑜伽治疗老师。

骶髂关节疼痛

女性常见的骶髂关节痛多由骨盆的扭转或旋转引起，也可能是由髋关节或腰椎损伤引起的。身体旋转时的压力会给骶髂关节带来损伤，所以芭蕾舞演员是最常见的骶髂关节痛患者；而孕期分泌的松弛激素使得孕妇的韧带松弛，从而引起骶髂关节疼痛。骶髂关节是骶骨和骨盆上髂骨相连的区域，髂骨是腰下方突出的两块骨头，在脊柱的两侧。如果你臀部一侧上方有持续性的隐痛，那么你可能有骶髂关节问题。你可以自己判断出骨盆扭向了哪一侧，因为这一侧的关节会更加突出，痛感也相对更强些。这种疼痛并不明显，会出现在腹股沟、腘绳肌甚至是下腹部，让诊断更加困难。不幸的是，由于病情因人而异，编排一个适用于所有女性缓解骶髂关节疼痛的瑜伽序列是不可能的。

《瑜伽》杂志的编辑凯瑟琳·阿诺德（Kathryn Arnold）把骶髂关节疼痛归咎于她一直坐着工作。她认为久坐让她的臀部（臀大肌）过度收缩，给下背部的肌肉增加了压力。同时她的腹肌和内收肌（大腿内侧肌肉）并未得到充分锻炼，导致这些肌肉变弱。凯瑟琳发现站立体式会加剧她的骶髂关节疼痛，主要是因为这些体式会给她带来挑战，促使她进一步收紧那些需要放松的肌肉。通过练习靠墙的站立体式，她的骶髂问题得到了很大程度的缓解（以及其他很多益处），因为这可以让她放松腿部和背部的肌肉。

与传统的疗愈智慧相反，坐立扭转和前屈缓解了凯瑟琳的疼痛，正如她所解释的，这可能是因为"坐在地上的时候，我可以活动自如，所以我可以专注于放松背部并锻炼我的腹肌"。她同时也认为任何有骶髂关节问题的人都应在专业的瑜伽老师指导下练习，因为对于别人有用的却对她不怎么管用，同样，带给她更多活动空间的体式却可能会加重别人的问题。

头部前倾

头部前倾是典型的自信不足和心情抑郁的表现，也是长时间待在电视机前的人和电脑操作者们的症状。哺乳期的妈妈们也会被这种姿势带来的后果所困扰，长时间将宝宝背在背上的年轻妈妈们也有这种困扰。你可能会认为这种情况只会影响上背部和颈部肌肉，但其实头部前倾会影响整个身体。要记住，为了正确地弯曲、扭转和旋转，脊柱必须处在正位上，椎骨必须正确地堆叠在一起，颈椎、胸椎和腰椎必须保持它们的曲度，支撑它们的肌肉必须能够完全放松。当你在坐立、站立或者走路时头部前倾，很多问题也同时产生了。你的上背部和颈部肌肉会立刻收紧，试图让头部保持直立。上背部和颈部肌肉长期紧张会导致紧张型头痛，甚至引起这些部位的关节炎。一段时间后，这些肌肉会因过度拉伸而疲劳，也可能引发颈部椎间盘问题。因为你的头部偏离了正位，导致颈椎曲度减少，胸椎曲度增大，腰椎曲度变平。当胸椎拱起时，你在上背部的扭转和旋转的能力受到了影响，会给腰椎带来更大的压力。

不仅如此，头部前倾还会影响身体其他部位的正常工作。比如，肩胛骨可能会因此偏离正位，引起肩袖（又称旋转袖或肌腱袖）问题和周围组织发炎；锁骨也会前倾，导致胸腔向内塌陷，使肺部缺少足够的空间运转，继而导致肺部沿腹肌壁向下压迫横膈；腹肌变弱又会引发腰椎问题。以上所有这些都是因为你坐立和走路的时候头部前倾。

许多瑜伽体式都可以缓解头部前倾带来的这些问题，包括可以矫正姿势的站立体式、打开肩颈的体式、后弯体式和倒立体式。本章最后的背部序列非常适合用于改善头部前倾带来的问题，尤其当你已经有疼痛症状时。任何针对脊柱后弯的体式也能帮助解决头部前倾的问题。当然，每天练习瑜伽（比如说女性基础序列或者女性能量激活序列）来屈曲、伸展和旋转脊柱，是预防这些症状的理想方式。

经期背痛

激素也会引起背痛。下背部疼痛是一些女性经期综合征的症状之一。虽然无法确切知道原因，但大多数医生认为这种疼痛与前列腺素 PGF2α 有关，PGF2α 是女性排卵后不久体内释放的一种激素。

另一些女性则会在经期的第一天或者第二天出现背部隐痛，这可能是由月经期体内激素的变化引起的。《放松与修复：压力时代的放松瑜伽》一书的作者朱迪丝·汉森·拉萨特认为，连接骶骨和髂骨的韧带在经期被过度拉伸，很容易引起疼痛和损伤。如果子宫内膜附着在后侧的盆腔壁上，子宫内膜异位症（当子宫内膜脱落并停留在子宫外时）也能引起背痛。请参看第五章中缓解背痛和痛经的体式序列。

孕期女性和哺乳期妈妈也经常抱怨背痛。激素变化导致的关节和韧带损伤可能是一部分原因，而子宫内的胎儿压迫坐骨神经或盆底也可能是一部分原因。本章中的大部分体式都适用于孕期女性，但在怀孕两个月后就不要做仰卧体式了。第 7 章中的序列也会提供有用的建议，新妈妈们会发现第 7 章中的产后恢复体式也很有用。

脊柱侧弯

在美国，女性脊柱侧弯患者数量是男性的七倍，研究者发现在女性的一生中有三个时期脊柱侧弯会加重：青春期、孕期和更年期早期（该时期激素剧烈波动）。这些时期的激素波动通常会引起关节松动和骨骼的不稳定。

记住，你的脊柱必须保持自然的生理曲度来维持正位，从颈部顶端到尾骨底端，这些曲线都是在同一个平面上的。而脊柱侧弯患者的脊柱则有异常的侧向曲度。对一些女性来说，这些异常曲度会带来相当严重的疼痛；另外一些女性则感觉不到什么；还有一些人会发现她们呼吸困难。最严重的脊柱侧弯是结构性的，这种患者的骨骼和肌肉先天性发育不正常。专门治疗脊柱侧弯的瑜伽老师埃莉斯·米勒（Elise Miller）说道，结构性脊柱侧弯可以由分娩损伤、先天性体质或者疾病发展而来。当然，有相当多的脊柱侧弯是特发性的，也就是说没人知道是什么原因引起的。尽管没有什么方法可以彻底逆转结构性脊柱侧弯，但瑜伽可以显著地减少脊柱弯曲的程度。通过瑜伽，埃

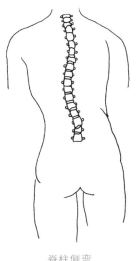

脊柱侧弯

莉斯的曲度从面临手术的 49 度缓解到可控的 32 度。埃莉斯患有青少年特发性脊柱侧弯，她十几岁就出现了这个症状（伴随着快速生长期），没有人知道是什么原因。

产生功能性脊柱侧弯的原因有以下几种。有的人一条腿比另一条腿短，导致骨盆向一侧倾斜，为了维持平衡，脊柱则向另外一侧弯曲。同样，这种腿长差异可能是结构性的，也可能是功能性的。功能性腿长差异源于姿势问题，如一只脚比另一只脚更平，一只脚内翻更严重，髋关节轻微内旋或一侧膝盖超伸。我的女儿莎拉，从 6 岁开始就出现了功能性脊柱侧弯，她的背部收缩最厉害的一侧会出现剧烈的背部痉挛。当肌肉放松下来时，背部痉挛就会消退。

如果你正在忍受结构性脊柱侧弯或功能性的脊柱侧弯，那么你的背会向一侧倾斜。在脊柱侧弯的一侧，竖脊肌会被过度拉伸或变弱，形成凸出；在另一侧，肌肉会紧张，并过度劳累，形成一个凹陷中空的区域。你可以通过向前弯曲身体来判断你的脊柱侧弯是属于结构性的，还是功能性的。如果前屈时这种侧弯被拉直了，那么你的侧弯很有可能是功能性的，是由脊椎移位、不良姿势和肌肉拉动脊柱引起的。

据埃莉斯·米勒称，脊柱侧弯主要有两种类型：S 型侧弯和 C 型侧弯。S 型侧弯有一个大的弯曲（右弯 90 度），左侧则有一个抵消大弯曲的小弯曲。比如说胸椎侧弯，在胸椎处会有一个大的弯曲，在腰椎部位会有个小弯曲。C 型侧弯始于靠近胸部下段的区域，一直延伸到腰椎区域。大多数脊柱侧弯还伴随着扭转。

适用于脊柱侧弯的瑜伽

可以拉长和强健竖脊肌的瑜伽体式对于脊柱侧弯是最有效的。埃莉斯说，有效瑜伽体式的基本原则就是通过拉长肌肉来减小曲度，通过强健肌肉来维持其长度，这样可以缓解脊柱的旋转并重新调整身体姿势。稳定和强化身体姿势是非常关键的。瑜伽的呼吸控制法能够强健肺部（脊柱侧弯的人通常有一侧肺部会发育不良），并将充满爱的意识带到背部。

练习本章后面的背部序列非常有益，特别是站立体式，如靠墙的三角伸展式。很多有脊椎侧弯的女性认为，下犬式的所有变体都有帮助。埃莉斯·米勒向她的学生们推荐练习椅子上的下犬式变体、有支撑的头碰膝式、坐在椅子上的巴拉瓦伽式和有椅子辅助的肩倒立。

当你在做这些体式时，背部两侧的感受会不一样，特别是当你在练习中加入了扭转的时候。即便一侧比另一侧更容易扭转，也总是要在两侧都进行扭转。埃莉斯·米勒解释说，向一边扭转会缓解脊柱的旋转，向另外一边扭转会帮助它回到正位。开始的时候，你可能会发现向其中一边扭转会更容易一些，不过请对自己多一些耐心，持续兼顾两边练习会取得更好的效果。

关节炎

关节炎是脊柱的炎性和退行性疾病，这种疾病通常有两类：类风湿性关节炎和骨关节炎。类风湿性关节炎实际上是一种免疫系统功能障碍，它会导致你的身体将自身作为攻击对象，它把关节内膜当成是外来入侵者而加以破坏。如果这种状况发生在脊柱，就是强直性脊柱炎。这种疾病会使你的脊椎逐渐僵硬，引发疼痛并丧失活动能力。首先发病的是身体躯干，随后会蔓延到四肢。

华盛顿身心医学中心主任詹姆斯·戈登（James Gordon）博士说，瑜伽是目前最热门的治疗类风湿性关节炎的方法。原因是什么呢？因为人们相信瑜伽可以带给你"扩大关节活动范围类运动的所有益处，它能恢复关节的灵活性，改善关节处的血液循环，让更多疗愈性的养分到达关节，向关节中注入更多氧气，并促进体内天然的止痛剂内啡肽的分泌"。瑜伽还能够缓解身体和大脑的紧张和压力。像我们之前提到的，长期的肌肉紧张会带来更多压力，压力会带来更多疼痛，疼痛则引起更多肌肉紧张。戈登医生指出，瑜伽打破了这种恶性循环，带来了放松，让关节从痛苦中得到解脱。

骨关节炎是一种关节退化问题。一些医生认为这是自然衰老导致的，是不可避免的；也有一些健康专家认为这是不良的身体姿势和身体正位引起的；还有一部分人认为这种情况可以由任何关节的不良使用引起，如脊柱前凸、脊柱后弯和头部前倾等。

自然缓解

当关节炎突然发作的时候，下面这些建议可能会对你所有帮助。

◇ 有消炎作用的食物，生姜或者姜黄素（在姜黄中发现的）有消肿的作用，可以改善关节的灵活性。切一片新鲜的生姜，将其浸泡在开水中 5 ～ 10 分钟，睡前饮用。在烹调中多使用姜黄素或者在医生的指导下服用姜黄素片来改善关节功能，缓解关节僵硬和肿胀。据前美国农业农村部著名的草药学家和植物学家詹姆斯·杜克（James Duke）博士说，姜黄素与辣椒素一样，可以减少 P 物质，这种神经化学物质负责向大脑发送疼痛信号。

◇ 在患处冷敷以减轻炎症。

◇ 早上起床后的第一件事就是洗个温水澡来促进身体的血液循环。

◇ 增加脂肪酸 ω–3 的每日摄入量，可以食用鱼油，也可以每天至少吃一顿鱼。据美国农业农村部客座研究科学家 C. 利·布罗德赫斯特（C.Leigh Broadhurst）博士说，每天食用 6 克鱼油对补充脂肪酸效果最为显著。但是布罗德赫斯特博士也说了，要连续吃几个月才能看到效果。

◇ 增加钙元素、硒元素，抗氧化维生素 C、E 和 A 的摄入量。抗氧化物质可以中和体内的自由基，而这些自由基会加重体内的炎症。

◇ 关注你的饮食。有些人发现当他们吃番茄、马铃薯或者茄子之类的蔬菜时症状会加重；有些人对咖啡因、白糖、酒精或者动物产品很敏感。

◇ 即便症状发作的时候也要练习瑜伽。瑜伽可以增加关节的活动范围，减少肿胀。大多数患有类风湿性关节炎的人发现下午或者晚上做瑜伽比早上练习效果好，因为早晨的肌肉更僵硬一些。

THE WOMAN'S BOOK OF YOGA & HEALTH **潘的故事**

潘真的是一个证明瑜伽有神奇效果的活生生的案例。她在 26 岁的时候被诊断出强直性脊柱炎，这是一种退行性关节炎。在尝试了很多种药物治疗之后，医生给她开了药性超强的消炎药，并告知她辅以温和的锻炼会有帮助。对她来说，每天都是痛苦的挑战，三次怀孕简直是噩梦。她没有办法正常走路，在家的时候她只能从一个房间爬到另一个房间，出去的时候需要拄着两根拐杖。多年来，她坚持去当地的青年基督会游泳，她在家里的健身自行车上已经累积了上千英里的骑行里程，但她的手还是够不到自己的脚趾，只能够到她的膝盖。体育锻炼能够帮她减缓僵硬的速度，使她每年只丧失几毫米的活动范围。

在 42 岁的时候，她开始接受按摩和灵气疗法，这让她的疼痛缓解了很多。然后她参加了瑜伽课程（缓慢而温和的那种），跟一群七八十岁但是却比她还要灵活的女人们一起练习。潘回忆说："老师让我们做前屈体式，但是我连脚趾都够不着；我做下犬式时，背部是拱起的，我的脚跟离地面很远。"潘的胳膊太短了，她的呼吸也不规律，做屈曲和扭转时，她的肋骨很疼。因为这些年来她的脊柱失去了灵活性，她的胸腔也是，这些都限制了她的呼吸。潘说："我的老师跟我说不要放弃，十年以后我会更灵活，但那时我不相信她。"然而，仅仅过了十周，潘就感觉更灵活了。尽管医生并没有看到检验指标上有什么不同，但她决心坚持下去。

现在，三年过去了，每节课对潘来说都是节日。她可以没有疼痛地做前屈体式和深呼吸。瑜伽并没有彻底治愈她的关节炎，但她现在的药量是刚开始练习瑜伽时的四分之一。疼痛发作的次数也越来越少，甚至有一段时间她没有感到任何疼痛。

瑜伽如何提供帮助

只有当身体所有部位都一起正常工作的时候，我们才会拥有健康的背部：竖脊肌、屈肌、伸肌和回旋肌之间是相互平衡的；脊柱维持着良好的自然曲度；你的精神和情绪状态对应着一个强壮的、美丽的、灵活的身体。瑜伽为健康的身体姿态、强大的自我和平衡的心态提供了必要的身体上和精神上的支持。

缓解身体上的疼痛

瑜伽的益处远不止一个控制疼痛的处方，不过当你感到疼痛时，你最需要的也只是让自己感觉好一些，瑜伽能够帮助你做到这一点。在强化背部的体式选择上，埃莉斯·米勒强调，我们选择的体式应该既可以让过于灵活的区域得到稳定，又能让僵化不灵活的区域得到活动。帕特里夏和埃莉斯都推荐我们每天做一个全面平衡的瑜伽序列，充分活动背部的关节。

也不是要求你必须完成我们给出的一整套背部序列。一些女性会在站立体式中缓解疼痛，而另外一些人则发现站立体式会加重她们的疼痛，而躺下来会感觉更好。还有一些人发现站立扭转或坐立扭转会使她们放松。你可以做任何会让你感觉更好的体式，不是一定要遵循某个特定序列。

THE WOMAN'S BOOK OF
YOGA & HEALTH **帕特里夏说**

瑜伽可以给任何类型的关节炎患者带来帮助。刚开始练习瑜伽时你可能会感到胆怯，尤其当你的身体正在遭受疼痛或非常僵硬时，所以最好还是找一个有经验的瑜伽老师来帮助你。对于有关节炎症的人来说，增加关节中的空间，伸展和屈曲关节，强化关节周围的韧带和组织是非常重要的。多做那些可以活动关节的体式，不要在一个体式里待太久，让关节保持活动状态。举例来说，如果你能做本章序列中的仰卧手抓脚趾伸展式I，不要把腿固定在一个位置，要缓缓地在髋槽中来回移动。选择那些可以让脊柱全方位活动的体式——首先要非常缓慢、轻柔——以增进血液循环和关节活动能力。

情绪上的释放

正如前文中提到的，人的身体姿势和情绪会相互影响。当瑜伽为肌肉和骨骼带来平衡、灵活和正位时，它同样也会给你的头脑带来这些特质。一个更灵活的身体会激发一个更灵活的头脑，反之亦然；一个更有力量的身体也会唤醒你认为已经丢失的内在力量。

身心觉知

在每天的瑜伽练习中关注身体的感受会为你带来对于自己的身体和情感需求非常有价值的洞察力。因为瑜伽能带给你的远远超过其他体育锻炼，它在疗愈的过程中也带动了头脑和心灵。它通过呼吸将内在觉知带入到你的动作中，使你不仅可以察觉痛苦的根源，也能够体验它是如何与你的感受和期望联系在一起的。随着你对身体的觉知的增强，你能够明白什么样的习惯、动作和态度会带来疼痛，以及如何缓解疼痛。这不仅发生在瑜伽垫上，也发生于日常生活中。把瑜伽垫想象成你的练习场，创造健康行动的实验室。当你学习专注于当下的每一个体式，然后从一个体式到另一个体式时，你会发现哪些时刻会让你感觉好，哪些时刻会让你感觉不好。然后，你可以把这些感受运用到每天的坐立、站立以及行动中去。

THE WOMAN'S BOOK OF
YOGA & HEALTH **帕特里夏说**

西方社会对女性苗条身材的重视已经对于女性的背部和心理造成了伤害。如果你太在意自己的胸部，你很可能会伛偻着肩膀、头部前倾，弓着上背部。如果你的腹部又圆又大，你走路的时候可能会收缩腹部，这样不仅会让你的下背部变平，而且会阻碍腹部和骨盆器官的血液循环。瑜伽不仅能解决身体上的问题，像脊柱后弯（驼背）和头部前倾等，而且会让人的自我感觉更好。

减轻背痛序列

记住，只练习那些让你的背痛有所缓解的体式，而不要练习那些让你感觉更糟的体式。你的背痛情况可能练习站立体式效果显著，而其他女性的情况可能需要在仰卧体式中缓解疼痛。如果你有骶髂疼痛、坐骨神经痛、类风湿性关节炎或骨关节炎，请在专业医生或瑜伽老师的指导下练习。

1. 巴拉瓦伽式

侧坐在椅子上，身体的右侧靠近椅背。双脚分开，与髋同宽，且双脚踩住地面，头顶向上伸展，带动躯干向上伸展。在这个姿势中呼吸一两次，呼气时，将躯干向右转（转向椅背的方向）。注意，从腹部的深处开始转动，而不要从头部或肩膀开始转。将双手放在椅背上，视线越过右肩，看向远处。保持体式 20 ~ 30 秒，换另一侧，重复体式。

功效　这个体式有助于缓解下背部、颈部和肩膀的紧张和疼痛。

注意　如果骶髂疼痛，做任何扭转时都要放松骨盆。如果腹泻，请不要练习扭转体式。

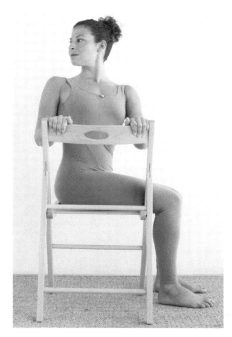

8.1　巴拉瓦伽式

2. 站立玛里琪扭转式

将一把椅子靠墙放置，椅子后腿靠墙，在椅座靠墙一侧的边缘处放一块瑜伽砖。如果椅子很滑，可以在瑜伽砖下方垫上瑜伽垫。面朝椅子站立，身体右侧靠墙，保持左腿收紧。将右脚放在瑜伽砖上，左手放在右膝上，在左脚跟下垫一个瑜伽砖来增加骨盆的转动。吸气，向上伸展；呼气，将整个躯干（脊柱和骨盆一起）转向墙壁，将双手放在墙壁上。保持这个姿势，呼吸 30 ~ 60 秒，在深吸气的同时身体向上伸展，在每次完整地呼气时更大限度地转动躯干。（如果患有急性背痛，保持时间短一些，可重复做几次）退出体式，站在椅子的另一边，换左侧重复练习该体式。每侧练习两次。

功效 这个体式有助于释放肩膀、颈部和上背部的紧张和僵硬。它还有助于缓解坐骨神经痛和下背部、髋部和骶髂关节疼痛。

3. 站立手抓脚趾 I

将一把椅子靠墙放置，椅子后腿靠墙，面朝椅子站立。弯曲右腿，将瑜伽带套在右脚上，双手抓住瑜伽带，右脚抵墙，并将小腿放在椅背上。如果感到背部不适，可以将脚放在椅座上方的瑜伽枕上。伸直双腿，向上伸展躯

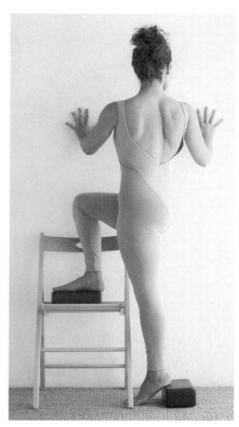

8.2　站立玛里琪扭转式

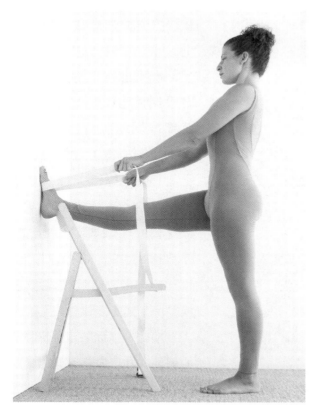

8.3　站立手抓脚趾 I

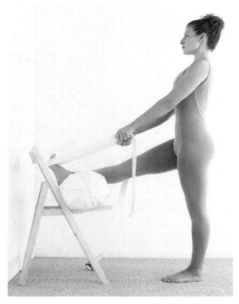

8.4　站立手抓脚趾 I 变体

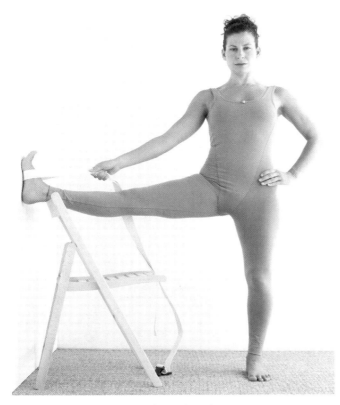

8.5　站立手抓脚趾 II

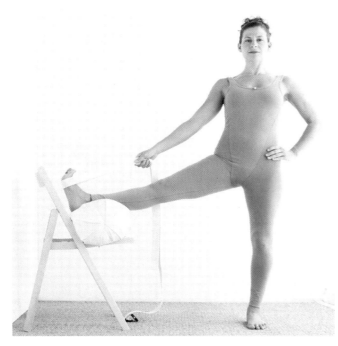

8.6　站立手抓脚趾 II 变体

干，右膝和右大脚趾朝着天花板，并将脚跟推向墙壁。保持体式 30 ～ 60 秒，弯曲双腿，松开瑜伽带，然后双脚并拢，换另一条腿重复该体式。

功效　这个体式有助于缓解髋部的僵硬，并消除腿后侧的紧张。

4. 站立手抓脚趾 II

将一把椅子靠墙放置，椅子后腿靠墙，站立并让椅子位于身体的右侧。弯曲右腿，将瑜伽带套在右脚球骨上。呼气时，将右脚放到墙上，小腿搭在椅背上，并用右手抓住瑜伽带（如果感到背部或腘绳肌有任何不适，将脚放在椅座上方的瑜伽枕上）。伸直双腿并向上伸展躯干，右膝和右大脚趾应朝着天花板，并将脚跟推向墙壁。保持体式 30 ～ 60 秒，屈膝，松开瑜伽带，然后双脚并拢，换另一条腿重复该体式。

功效　当你需要缓解髋部的僵硬，并释放腿后侧的紧张时，这个体式非常有效。

5. 三角伸展式

离墙壁8厘米站立，双脚分开1米左右。在左脚后方靠墙放置一块瑜伽砖，左脚向外转动90度，右脚微微向内转，为了保持稳定性，可以将右脚抵在另一面墙壁上。向两侧伸展手臂，与肩对齐，保持双腿收紧。吸气，向上伸展躯干；呼气时，向左伸展躯干，并且将左手放在瑜伽砖上。伸展右臂，举过头顶，将臀部和躯干靠在墙面上，轻轻转头，目视右手方向或直视前方，保持体式30～60秒。退出体式时，弯曲双膝，靠墙起身，换右侧重复该体式。

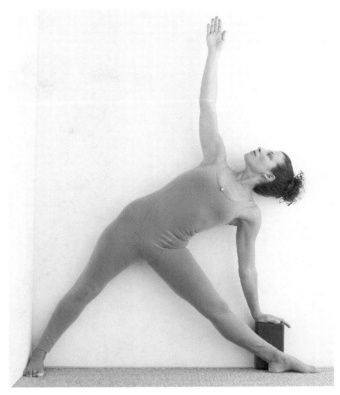

8.7 三角伸展式

如果这个体式做起来太困难，请尝试第14章（398～399页）中介绍的变体。

功效 这个体式可以缓解颈部、肩膀和双膝的僵硬，也是改善身体姿态的绝佳方法。

6. 上犬式

将一把椅子靠墙放置，椅座前侧边缘靠墙，站在离椅子30厘米远的地方（根据自身的柔韧性，调整距离）。握住椅子顶端，保持双腿收紧，向前、向上拱起身体，直到大腿顶端碰触椅背顶端，脚趾不能离开地面。下压椅子顶端，身体向后弯，上提胸骨和锁骨，保持30～60秒，均匀地呼吸。回到站立体式，重复做2～3次。

功效 这个体式有助于缓解肩膀、上背部和颈部的僵硬和疼痛。

注意 当你尝试拱起脊柱时，应保持脊柱的两端拉离彼此，有这个意识很重要。因此，当胸腔向上拉动身体时，一定要保持双腿和尾骨的稳固。

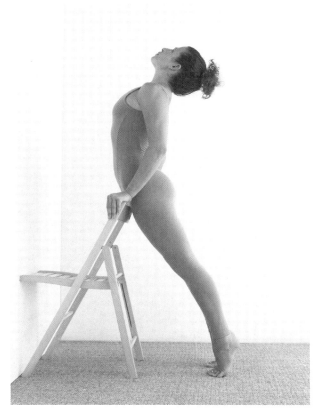

8.8 上犬式

7. 单腿仰卧祛风式

仰卧，双脚抵墙，双脚脚跟相触，大脚趾相触，大腿压向地面。伸直右腿，弯曲左腿。在右腿伸直的前提下，用手臂拉动左膝靠近胸腔。保持体式 30 ～ 60 秒，松开左腿回到起始位置。双脚再次抵墙，然后换另一侧练习，每一侧重复 2 ～ 3 次。

功效 对于缓解下背部疼痛并释放下背部紧张感，这个体式非常有效。

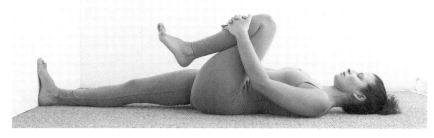

8.9 单腿仰卧祛风式

8. 仰卧上伸腿 I

仰卧，双脚抵墙，脚跟相触，大脚趾相触。将瑜伽带做成长环，套在左大腿上端，右膝微微弯曲，将长环的另一端套在右脚上，抬起左腿并弯曲膝盖，将另一条短一点的瑜伽带套在左脚上。拉紧长的瑜伽带，当右腿伸直时，瑜伽带为你的左腿和左髋带来牵引力。双腿同时伸直，双脚往回勾并蹬紧瑜伽带，让整条腿的后侧得到很好的伸展。保持体式 1 ～ 2 分钟。弯曲双腿，松开瑜伽带，伸直双腿，躺着不动，均匀地呼吸几次，然后换另一侧，每侧重复练习两次。

功效　这个体式可以缓解下背部的僵硬，调整骨盆区域。它还可以拉伸腿的后侧、臀部和小腿肚。对患有坐骨神经痛的人，这个体式是一剂良药。

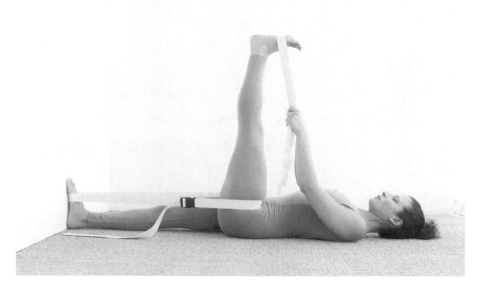

8.10　仰卧上伸腿 I

9. 上举腿

仰卧，双腿沿着墙壁向上伸展，尽量将臀部靠近墙壁，保持骶骨贴地，双腿伸直。臀部骨骼向墙壁伸展，大腿也向墙壁用力，手臂向头顶伸展。保持体式 30 ～ 60 秒之后，放松手臂，闭上眼睛，自然地呼吸。放松 5 分钟，让下背部在地面上放松。

功效　这个体式可以缓解下背部和腘绳肌的僵硬。

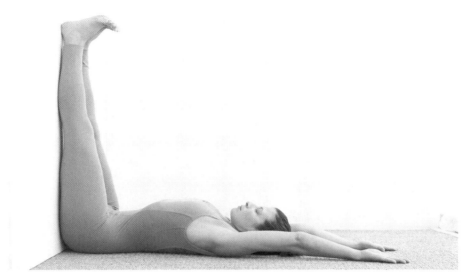

8.11　上举腿

10. 卧扭转式

　　仰卧，弯曲膝盖，将双脚平放在地面上。如果感到颈部有压力，可以将一条瑜伽毯或卷起的毛巾垫在颈部下方。保持双膝并拢，手臂伸直并向两侧伸展，掌心朝上。腹部肌肉用力，将肚脐向后收向脊柱。呼气时，最大限度向左摆动双膝，同时保持右肩胛骨贴地，保持一会儿。吸气，向上提起双膝，回正；平稳地呼气，将双膝落向右侧，保持左肩胛骨贴地。该动作的要点是，利用腹部肌肉来做这个体式，而不要依靠下背部肌肉，尤其是当你有骶髂疼痛的问题时，这一点非常重要。也可以将双手放在骶骨下方，为身体提供更多的支持。重复练习几次来消除脊柱周围肌肉的紧张。

　　功效　这个体式有助于强健腹部和下背部的肌肉。

　　注意　如果练习时感到任何疼痛，请略过这个体式。

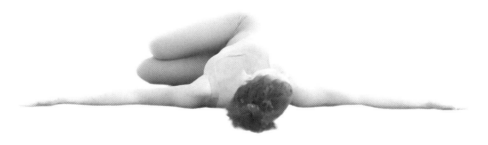

8.12　卧扭转式

11. 摊尸式

在身体前方放一把椅子，椅座朝着自己，将一条折叠好的瑜伽毯垫在椅座上。躺在一两条折叠好的瑜伽毯上，小腿搭在椅子上，身体躺在瑜伽毯上。手臂在身体两侧放松，掌心朝上，闭上眼睛，自然地呼吸并且完全地放松，保持体式至少10分钟。让背部陷入瑜伽毯放松，如果感到紧张，以深长地呼气来消除紧张。

退出体式时，慢慢地睁开眼睛，向胸腔弯曲膝盖，转身侧卧。在侧卧中保持几个呼吸，之后用手臂推地起身坐立。

功效 这个体式会释放下背部的压力，让你完全地放松。

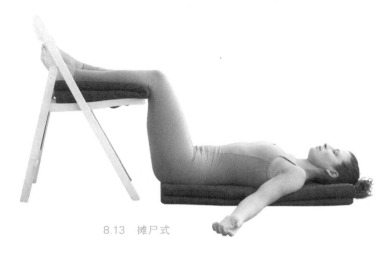

8.13 摊尸式

适合驼背者练习的体式

适合驼背者练习的体式可以按照普通背痛序列来练习，但是在三角伸展式之后可以加上下面两个体式。

1. 三角扭转式

面朝墙站立，在身体右侧放一把椅子，双脚分开约100厘米。右脚向外转动90度，脚的内缘与墙壁平行，并将脚移动到椅子的下方。左脚向内转动60度。保持双腿稳定，向上伸展躯干。呼气时，将躯干向椅子一侧转动，将左手放在椅子上，右手放

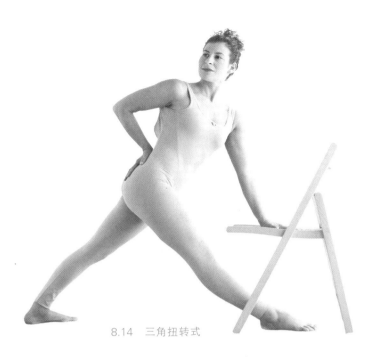
8.14 三角扭转式

在下背部。放松肩膀、颈部和面部肌肉，自然地呼吸 30 ～ 60 秒。如果无法长时间保持体式，可以反复进入、退出体式。退出体式时，将椅子移到另一侧，让左脚向外转动 90 度，右脚向内转动 60 度，每边重复做两次。

如果不需要椅子就可以轻松完成体式，请参考女性基础序列中的做法（第 10 ～ 11 页）。

功效 这个体式可以打开胸腔，强健上背部，并消除头部前移和驼背带来的不良影响。

2. 英雄坐牛面式手臂

双膝并拢，跪在地面上，双脚朝着正后方，小腿分开，略宽于臀部。坐在双脚之间的地面上。如果膝盖有压力，可以坐在瑜伽砖或瑜伽枕上。将左臂背在身后并将左前臂尽可能地向上伸展，双手手背贴紧。将右臂举过头顶，弯曲肘部，沿着背部向下，将双手手指扣到一起。如果双手扣不到一起，可以借助瑜伽带。保持右肘部指向天花板，不要低头，抬头向前看。向后转动肩膀，打开胸腔。自然地呼吸，保持体式 30 ～ 60 秒，换另一侧重复该体式。

功效 这个体式可以打开胸腔，拓宽上背部，消除肩膀的紧张，对缓解肩关节炎非常有效。

注意 如果感到膝盖有压力，则分开双膝并坐在瑜伽枕或瑜伽砖上。初学者不要保持这个体式超过 1 分钟。

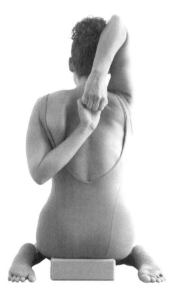
8.15 英雄坐牛面手臂

适合脊柱侧弯者练习的体式

脊柱侧弯者可以练习普通背痛序列，但是在三角伸展式之后再加上下面三个体式。

1. 下犬式

椅背靠墙放一把椅子，站在椅子前方约1米的地方。吸气时，向上伸展身体，呼气时，从髋关节进入前屈，并将手放在椅座上。双脚向后走，分开，与髋同宽，直到双脚与两髋对齐。呼气，将脚跟踩向地面，双手推向椅子，伸直双腿并向后拉动大腿，让臀部向上提，但不要让下背部凹陷。将胸腔向双腿伸展，并拉长颈部的后侧，保持肘部和膝盖伸直，保持脚跟向后踩向地面，并保持臀部向上延展。保持体式1～2分钟，深深地呼吸，如果不能保持这么久，就退出体式并重复练习一次。

如果身体足够灵活，可以按照女性基础序列（第15页）中的描述来练习下犬式。

功效 这个体式能拉长并强健椎旁肌。

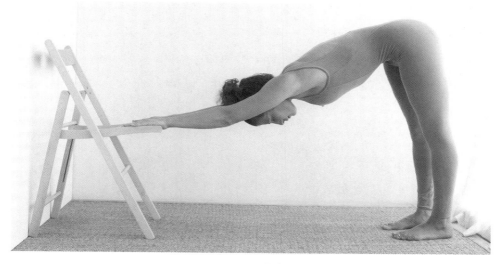

8.16 下犬式

2. 头碰膝式

坐立，双腿向前伸展，向身体一侧弯曲右膝，使右脚跟靠近会阴，让右膝与左腿成45度角。向左转动躯干和胸腔，使胸骨与左腿中心线对齐。将一条瑜伽带套在左脚

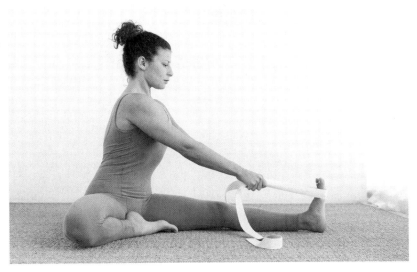

8.17 头碰膝

上并伸直腿。呼气时，从髋部进入前屈，同时轻拉瑜伽带；吸气时，从骨盆底端向上提起躯干，眼睛向前看，并保持背部轻柔地内凹。保持体式 10 秒，自然地呼吸，然后放松，换另一侧练习。

功效 这个体式有助于拉长脊柱并有利于脊柱的旋转。

3. 肩倒立

（开始之前，请参看第 54 ～ 55 页）在离墙 20 ～ 30 厘米处放置一把椅子，在椅座上放一条折叠好的瑜伽毯来保护骶骨，在椅子前方放两张折叠好的瑜伽毯。向后坐在椅子上，双腿弯曲搭放在椅背上，将臀部移向椅座的中心。

先握住椅子两侧，再向下握住椅子前腿。慢慢躺下，让颈部

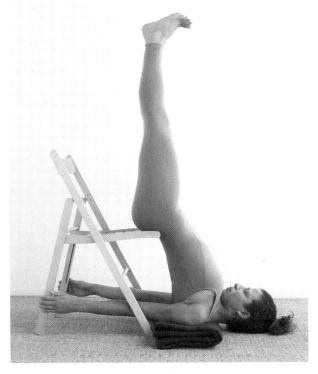

8.18　肩倒立

和肩膀落在瑜伽毯上，头落在地面上。做这些动作的同时一定要拉长脊柱并打开胸腔，从而让身体保持正位。逐一移动双手，向后抓住椅子后腿，手臂位于椅子的两条前腿之间。向上伸直双腿，骶骨不要离开椅座上。大腿向内旋转，并从腹股沟处开始伸展双腿，直到脚跟处。闭上眼睛，将胸腔带向下颌，自然地呼吸3～5分钟，舒适的话，也可以保持更长时间。

退出体式时，弯曲膝盖，将脚放在椅背上，松开双手，身体向下滑动，直到骶骨落于瑜伽毯上，让小腿落在椅座上。休息一会儿，然后向一侧转身，慢慢地坐起来。

功效　这个体式能拉长并强健脊柱，并提高背部的灵活性。

注意　如果你有肩颈问题、高血压、处于经期或头痛，请不要练习这个体式。

告别头痛

有没有人对你说过，"哎，我很想去啊，但是我现在头疼"？你相信她吗？或者你是否会觉得她只是在编造一个借口？你是否也曾一次又一次地将生病作为你逃避工作或者逃学的借口？不幸的是，对于深受头痛之苦的四千多万美国人，这可不是逃避社会和工作责任的借口。头痛是很痛苦的，会使人变得虚弱无力，并且很难治愈。根据美国国家头痛基金会官网的统计，美国企业每年因员工头痛问题造成的病假和医疗费用损失约 500 亿美金；他们的病假时长达到了 1 亿 5 千 7 百万天；他们消费了超过 40 亿美金的非处方止痛药，但这些药品大都不起作用。对于很多女性来说，瑜伽是一剂良药——不仅有利于紧张型头痛患者，也有利于偏头痛和其他血管性头痛患者。

我们到底为什么会头痛？为什么超过半数的头痛患者是女性？——70% 的偏头痛患者是女性。瑜伽又是如何缓解头痛的呢？

头痛的分类

有多少种头痛就存在多少种解释头痛的理论。事实上，研究者甚至还不能就如何对头痛进行分类达成一致。美国国家头痛基金会用三种方式来描述头痛：紧张性的（伴随头部、颈部及肩部紧张），血管性的（包括偏头痛）以及器质性的（有脑部肿瘤或者感染症状）。医学博士罗伯特·米尔恩（Robert Milne）在他的著作《头痛权威指南》（*Definitive Guide to Headaches*）一书中提出了 11 种头痛的子分类，包括窦性头痛，由食物过敏引起的头痛，由眼睛疲劳引起的头痛，由创伤引起的头痛，丛集性头痛和劳累性头痛。有一些医生完全不考虑这些分类，他们认为所有的头痛基本上都是血管性的——也就是说，头痛源于头部动脉收缩和扩张变化造成的影响。还有人说不良的身体姿态是造成大多数头痛，甚至是偏头痛的罪魁祸首。大多数头痛患者并不关心他们的头痛属于哪种类型，他们只想知道头痛的原因及如何摆脱疼痛。

然而，为了确定病因并找到恰当的治疗方案，弄清楚你的体内正在发生什么很重要。大致上讲，罗伯特·米尔恩所划分的大多数子类别都可以被划分为紧张型头痛（肌肉收缩）或者血管性头痛两种。这两种头痛我们在本章中都会讲到。器质性头痛是最少见也是最严重的头痛类型，不在本书的讨论范畴之中。关于器质性头痛的好消息是，在所有头痛患者中它只占 1% ~ 2%。但坏消息是，如果不能及时治疗，这种头痛是致命性的。脑瘤、脑溢血、脑炎和脑膜炎等脑部感染以及脑震荡都可能是器质性头痛产生的病因。如果你突然头痛且几天也不见好转，在夜里痛醒，当你劳累时疼痛加重，伴随头痛出现眼睛、鼻子或者耳朵出血，你应该立即就医。

紧张型头痛

很多人会有紧张型头痛，事实上，大约 90% 的头痛都属于这一类型。紧张型头痛会让人感到压抑，如同身负重压。患紧张型头痛的人头部有被挤压感，颈部肌肉紧绷，太阳穴疼痛。这种疼痛通常是持续性的，而不是阵痛，会影响你的额头、太阳穴以及头的后部和颈部。这种头痛会持续几个小时甚至几天。大多数人都是偶发性头痛，且通常可以找到造成头痛的压力来源；而其他慢性头痛则不会完全消失。

如果你每周头痛不超过 2 次，那么你属于阵发性紧张型头痛；如果每月头痛超过 15 次，你就是慢性头痛患者。紧张型头痛也称为肌肉收缩性头痛，总体来说，瑜伽、正脊疗法、整骨疗法、放松技术，甚至超声治疗对于这种类型的头痛都有比较好的效果。如果你是一个慢性头痛患者，应该寻找除处方药外的其他疗法，药物可以偶尔服用。对于如布洛芬（异丁苯丙酸，镇痛消炎药）、扑热息痛（对乙酰氨基酚）等任何止痛药的过度依赖会造成反弹性头痛（本章后面会有解释）。

紧张型头痛的诱因是什么？是让身体承受压力以致难以达到最佳工作状态的各种

食物中的罪魁祸首

食物可以成为最常见的头痛诱因。不过并非所有的偏头痛患者都对同样的食物起反应，以下是一些常见的敏感食物。

◇ 防腐剂（常见于很多加工食品，如沙拉酱、午餐肉），硝酸盐和亚硝酸盐（常见于培根、热狗以及其他腌肉）。

◇ 咖啡、苏打汽水、巧克力和茶里的咖啡因。

◇ 无糖饮料和无糖食物中的人工甜味添加剂阿斯巴甜。

◇ 酒精，包括葡萄酒、啤酒和烈性酒。

◇ 氨基酸酪胺（常见于熟成乳酪、腌鲱鱼、无花果、枣、葡萄干、酵母烘焙食品、利马豆、小扁豆、花生、葵花籽、芝麻籽和红葡萄酒）。

◇ 其他胺类如组胺（常见于鱼类、奶酪、啤酒），苯乙胺（常见于巧克力、奶酪）以及章鱼胺（常见于柑橘类水果）。

因素。这种压力可能来自情绪上的困扰，比如被压抑的愤怒、怨恨、恐惧和悲伤，以及身体上的困扰——包括食物过敏、失眠、化学敏感性、不良的身体姿势、下巴与牙齿的移位、肌肉紧张或劳损、便秘以及其他消化失调症状，或者眼睛疲劳。

印度辨喜瑜伽大学校长、《瑜伽与常见疾病》（*Yoga for Common Ailments*）一书的联合作者 H.R. 纳根德拉（Nagendra）博士认为，紧张型头痛是由于头部及颈部肌肉持续过度收缩造成的。托马斯·布罗费尔特（Tomas Brofeldt）博士认同埃伦·赛贝尔（Ellen Seiber）于 1999 年在《瑜伽》杂志上发表的一篇文章。文章中说，绝大多数的头痛源于肌肉疲劳，尤其是颈后部的头半棘肌和颞肌（他称其为头痛肌肉）。如果你走路或坐立时习惯性头部前倾，这些肌肉就必须格外努力地支撑你的头部，致使肌肉疲劳并产生痉挛。由此产生的疼痛会出现在你的颈后部、眼球后或者前额。你也有可能会感到疲劳、头晕、恶心。

对于大多数女性来说，最初的紧张型头痛征兆出现在颈后部或肩膀。在我没有长时间坐在电脑旁工作之前，我基本上从未感到过头痛。但现在我发现，一旦我的颈部上方开始僵硬，我就必须停下来休息，做一些瑜伽体式。如果我不这样做的话，我的颈部就会开始痉挛，一个小时之内，头痛便会爆发。

托马斯·布罗菲尔德说，如果你让肌肉保持持续收缩状态，会减少头部的供血量。你的交感神经系统感知到这个问题，会使血液快速涌入肌肉。周围的组织会开始收缩血管、使用更少的血液。如果收缩的肌肉依然没有改变，你的身体会释放一种化学物质来强行扩张血管，让血液流到这个区域。这种突然的血管扩张和血液流动会带来尖锐的刺痛。至此，你的紧张型头痛就变成了偏头痛。

偏头痛恶魔

偏头痛的基本特征表现为令人眩晕的持续性的搏动性头痛（抽痛），通常也会伴有一侧面部疼痛以及恶心、呕吐，光或声刺激均可能加重头痛。根据罗伯特·米尔恩的研究，这种血管性头痛影响了 18% 的美国女性，6% 的美国男性。典型的偏头痛和先兆性偏头痛会有类似症状，但后者在头痛爆发前 10 分钟至 1 小时会有先兆性症状。希瑟是一位二十五六岁的音乐人，每次当她左眼开始流泪，并感到头晕的时候，她就知道偏头痛要来了。28 岁的平面设计师凯瑟琳则没有那么好的运气，她的偏头痛没有先兆症状，但是她知道当她处于很大的情绪压力中或者受到大量的外部噪声干扰时，比如她的办公室外正在进行拆建工程，她的偏头痛一定会发作。

美国国家头痛基金会的研究资料显示，在偏头痛发作前，颅内及周边的血管便开始收缩，而当血管突然扩张，推动血液快速进入该区域时，颈部肌肉便开始肿胀和发炎，偏头痛就会出现。你感受到的这种抽痛就是由发炎和血管壁的压力引起的。

任何事物都可能引发偏头痛，引发与否取决于你的敏感程度。有些人可能是因为食物，包括巧克力、熟成乳酪、红肉、酒精，特别是红葡萄酒和啤酒，或者任何含有味精、硝酸盐或亚硝酸盐的加工食品而引发偏头痛。口服避孕药或者雌激素波动会给一些女性带来偏头痛。有些女性在月经期间感受到的并非痛经而是偏头痛，也有些女性的偏头痛是由排卵引起的。如果你的血糖过低，也有可能会得偏头痛。环境毒素，亮光或闪光，强噪声，睡眠缺乏，消化系统紊乱都会造成偏头痛。

来自印度的医生和瑜伽练习者卡兰迪卡博士参加了一个关于头痛与瑜伽的研讨会，研讨会的内容收录在由 B.K.S. 艾扬格翻译出版的《B.K.S. 艾扬格瑜伽大师的光辉 70 年》一书中。卡兰迪卡认为，血管性头痛与心理有直接的联系。他提出，血管的扩张与收缩取决于外部天气和内在情绪。他解释说，身体的自主神经系统会根据每根血管的固定直径调节血管的收缩与扩张，无须辅助。当外界天气炎热的时候，血管会扩展以利于排汗和降温；当你走进开着冷气的房间时，血管便会收缩。如果这个过程受到了情绪干扰，你的血管会有超载的风险，并且影响它们的自然尺寸与形状（愤怒会扩张血管，紧张会收缩血管）。

有些研究表明，偏头痛有遗传倾向。医生认为，如果父母双方都有偏头痛，他们的孩子将有 75% 的患病概率。耶鲁大学的一项研究表明，焦虑和抑郁在女性偏头痛患者中并不少见，这两个症状都是神经系统过度紧张的表现。

根据美国国家头痛基金会的文献记载，任何人都有可能得偏头痛，不过似乎偏头痛与性格也有一定相关性。一个典型的偏头痛患者是一位三十几岁的女性，她对于周围的刺激超级敏感，她的精神高度紧张。她做事极其有条理，对自己要求很严苛，是个注重秩序的完美主义者。她非常情绪化，对于压力反应敏感；易怒，一点小事就会让她情绪爆发，她有时也会压抑自己的内在情绪。当她开始放松头部、颈部和肩部肌肉时，就会引发搏动性头痛。罗伯特·米尔恩在他的书中解释道，这些肌肉一直在挤压动脉，限制血液流动。当她放松时，血液循环会突然加速，给血管造成压力，从而引起剧痛。

那么，为什么女性偏头痛患者会比男性多呢？多数专家认为激素在其中起着一定的作用。虽然血清素（一种调控血管大小的神经递质）的波动可能是造成偏头痛的因素，但是很有可能血清素会以一种独特的方式与雌激素互动，使得女性更易受到血管疼痛的影响。70%左右的女性在经期或经期前后会出现偏头痛，但雌激素的存在并不一定会造成偏头痛，因为偏头痛患者在怀孕期间通常很少发作（此时，她们的激素处于历史最高水平）。在青春期伊始或者更年期早期，引起头痛症状出现的是激素的波动，而不是激素本身。经前期综合征中的偏头痛更加难以诊断，因为通常它们是与其他症状相关联的，如腹胀、疲劳、痤疮、关节痛和情绪波动。

有些女性发现更年期让偏头痛得到了缓解，绝经对她们而言甚至意味着不再有头痛。然而，有些女性则在绝经后才出现偏头痛。大多数患者发现，激素替代疗法会加重她们的头痛症状，但仍有少部分人会因此而得到缓解。

其他类型的头痛

与偏头痛类似，丛集性头痛属于血管性头痛，但是痛感更强烈。幸运的是，这类头痛通常持续时间不如偏头痛那么长，它们会在几天或几周时间内密集发作，显著特征是一只眼睛周围疼痛剧烈。由于某些原因，受这类疼痛困扰的男性多于女性。

偏头痛或慢性紧张型头痛都可能引发反弹性头痛。反弹性头痛通常是由过量服用非处方止痛药或摄入太多咖啡因引起的。戒断性头痛与反弹性头痛也很相似，如果你很喜欢喝咖啡，在你停喝咖啡一两天后所体验到的便是这种疼痛。

一些慢性头痛患者发现一种头痛会引发另一种头痛。头部和肩部的肌肉长期收缩或剧烈收缩，就会带来偏头痛。焦虑型偏头痛患者往往会突然遭遇紧张型头痛。

THE WOMAN'S BOOK OF
YOGA & HEALTH **膳食补充剂**

膳食补充剂和草药对于一些头痛患者有帮助。以下是一些可以尝试的治疗方法：

◇ 提高每日镁和钙的摄入量以保持血清素（5-羟色胺）的正常水平。

◇ 将维生素B2（核黄素）的摄入剂量增加到每天400毫克，以减轻偏头痛。

◇ 小白菊、柳树皮和缬草根都是很好的西方草药，可以用来缓解紧张型头痛。对于血管性头痛，可以尝试马鞭草、升麻、卡宴辣椒、接骨木花、小白菊、蒜、银杏、迷迭香或者薰衣草。

◇ 缓解与经期、失眠、焦虑或便秘有关的紧张型头痛，建议尝试使用姜、卡宴辣椒、蒜或者茴香的阿育吠陀疗法。由于愤怒、压力或者过劳产生的头痛，以及那些会产生刺痛（类似偏头痛）的头痛，可能会受益于积雪草（又名雷公根）和西番莲（又名转心莲）的肝脏净化功能。阿育吠陀疗法的专家戴维·弗劳利（David Frawley），建议你在额头涂抹檀香油，在月光下漫步并使用玫瑰与荷花的香氛。

写头痛日志

既然引起头痛发作的因素这么多，那么，想要找出头痛的原因便需要一些观察了。尽管不容易，但是我们务必要在这方面下功夫，因为如果你不知道是什么触发了你的头痛，要摆脱这种疼痛是很困难的。你可以从写头痛日志开始，即便在没有头痛的日子，也要记录下你的日常饮食。35 岁的瑜伽学员格里塔很惊讶地发现，她的头痛刺激源并不会立即引发头痛。通过日常饮食日志，她发现周一吃巧克力，总会在周三引发偏头痛。

日志中也要记录你的日常活动以及情绪。你和他人发生争吵了吗？在上下班的路上或者在工作中有不同寻常的事情发生吗？你是否特别担忧、压力大、愤怒或者悲伤？你是否对花粉、环境污染或者其他因素过敏？平面设计师凯瑟琳注意到，当她感受到内外压力的冲击时，偏头痛就会发作。情绪激动时，她可以处理得很好；但当她同时还要面对强噪声、愤怒的老板或者其他混乱局面时，她的身体便会反抗，引发剧烈的头痛。凯瑟琳和格里塔一样受咖啡因影响，但是这种情况仅出现在经期前，或者当她工作压力大时。

THE WOMAN'S BOOK OF
YOG A & HEALTH **能够带来改变的生活方式变化**

你也可能需要关注个人生活和工作，从中找到情绪的压力源头，下面是应对这些常见压力的一般方法。

◇ 减少压力。这可能意味着少工作几个小时；不工作的时候给自己留点时间，写写日志、锻炼身体、练习深呼吸或者去寻求治疗师的帮助。

◇ 利用偏头痛本身的能量。平面设计师凯瑟琳说，她会深入自己的内心探索痛苦。她放下，她大哭，她甚至握着自己的手安抚自己，她让眼泪把所有埋藏在内心深处的东西——痛苦及毒素都释放出来，这让她的大脑重新感到清晰。

◇ 保持与自己情绪的联结。医学博士克里斯蒂亚娜·诺思拉普（Christiane Northrup）说，偏头痛很可能是情绪压抑多年的结果，它们是身体引起你注意的方式。

瑜伽如何提供帮助

有规律的练习瑜伽可以缓解紧张型头痛，并减轻偏头痛的严重程度和减少发病频率。很显然，很大一部分头痛是由压力引起的，而每天的瑜伽练习提供了一剂完美的良药——它能够消除被压抑的紧张以及预防或缓解疼痛。但是瑜伽带给你的远比这些更多。

瑜伽士们相信体位法和调息法（身体体式和呼吸练习）可以平衡内分泌系统和神经系统，这两个相互影响的系统在引发头痛的过程中发挥着积极的作用。美国瑜伽教父之一，B.K.S.艾扬格曾说，瑜伽能"清空大脑，让松果体和垂体得到休息"。由于这些腺体，也包括肾上腺，在你如何应对疼痛、温度变化、低血压、压力和危险时扮演非常重要的角色，因此它们必须保持健康和平静。帕特里夏认为，像桥式肩倒立这类瑜伽体式，会在辅助和强化肾上腺的同时，为松果体和垂体带来休息和修复时间。

瑜伽，尤其是倒立体式，可以调节头部的血液流动。如果你在头痛发生前练习倒立体式，它们会有助于稳定流向头部的血液，放松神经系统，并防止血管收缩和扩张。

通过正确的深度呼吸练习和修复性体式练习，瑜伽为身体提供了一种完全放松的状态，在这种放松状态下，你的身体才能恢复平衡并阻止引起头痛的肌肉发力。体式也会消除肩膀的紧张，舒缓胃部，减少雌激素和血清素的波动。帕特里夏说，摊尸式是一种有意识的睡眠，可以帮助身体和头脑获得深度的休息。

站立体式关注身体的正位，对于减轻头痛至关重要。前伸展体式对拉长和放松颈部肌肉也很重要。大多数正脊师认为，不良的身体姿态，特别是经常使用电脑的人常常会头部前倾和勾肩驼背，这是引起头痛的原因。穿尺码不合适的鞋也会引起脊椎移位，进而挤压你的颈部神经。

THE WOMAN'S BOOK OF
YOGA & HEALTH **帕特里夏说**

头痛时不要尝试头倒立或任何无支撑倒立体式的练习，错误的练习倒立体式会使头痛加剧。

吉塔·艾扬格说，前屈体式可以缓解慢性血管扩张，防止血液过快地流向头部。基于你身体的灵活程度，你可以受益于一系列的体式：头碰膝式、加强背部伸展式、头部有支撑的简易坐前屈。帕特里夏说，这些体式可以让你完全放松，你不应感到任何紧张和压力。记住，现在不是改善你的练习技巧的时候，现在是要通过瑜伽来改变你的头痛状况。

在前屈体式之后，吉塔建议以半犁式仰卧，让大腿完全在椅子或矮桌上休息。这样不仅可以缓解头部前侧的紧张，也可以通过喉锁控制流向大脑的血液。帕特里夏说，如果你在缓解头痛的练习中加入了有支撑的倒立体式（对于偏头痛患者尤其重要），要以前屈体式开始并且以前屈体式结束，这样你的血液流动不会过快。否则，你可能会发现练习会让你的头痛加剧。前屈体式与半犁式的组合练习可以调节垂体和肾上腺的激素分泌。

卡兰迪卡博士说，头痛可能是因为体内积蓄已久的能量突然爆发，打破了血管收缩和扩张的平衡。帕特里夏建议练习桥式肩倒立和肩倒立来均匀分配体内淤堵的能量。桥式肩倒立也可以帮助你打开胸腔和肩，放松该区域的肌肉，使得更多的氧气和新鲜的血液流向这些区域。这些体式是预防性练习的绝佳补充。

在修复性体式中使用眼枕来进一步放松你的感官。如果能让你的眼睛沉入眼窝，你就可以停止脑海中的纷纷扰扰，平息神经系统的活动。倒箭式和摊尸式是应对头痛最有效的两个修复性体式。练习这些体式时，将眼枕置于眼睛上，并将一个约十斤的重物放置于前额上方来放松颈部。倒箭式对缓解由高血压带来的头痛和由强烈情绪引发的头痛尤为有效。

如果你现在头痛得厉害，可尝试练习我们在本章中提供的体式，但是你可以按照自己的需求安排体式顺序。据帕特里夏说，大多数人会受益于从前屈体式开始的半犁式、倒箭式和摊尸式。另一些人，比如瑜伽老师埃莉斯·米勒，发现只有半犁式能让她免受头痛折磨。还有一些人在进入半犁式前会先在倒箭式中保持半个小时，然后再做有支撑的前屈体式，最后以摊尸式结束。你也许会发现当你头痛时，你只想做这些体式中的一两个。只练习那些有助于你减轻疼痛的体式，避免做那些会给你的肌肉带来任何压力的体式。

舒缓的呼吸可以带来深度的放松。当你头痛时，不要练习呼吸控制法，尤其是带有屏息的呼吸控制法，如间断调息法。事实上，深长有力的吸气或屏住呼吸会让你感觉更糟；而平静、有节奏的、强调呼气的呼吸，可以给身体释放放松的信号，并有助于让大脑恢复平静。

缓解紧张型头痛序列

1. 俯英雄坐

跪在地面上，将一个瑜伽枕横放在身体前方，双膝分开，双脚脚趾并拢。然后前屈，伸展手臂和躯干，让前额在瑜伽枕上方休息，在头前方交叠手臂，完全地放松。放松颈部、下颌和肩膀，闭上眼睛，均匀地呼吸。保持体式几分钟，退出体式时，缓慢地坐起来，最后抬起头。

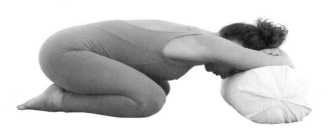

9.1 俯英雄坐

功效 这个体式有助于缓解头痛，消除颈部和上背部的紧张，也会让脊柱和背部得到伸展，让力量得到加强。

2. 头碰膝式

坐在地面上，双腿向前伸展，双脚放在椅子两前腿之间，在椅子上放一条折叠好的瑜伽毯。向一侧弯曲右膝，使其与左腿成45度角，右脚跟靠近右侧腹股沟，右膝尽量向后展开，保持左腿伸直。

转动腹部和胸腔，使胸骨与左腿中心线对齐。吸气时，从骨盆底端向上提起躯干，呼气时前屈，让头在椅子上休息。如果颈部、肩膀或腘绳肌紧张，可以在椅座上垫更多的瑜伽毯。如果臀部、背部或双腿感到疼痛，可以将双腿在身体前侧交叉，在辅助物上休息。

在体式中保持至少3分钟，放松头、颅骨

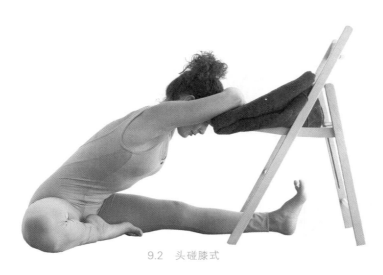

9.2 头碰膝式

底端、眼睛和大脑。吸气，起身，伸直右腿，弯曲左膝，换另一侧练习，每一侧练习两次。

功效 这个体式有助于缓解慢性紧张型头痛和偏头痛。

3. 加强背部伸展式

坐在瑜伽垫上或一两条折叠好的瑜伽毯上，双腿向前伸展，将一个瑜伽枕或折叠好的瑜伽毯横放在小腿上来支撑头部。饱满深长地吸气，通过向上伸展脊柱提起胸骨和头。

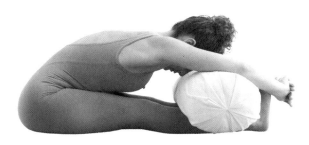

9.3　加强背部伸展式

呼气时前屈，将前额放在辅助物上休息，双手在双脚前侧交扣，也可以交叠手臂环抱头部。如果背部和腿仍感到紧张，可以增加辅助物的高度或将头放在有坐垫的椅座上。不要让臀部离开地面（或瑜伽毯）。柔和地呼吸，用稍长一些的呼气来释放所有紧张，保持这个体式2～5分钟，用呼吸帮助身体放松，保持腹部柔软放松。吸气时，缓缓起身。

功效 尝试利用这个体式来镇静交感神经系统，缓解头痛、眼睛疲劳和喉咙紧张。

4. 加强脊柱前屈伸展式

将一把椅子放在身体前方约60厘米的地方来支撑头部，双脚并拢，面朝椅子站立。将身体的重量均匀地分布在前脚掌和脚后跟之间，上提股四头肌（大腿前侧肌肉）来收紧双膝。胸骨向上提，通过向后旋转肩膀将肩胛骨收入背部，扩展胸腔。上提腹部，在尾骨内收

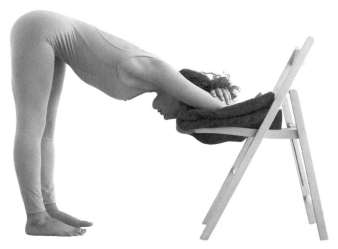

9.4　加强脊柱前屈伸展式

的同时不要将大腿推向前。双手扶髋，呼气时，伸展脊柱，并由髋部开始前屈。将前额放在椅座上休息，闭上眼睛，在头的前方交叠手臂或将手臂悬在身体两侧放松。放松颅骨底端、颈部、肩膀和腹部，在体式中放松 1 ～ 2 分钟，或者任意你需要的时长。松开手臂，缓缓起身，最后抬起头。

功效　你可以用这个体式来平静大脑，消除"战斗或逃跑反应"。

5. 半犁式

将两条折叠好的瑜伽毯放在地面上，让瑜伽毯的一边靠近椅子腿。躺下来，双腿向外伸展，让颈部和肩膀落在瑜伽毯上，头落在椅座的下方。呼气时，弯曲双膝，同时提起臀部和双腿，让大腿在椅座上休息。可将瑜伽毯垫在椅子上，增加高度来使双腿平行于地面。将胸腔靠向下颌，肘部弯曲，与身体成直角，掌心朝上，闭上眼睛放松。这样休息多久都可以，深深地呼吸让大脑放松并安静下来。退出体式时，双手托住背部，缓慢地逐节向下卷落椎骨，向一侧转身，然后坐起来。

功效　这个体式有助于缓解紧张型头痛或偏头痛。

注意　如果你有肩颈问题或处于经期，请不要练习这个体式。

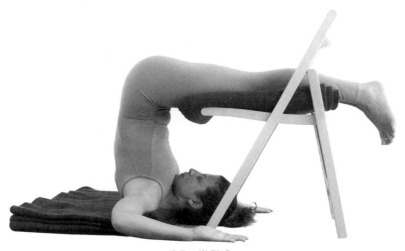

9.5　半犁式

6. 仰卧束角式

将一个瑜伽枕放在身后，屈膝，坐在瑜伽枕前方，骶骨触碰瑜伽枕边缘。将一条瑜伽带放在身后骶骨处，将瑜伽带向前拉过髋部、小腿，绕过脚的下方（参看第 X 页）。脚掌并拢，膝盖和大腿向两侧展开，在脚的下方将瑜伽带拉紧。向后躺下，头和躯干在瑜伽枕上舒适地休息，臀部和双腿贴在地面上。如果感到下背部有任何的不适，用一两条折叠好的瑜伽毯来增加支撑物的高度。如果感到颈部有压力，将一条折叠好的瑜伽毯放在头和颈部下方。如果感到腿部肌肉紧张，卷起两个瑜伽毯分别垫在两侧大腿根部。在体式中休息任意时长，深深地呼吸。

退出体式时，双膝并拢，将腿从瑜伽带中滑出。慢慢地向一侧翻身，手推地面，起身坐立。

功效 这个非常放松的体式有助于镇静交感神经系统，消除紧张，调节血压。

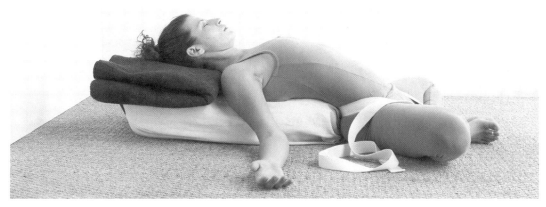

9.6 仰卧束角式

7. 桥式肩倒立

将一个瑜伽枕横放在墙边，将另一个瑜伽枕与其垂直放置，形成"T"形。在瑜伽枕靠近墙壁的一端坐下，保持膝盖弯曲，向后躺在瑜伽枕上。身体向后滑动，直到背部中段来到瑜伽枕的末端，肩膀刚好落于地面上，让头和肩在地面上放松。双脚并拢，向墙壁方向伸直双腿。将脚后跟放在横放的瑜伽枕上，脚触碰墙壁，双腿笔直地位于身体前方。手臂以舒适的姿势休息，闭上眼睛，完全地放松，保持腹部柔软，深深地呼吸。保持这个姿势 5 ～ 10 分钟，或任何你想要停留的时长。

退出体式时，屈膝，慢慢地向一侧翻身，用手推地，坐立起身。

功效 这个体式有助于缓解眼睛疲劳，消除紧张型头痛或偏头痛，缓解颈部劳损和背痛。

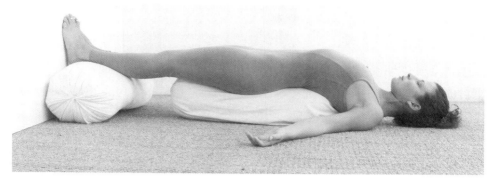

9.7　桥式肩倒立

8. 倒箭式

在离墙 10 厘米处放置一个瑜伽枕，在身后再放一个瑜伽枕，瑜伽枕上放一个约 10 斤重的沙袋。坐在瑜伽枕上，右髋一侧接触墙壁，用手支撑身体，向后倾倒。先将右腿靠在墙上，然后将左腿靠在墙上，保持臀部抵在墙上。如果腿或背部有不适感，可以让臀部稍微远离墙壁。躺下来，用瑜伽枕支撑下背部和肋骨，肩和头落在地面上。如果颈部不适，

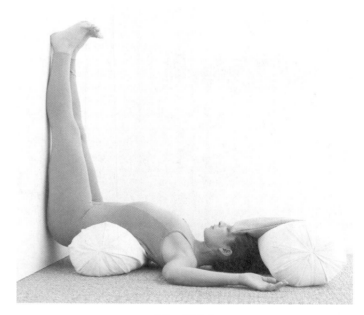

9.8　倒箭式

可以将一条折叠好的毛巾或瑜伽毯放在颈部下方。将另一个瑜伽枕放在头的上方，移动沙袋，让足够的重量来到额头上方（不要压在眼睛上），来提供稳定的压力。伸展双腿，将手臂放在身体两侧，肘部弯曲，掌心向上。在这个体式中放松休息，闭上眼睛，至少保持 5 分钟。

功效　这个体式有助于缓解神经衰弱、紧张型头痛和偏头痛。

注意　处于经期的女性请不要练习这个体式。

9. 摊尸式

在两条折叠好的瑜伽毯（也可按照你的喜好，用一条瑜伽垫）的一端放一把椅子，椅座上再放一条瑜伽毯。准备好一个瑜伽枕，瑜伽枕上放一个 10 斤重的沙袋。躺在瑜伽毯上，小腿放在椅子上，如果颈部不适，可以将一条折叠好的毛巾或瑜伽毯放在颈部下方。移动沙袋，让足够的重量来到额头上方（不要压在眼睛上），来提供稳定的压力。手臂放在身体两侧，放松肘部，掌心朝上，自然地呼吸，稍微关注呼气。完全放松，闭上眼睛，在这个体式中休息至少 5 分钟。

功效 这个深度放松的体式有助于缓解神经紧张，平衡交感神经系统。

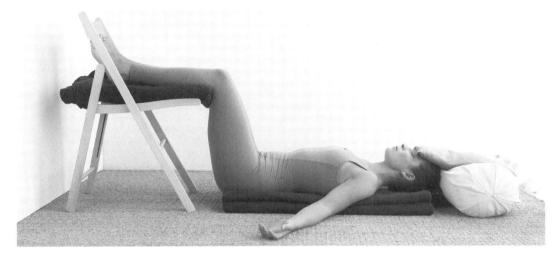

9.9　摊尸式

缓解偏头痛序列

1. 俯英雄坐

请按照第 229 页中的描述做俯英雄坐。保持体式几分钟，舒适的话，保持更长时间。

功效 这个休息体式有助于安抚神经，平静大脑。

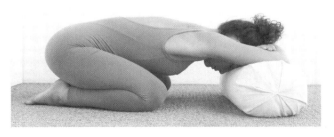

9.10　俯英雄坐

2. 桥式肩倒立

请按照第 232 ～ 233 页中的描述做桥式肩倒立，将眼枕或眼罩盖在眼睛上来帮助消除外界的干扰。

功效　做这个体式来帮助减轻眼部疲劳，缓解紧张型头痛或偏头痛、颈部和背部疼痛。

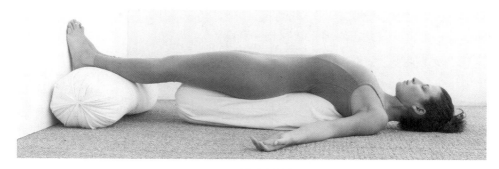

9.11　桥式肩倒立

3. 头碰膝式

请按照第 229 ～ 230 页中的描述做头碰膝式，使用一把有衬垫的椅子作为支撑，保持这一体式 30 秒到 2 分钟。

功效　这个体式有助于缓解慢性紧张型头痛或偏头痛。

注意　如果有腹泻症状或感到恶心，请不要练习这个体式。

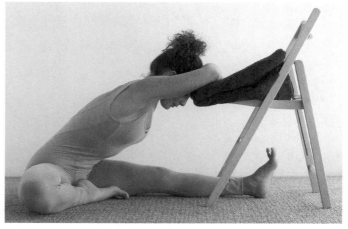

9.12　头碰膝式

4. 加强背部伸展式

请按照第 230 页中的描述做加强背部伸展式，将一个瑜伽枕横放在小腿上来支撑头部。如果背部和腘绳肌仍感到紧张，可以增加辅助物的高度或像第 229 页的头碰膝式一样将头落在椅座上。保持体式 2 ～ 5 分钟，身体应完全放松。

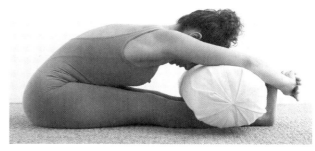

9.13　加强背部伸展式

功效　这个体式有助于镇静交感神经系统，缓解头痛、眼睛疲劳和喉咙紧张，并有助于培养安全感和平和感。

注意　如果腹泻，请不要做这个体式。

5. 加强脊柱前屈伸展式

请按照第 230 ～ 231 页中的描述做加强前屈伸展式。如果感觉身体任何部位存在紧张，尤其是腿的后侧、下背部或肩膀，可以在椅子上添加辅助物。保持这一体式 1 分钟，如果你觉得舒适的话，也可以保持更长时间。退出体式时，用手将身体从椅子上推起，缓缓起身，最后抬起头。

功效　这个体式有助于舒缓大脑和交感神经系统，平息"战斗或逃跑反应"和缓解压力。这个体式还有利于缓解紧张型头痛或偏头痛。

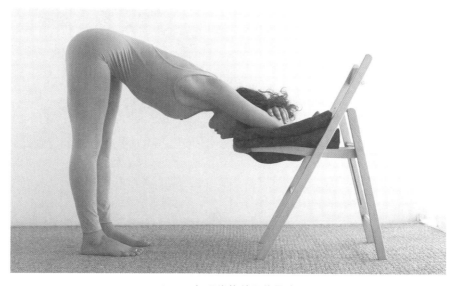

9.14　加强脊柱前屈伸展式

6. 半犁式

请按照第231页中的描述做半犁式。保持体式2～3分钟，自然地呼吸，稍多地注重呼气。

功效 这个体式有助于减轻焦虑和烦躁。

注意 如果你有肩颈问题或处于经期，请不要练习这个体式。

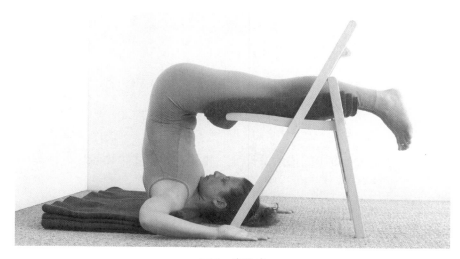

9.15 半犁式

7. 头碰膝式

重复头碰膝式（参看第229页），头在一个或两个瑜伽枕上或一张椅子上休息，根据自身的柔韧性选择辅助工具。保持这一体式约1分钟，自然地呼吸。

注意 如果腹泻，请不要练习这个体式。

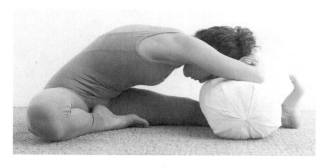

9.16 头碰膝式

8. 加强背部伸展式

重复加强背部伸展式（参看第230页），保持这一体式1～2分钟，自然地呼吸。

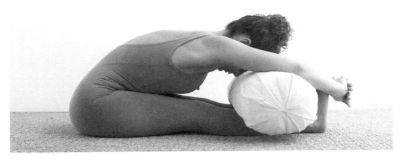

9.17　加强背部伸展式

注意　如果腹泻，请不要练习这个体式。

9. 仰卧束角式

请按照第 231 ～ 232 页中的描述做仰卧束角式，在体式中休息任意你需要的时长，自然地呼吸，并重点关注呼气。

功效　这个非常放松的体式有助于镇静交感神经系统并调节血压。

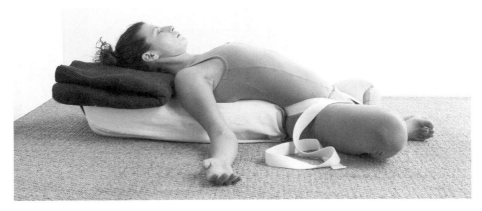

9.18　仰卧束角式

10. 倒箭式

请按照第 233 页中的描述做倒箭式，在这个体式中放松休息，闭上眼睛，至少休息 5 分钟。

功效　尝试利用这个体式来缓解神经衰弱和所有类型的头痛。

注意　处于经期的女性请不要练习这个体式。

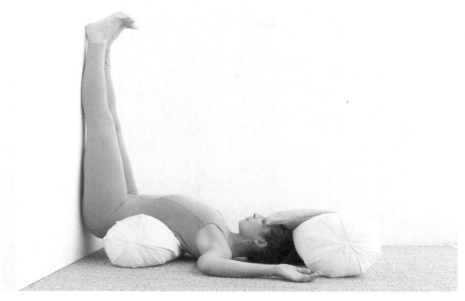

9.19　倒箭式

11. 摊尸式

　　请按照第 234 页中的描述做摊尸式，在这个体式中放松休息，闭上眼睛，至少休息 5 分钟。

　　功效　以这种方式做摊尸式可以消除所有的外界干扰，从而带给你更深入的放松。它对缓解所有类型的头痛都很有益处。

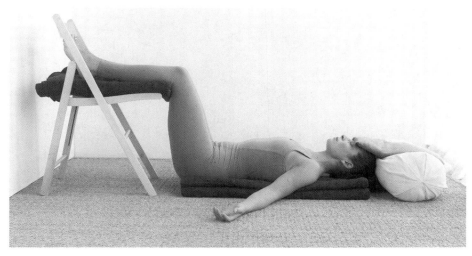

9.20　摊尸式

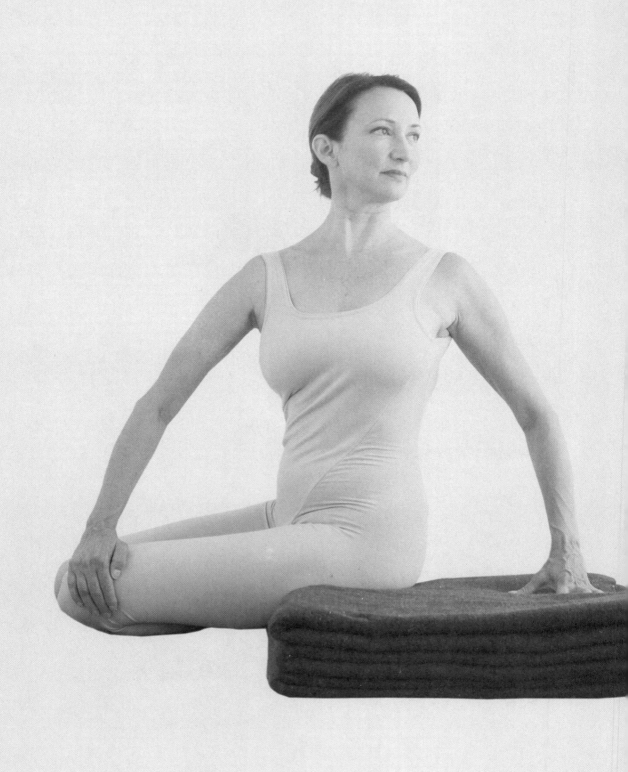

PART 4

表达真我

对许多女性来说，四五十岁这个时期与青春期没什么两样。这是一个波动较大的时期，预示着舒适感的消失和不确定性的增加（就像你 13 岁时一样），随之而来的是创造力和自在感的复苏。事实上，一个女性一生中确实有那么两三次，觉得自己的整个世界都被颠覆了或被重新呈现了：青春期、孕期、更年期。这种波动让我想起了我在七年级的一个科学项目中学到的——没有催化剂什么都不会改变。事实上，大多数人都会同意：促使她们在行为、工作或关系上做出改变的，是不满、焦虑、愤怒或沮丧。换句话说，是某种形式的情绪冲动袭来，推动着她们做出改变。

在身体层面也是如此。为了引发化学、情感或精神上的改变，女性的荷尔蒙必须加剧波动，引起强烈的烦躁和不适。突然间，现有的日常生活规律难以遵循：她无法像以前那样入睡；曾经可以容忍的事情现在会让她愤怒；她厌恶自己正在发生变化的身体；她渴望得到同伴和爱人的关注，但同时又想要有自己的空间。当这一切平静下来，身体将会孕育出一些崭新并且更加强大的元素——一个能够创造生命的年轻女性（青春期后），一个能够养育生命的母亲（产后），一个能够指引周围生命的睿智女性（绝经后）。如果女性在这些重要的生命阶段中能够尊重、爱护自己，并彼此关照，那么每一次蜕变都会升华出一个全新的自我。

除了潮热、疲劳、失眠、易怒和阴道干涩这些典型的更年期症状，这个时期女性最常见的症状还有抑郁、焦虑和消化系统紊乱。社会偏爱那些年轻、苗条、貌美同时又聪慧（但又温婉含蓄）、随和、性感、有爱心的女性。相比之下，那些身材松弛走样、不能再生育、越来越不随和、越来越挑剔的女性会陷入抑郁并不奇怪。此外，悼念一个时代的结束是进入下一个阶段的必由之路。这个年龄段的女性含泪告别了生育能力，但也开始期待着去滋养更大的世界。

这个时期的瑜伽练习可以给女性带来很多益处。生理上，瑜伽可以让你的内分泌系统保持平衡或者使其从失调状态回归平衡。肾上腺现在必须分泌身体正常运转所需的少量雌激素，但如果这些雌激素在压力、吸烟、不良饮食习惯或免疫力下降中被耗尽，它们就没有办法工作。很多瑜伽体式，尤其是前屈体式、扭转体式和后弯体式都可以起到安抚，继而激活肾上腺的作用。瑜伽还可以帮助你克服更年期早期的典型症状，如疲劳、失眠、焦虑和潮热。定期开设关于更年期和抑郁主题工作坊的帕特里夏告诉她的学生，每日练习瑜伽可以提振精神，修复能量。同样重要的是，借由每日的瑜伽练习静心冥想，她们可以在生活中做出更深思熟虑的选择。

　　瑜伽可以帮助女性重新认识自己的身体，欣然接受自己的外表、行动以及自己的感受。生命的这一时期，就像青春期一样，女性所面临的挑战就是接受她的身体及其变化。她可以阅读所有她想看的书籍和文章，这些文章都会告诉她，女性随着年龄的增长体重会自然增加，并提醒她日渐增大、松弛的腹部和胸部也并不罕见，而实际上它们是健康和美丽的。但如果她一直听到的都是，"苗条是让人羡慕的、值得追求的"，那么她可能很难接受她的新形象。帕特里夏说，瑜伽有助于女性学习接纳她们更加松弛和臃肿的外表。

　　帕特里夏一再强调走出去，去接触其他女性，以及参与社区活动、练习瑜伽的重要性。女性可以在一起聊天，分享她们的恐惧、不安和快乐。她提醒我们，女性必须相互激励，用明确的意图和纯粹的真心来指导和支持彼此。联结在一起后的女性创造了一个共同体，它更加美丽、更加强大，并且更有能力改变这个世界。你只需从自己做起，便可以创造这样的未来。一旦你"自我充实，灵魂丰盈"，正如博里森科所说，你会走向仁爱和慈悲。坚持瑜伽练习可以让你拥有足够的信心和激情，去捍卫心中的信念。瑜伽并不能完全消除荷尔蒙的躁动，我也不认为它应该如此，但瑜伽会帮助你以积极、热情和有效的方式去引导它对你的影响。

Chapter
10 疗愈抑郁

几年前，我去看望我的朋友肯德拉，那时她刚满 43 岁。当时我碰巧路过她家附近，因为好久不见，一时兴起，我就想约她出来喝杯茶。当我出现在她家门口时，我发现她正坐在客厅的地板上抽泣。她的拉布拉多犬躺在她身旁，仿佛在竭尽所能地哄她开心。我以为她家有人去世了。"没有，"她让我放心，"每个人都活着。我只是深处于忧虑和恐惧中。我无法摆脱这种情绪，我也不知道是什么原因。"我一直觉得肯德拉不可能抑郁。毕竟，她一年前才刚刚再婚，她的事业蒸蒸日上，女儿也刚考上了梦寐以求的学校，她还有什么不开心的呢？"你说得对，"她哭着说，"我应该开心。可为什么我不开心呢？"她说，她突然觉得自己被许多过去能从容面对的事情压得喘不过气来。同时，她又埋怨 43 岁的自己仍然在做着 23 岁起就开始做的工作，而她真正想做的是写小说，但她没有精力也没有信心开始。只要想到自己已经太老而无法开始任何新事业她就不知该如何是好。除此之外，她唯一的女儿已经离开家，她先生每天的工作时间很长，她感觉不到自己被需要。她低落的情绪以及加倍失落的自我价值感，影响了她完成工作的能力，所以她的生意也大受影响。

在情况好转之前，肯德拉与抑郁症又斗争了一年的时间。那段时间她的情绪状态变得更糟，几乎不能正常生活。她承认她"毫不在乎自己或其他任何人"。医生给她开了帕罗西汀——一种抗抑郁药。这个药对她的睡眠有帮助，但是她痛恨这种药让她在白天变得迟钝倦怠，对什么事都提不起兴趣，而且身体会出现"水肿"。最终，在几位朋友的坚持下，肯德拉同意尝试一下替代疗法。很幸运，她的身体对这些非侵入性的治疗方法反应良好。她去找营养师帮助她调理饮食。营养师告诉肯德拉，尽管她吃的那些饼干、面包、巧克力可以让她的抑郁症得到短期缓解，但长期来说其实加剧了她的抑郁。肯德拉也在看一个治疗师，这位治疗师不仅鼓励她多说话，还坚持让她走出去：遛遛狗，做些运动。我带她去上了她人生中的第一节瑜伽课。她非常喜欢并每周坚持练习几次。她觉得瑜伽练习为她带来了深度滋养和放松。不久前她向我倾诉道："当我开始以一种深沉而温柔的方式关爱自己时，我的健康问题开始离我而去，消沉的迷雾终于散去。"

肯德拉的情况绝不罕见。实际上，据美国心理健康服务中心统计，每年至少有 5% 的美国成年人受到抑郁症的困扰。其他研究者认为，这个比例其实能达到 20%。医学博士克里斯蒂亚娜·诺思拉普在她的《女性身体，女性智慧》一书中提到，在所有美国女性中，至少有 25% 的人在她们的一生中有过与严重抑郁抗争的经历。你如何能区分自己是那四分之一人群中的一员还是只是心情不太好？

怎样的症状才算抑郁？

仅仅因为你偶尔经历了经前期综合征，或者在一段长期关系结束时愤怒和哭泣，抑或偶尔因沉重的责任感而不知所措，甚至被压垮，这并不意味着你患有临床上所说的抑郁症。这些小规模抑郁发作可能只是你的身体（和头脑）在唤起你的注意，提醒你关注正在发生的事情并做出一些改变。显然，你没有在倾听，那现在就是调高音量的时候了。

一些治疗师将抑郁定义为，人未被表达的愤怒转向了内在。另一些人说抑郁症是深埋在我们内心没有被疗愈的情感，是多年来支离破碎、不断淤积的情绪，这些情绪不仅损害我们的精神健康，也让我们生病。荣格学派心理治疗师和多产作家马里恩·伍德曼说，当我们与梦和灵魂失去联结时，抑郁就会出现。《天然百忧解》（*Natural Prozac*）一书的合著者约莱·罗伯逊（Jole Robertson）把抑郁症看作"我们生活方式的失衡，这种失衡促使我们的大脑和中枢神经系统产生化学变化"。美国国家精神卫生研究所把临床上的抑郁症描述为一种极度的绝望感和无助感，患者感觉生活是可怕的，而且永远不会好起来。所有专家都同意，如果你经常被自杀的念头所困扰，并且抑郁已经让你丧失了正常工作或生活的能力，你需要尽快寻求医疗帮助。

大多数女性认为抑郁症令人无力：整个世界都压在她们身上，她们的胸腔憋闷，她们的呼吸很浅，她们失去了做任何事情的能力或欲望。这种类型的抑郁症（慢性抑郁）会束缚你的整个身心状态，让你觉得自己像泄了气的气球一样空洞。但是成千上万的女性被另一种同样不为人觉察的抑郁所折磨。这种抑郁症戴着高度焦虑的面具，因此被称为焦虑性抑郁。高压生活方式使这些女性无法觉察紧张和恐惧背后的感受，这也让她们无法认识到内在正在发生的事情。她们时刻感到焦虑，容易生气，非常缺乏耐心。有些焦虑性抑郁症患者还会出现月经不调、消化不良，甚至胸部疼痛。

喜怒哀乐变化的信使

大脑、内分泌系统、神经系统和免疫系统都会对情绪健康产生影响。它们通过一个由信使和受体构成的复杂系统在细胞层级交流。坎德丝·B.珀特是生物物理学中的一个相对较新领域的先驱者，该领域被称为心理神经免疫学，她在她的开创性著作《情绪分子：为什么你如此感受》中描述了这个过程。她解释说，当你有一个想法或产生一种情绪时，你的大脑会释放神经肽，而这些神经肽会把你的想法或感受转化为一个物理状态。这些神经肽会在体内循环，寻找那些与信使相匹配的受体细胞（有点像拼图游戏中的两块拼图）。当它们找到一个可以匹配的细胞（在你的肠道、下丘脑、垂体或心脏处）时，神经肽便会附着在受体上并存放它们携带的信息。接着，受体会将神经肽携带的信息——你的想法或情绪，进一步推送到细胞中，引起细胞的显著变化。这些细胞的变化深深地影响着你的生理功能、行为，甚至你的情绪。

珀特解释说，你的大脑也有神经递质在为它工作，护送信息进出脑细胞。每一个神经递质从一个神经元（或脑细胞）获取信息，运送它，并将它与另一个神经元的受体结合，后者在接收到信息后，引起生理变化。研究人员认为，这种从一个神经元到另一个神经元的活动会影响情绪并引起生理反应。如果一个神经元释放出过多的神经递质，另一个细胞只会按需摄入，多余的神经递质会通过原始神经元的再吸收机制被重新吸收。如果你的体内有足够多的神经递质在细胞中穿梭，你便会感到开心和精力充沛。如果你缺乏适当的平衡——要么太少，要么太多——你就可能遭受抑郁症或焦虑症的侵扰。

管理情绪健康最重要的三种神经递质是血清素（5-羟色胺）、多巴胺及其衍生物去甲肾上腺素。充足的血清素会提升你的幸福感、自尊心、平静感和安全感。你会睡得很香，注意力集中或者消化很好。去甲肾上腺素和多巴胺会共同起作用，带给你活力和力量，让你思维敏捷，可以掌控任何情形，从而快速且高效地工作。这两种神经递质与肾上腺素的共同作用引起"战斗或逃跑反应"，帮助你度过紧急情况。

如果你的身体产生的血清素太少（或者它被吸收得太快），你会感到沮丧，没有安全感，一切都被笼罩在"这有什么用？"的心态中。你可能会不想吃东西，体重开始下降，或者强迫性进食，体重增加过快。你的性欲锐减，而且无法集中注意力。你感到困惑，觉得自己毫无价值（一般人的血清素水平都不会太高）。

根据乔尔·罗伯逊的理论，人体内的多巴胺和去甲肾上腺素水平不均衡往往会影响心理，导致个人出现自杀倾向或暴力行为。如果多巴胺和去甲肾上腺素水平过高，你会有太多的神经能量，可能会过度焦虑、恐惧和变得有攻击性。你可能很难入睡，也很难睡得安稳，并且你的性欲会大幅增加。如果这两种物质水平骤降，你便有可能经历程度不同的抑郁症。

药物有用吗？

如果让制药公司来决定的话，那他们一定会给每一个深陷抑郁的人都开出一剂处方——抗抑郁药。

抗抑郁药的作用原理非常合乎逻辑。如果存在于脑细胞之间的血清素能够增加你的幸福感和自尊心，那么为什么不找一种方法让更多的血清素在那里停留更久，从而让你感觉更好呢？研究人员发明了可以做到这一点的药物。他们称这些药物为血清素再摄取抑制剂，也就是我们通常了解的百忧解、左洛复和帕罗希汀。这些药物可以抑制产生血清素的脑细胞吸收血清素。

另一类抗抑郁药——三环类抗抑郁药（如奋乃静－阿米替林复合剂、阿米替林、多塞平），不仅能提高血清素水平，还能增加多巴胺和去甲肾上腺素在体内的停留时间。这在理论上创造了幸福感和自尊心，同时增加了活力、掌控感和自信。除了抑制再吸收的对象不同，抗精神病药物，如氯丙嗪和氟哌啶醇的工作原理类似于血清素再摄取抑制剂。它们能抑制多巴胺和去甲肾上腺素被过快地吸收。

理论上这些药物听上去都很不错，但是真的有效吗？根据发表在《神经和精神疾病杂志》（1994）上的，由 R.P. 格林伯格进行的综合分析（对各种研究和临床试验的综合分析），百忧解对抑郁只有温和的效用。然而，血清素再摄取抑制剂、三环类抗抑郁药和抗精神病药物均会产生一系列的副作用，这些副作用的危害之严重足以迫使许多女性寻找替代疗法。这些副作用包括：消化不良、失眠、焦虑、头痛、口干、心悸、无法集中注意力、疲劳、无力、眩晕、无法出现性高潮等。

缓解抑郁的建议

我并非不建议使用抗抑郁处方药，但也许先尝试更温和的替代疗法，而把抗抑郁药作为最后的选择是明智的。当然，如果你正在服用百忧解或其他抗抑郁药，在没有征得医生的意见前不要自行停止用药。然而，你可以把这一章中介绍的替代疗法作为辅助。毕竟，尽管抗抑郁药可能会暂时提高令你愉悦的神经递质水平，但它们无法从根本上解决问题，无法改变最初让你陷入抑郁的原因。抗抑郁药也无法消除机体中血清素过少或去甲肾上腺素过多的诱因。

关注你的身体

在《女性身体，女性智慧》一书中，克里斯蒂安写道，情绪"帮助我们全然地参与我们生命"。有时候，如果你不留意自己的情绪，你的身体和心灵就不得不大声喊出来。失声痛哭、精疲力竭和突然袭来的恐慌都是你的身体在提醒你去看看到底发生了什么。不要急着去压抑那些感受或者用药物治疗那些情绪。要学会与它们相处，听听它们要告诉你什么，在日记里写出来，允许你的感受从内心深处浮出水面。

诺斯鲁普认为，哭是身体排出毒素的一种方式。她说，哭会帮助你"让能量在周身运转起来，有时会将其引导向其他方向，或以不同的方式理解它"。在这种情况下，眼泪就是将毒素从细胞中和身体里运出的媒介。平面设计师凯瑟琳有严重的偏头痛。她说流泪可以帮助她和她的感受共处，让她全然参与到自己的疗愈过程中，不忽略任何感受，或把感受堆积到它们可能会造成更多危害的地方。荣格学派心理分析师马里恩·伍德曼把眼泪称作"与灵魂的联结"。每天给你的灵魂一些时间：冥想，练习瑜伽，记录下你的梦境——伍德曼把它们称为"连接身体与灵魂的桥梁"。

THE WOMAN'S BOOK OF
YOGA & HEALTH 帕特里夏说

修复性的瑜伽体式为你提供了全然来到当下的方法，为你的身体和情绪创造一个表达的空间。当你不需要去任何地方，也不需要去证明什么，也无需取悦任何人时，你可以完全地放松下来。对那些喜欢远离繁杂的人来说，用瑜伽枕辅助的俯英雄坐很有帮助。另一些女性发现，当她们做前屈体式时感觉被孤立，因此她们更喜欢练习完全被支撑的仰卧体式，比如仰卧束角式或者倒立体式，比如倒箭式。如果你特别焦虑，可以使用有引导词的瑜伽录音带或者播放柔和的音乐，这有助于保持专注。当你在体式中休息时，乌加依呼吸法可以帮助稳定你的能量。

瑜伽也会告诉你，你用身体做的事情对你的情绪有着深远的影响。昂首挺胸、有尊严地站立，打开并扩展你的胸腔，自信地行走，大声对世界，最重要的是对你的精神宣告：我会脚踏实地，开心快乐，与周遭和谐共处。

抑郁可能是你的身体和精神在表达不满，在向你倾诉它们感到难过、被遗忘和被忽视，你已经飘离你的中心和激情太远了。用充满爱的仁慈对待自己，就像关心一个正在受苦的朋友一样。问问自己如何才能让自我感觉好一些，对自己要温柔，要有耐心。

坎德丝·珀特等心理神经免疫学专家们认为，你的身体和精神具备自我疗愈所需要的工具。抗抑郁药、食物或者草药等之所以有效果是因为你的身体制造了相似的化学物质来保持健康。这些化学物质作为一种对你的思想、感受、行为和行动的生理反应被创造出来。

检查甲状腺

甲状腺功能减退（甲状腺功能不全）通常与抑郁症的症状非常类似。这种情况不仅会损害甲状腺功能，也会损害身体的其他系统功能。比如，很多甲状腺功能减退的女性会出现便秘、闭经、低血压和疲惫的症状。她们也会"执着于"她们的体重、与现实失去联结以及为轻度抑郁所困扰，甚至产后抑郁也可能是甲状腺或甲状旁腺异常的信号。

检查甲状腺功能的一个简单方法是连续三四天监测你的基础体温。早上起床前在腋下放置一个体温计，保持 10 分钟。如果你的体温低于正常温度（36.5℃），请咨询你的医生，因为你的甲状腺有可能出现功能不足。

瑜伽练习者表示，瑜伽可以很好地调节甲状腺。有一些体式比较适合，如肩倒立和犁式。它们通过喉锁使下颚与胸腔之间产生挤压，这个动作能够挤压并按摩甲状腺和甲状旁腺：首先让它们平静下来，然后激活它们，以这种方式隔离腺体。这个体式会挤压出毒素和瘀滞的血液；当你退出体式时，新鲜的含氧血液可以在这个区域内更自由地循环，从而激活腺体。在其中任何一个体式中保持 8 ～ 10 分钟以获得最大的效果。后弯体式也会激活这两个腺体。

监控血糖

一些研究认为，低血糖可导致能量不足、疲劳、高度焦虑或烦躁。一个原因是胰腺产生的胰岛素不仅能帮助你控制葡萄糖或血糖，也能把色氨酸输送到你的大脑里。色氨酸是大脑合成血清素需要的一种氨基酸，而血清素是能让你感受到幸福和平静的神经递质。如果你的大脑不能获得足够的色氨酸，它就需要更多的糖，糖会（暂时地）提高你的胰岛素水平，以此来增加进入大脑的色氨酸数量，而后造成你的血清素水平飙升。一般来说，低血糖引起的抑郁症患者会感受到情绪的剧烈变化——从极度兴奋到极度愤怒再到极度疲劳。

瑜伽非常有助于平衡胰腺功能。扭转体式，如圣哲玛里琪 III 式和加强背部伸展式，可以挤压和按摩胰腺。后弯体式，如桥式肩倒立和倒手杖式会使血液冲洗胰腺，这样应该可以帮助胰腺更好地发挥功能，防止其功能减退。

检查你的饮食

你吃或者不吃的食物都可能正在对你的情绪产生影响。首先，排除过敏性食物。一些人发现小麦、糖、乳制品、阿斯巴甜、咖啡因、过度加工的或含农药的食物会使他们产生过敏反应，也会影响他们的抑郁症状。

加州圣拉斐尔预防医学中心主任、医学博士埃尔森·哈斯（Elson Haas）在《四季皆宜的饮食》（*A Diet for All Seasons*）一书中推荐了由清蒸蔬菜、食用油和全麦食物组成的身体净化疗程。尽管碳水化合物会提高血清素水平，但哈斯提醒大家，不要食用错误的碳水化合物。全麦和全麦面粉食品对血清素水平的提高作用较为缓慢，因为它们会逐步向血液中释放糖分。正因如此，它们比简单的碳水化合物（如精制糖和白面食品）有更持久的效果。

富含蛋白质的食物会增加多巴胺和去甲肾上腺素（会让人兴奋的化学物质）的水平，所以如果你患有焦虑性抑郁，那就少吃点肉。另外，减少（或放弃）饮用含咖啡因的饮料，剔除你饮食中的白糖和酒精，并戒烟。

考虑补充剂

提高必需脂肪酸的摄入量，例如亚麻籽或玻璃苣籽油等。记住，信息是在你身体的细胞之间共享的。为了让这些物质从一个地方顺畅地流向另一个地方，你的身体需要脂肪来保持流动性。维生素 C、维生素 B1、维生素 B6 和维生素 B12 可以保证将必需脂肪酸转化为机体保持健康所需的重要激素。1998 年在马萨诸塞州召开的国际草药医生研讨会上，医学博士、草药学家、在新墨西哥行医的蒂耶罗娜·露·道格（Tierona Low Dog）建议以滴鼻液或者舌下液方式服用维生素 B12，这两种方式均比口服药片的效果好。

肝脏能够帮助身体排出可引发抑郁的过多毒素和激素。你可以通过服用水飞蓟、蒲公英根或姜黄来强健你的肝脏。

尝试替代抗抑郁药

金丝桃素是轻度和中度抑郁症女性的替代药物。它通过抑制血清素的吸收而起到类似抗抑郁药的作用，但它的起效方式比百忧解或其他药物要温和得多。你可以咨询你的整体医学医生，以确定适合你的服用剂量。如果你已经在服用抗抑郁药，在你尝试金丝桃素或任何其他草药替代品之前，请先咨询你的医生。

如果你因焦虑症困扰而疲软无力，一天结束时无法放松精神，并伴有肌肉疼痛和紧张，同时服用缬草、黑升麻和痉挛树皮这三味草药会有帮助。同样，请向你的保健医生咨询剂量。

获得适量的睡眠

对于焦虑性抑郁的女性而言，获得足够的睡眠至关重要。约莱·罗伯逊说，没有良好的休息，人的身体就没有时间自愈，免疫系统就会减弱。马里恩·伍德曼说，通过梦，人的精神会自我修复；如果人不睡觉，就会失去与自己的潜意识和自己的核心的联结，便会产生抑郁。如果你有焦虑性失眠，修复性瑜伽体式、冥想、芳香熏浴通常会有帮助，但是这些方法需要在你已经进行了更有能量的高强度锻炼或通过瑜伽体式消耗掉过多的焦躁情绪后进行。

因为难过，想逃离生活而整天睡觉，也会带来健康问题。这种类型的抑郁症是由低血清素水平以及非常低的多巴胺和去甲肾上腺素水平引起的。虽然睡眠确实会增加血清素水平（但只有在你睡着的时候），但它也会减少另外两种神经递质，而这两种递质是任何涉及神经肌肉系统的活动所必需的。如果你想摆脱抑郁，每天的睡眠不能太多，这样你的多巴胺和去甲肾上腺素水平就会逐渐增加。

帕特里夏说

如果你患有慢性抑郁症，在练习瑜伽时记住这些建议可能有帮助：

◇ 做体式的过程中一直保持眼睛睁开，这样你就可以调动你的感官，而不会陷入情绪的黑暗中。

◇ 专注于每一次吸气——这个生命力量的使者，来驱散消沉与沮丧。

◇ 对身心反应保持敏锐。如果你开始感到焦虑或出现紧张，暂停或者停止练习。放松，并将注意力放在呼气上以减少这种感觉。

◇ 如果出现了让你不适的想法或感受，引导你的头脑和身体用积极的想法去驱散消极的想法。

◇ 记住，要做出行动，无论它有多小，只要做点什么就好。

◇ 空间可以带来宁静，在寂静中，看向内心深处，去找到平和。

安排高强度锻炼的时间

运动会让人远离忧郁情绪。首先，身体活动可以让人的大脑摆脱烦恼，而且它也能相当迅速地改变人的大脑化学环境。一场激烈的网球比赛、快步走或适度的慢跑可以提高血清素水平，增加体内的内啡肽（天然止痛药）数量，清除毒素。

因为多巴胺和去甲肾上腺素会对呼吸、肌肉活动和心率的变化产生影响，高强度的运动会显著提高这些神经化学物质的水平。一旦人停止运动，多巴胺和去甲肾上腺素就会消耗殆尽，血清素水平就会上升，人会感到放松，并对自己很满意。患有抑郁症的女性都能从运动中受益。

抑郁症的痛苦

你可以服用金丝桃素或百忧解，饮食上吃得更好一些，并增加维生素和草药补充剂的摄入量，但最终你将不得不直面最初引起你抑郁的那些深藏的痛苦。1999 年 5 月，在克里帕鲁瑜伽中心，马里恩·伍德曼说过，当人无法承受和面对的冲突滞留在体内时，女性往往会生病。她解释说，心灵试图通过将痛苦埋藏在内心深处来保护自己，然后人的身体会尽可能长时间地深埋这种痛苦。最后，痛苦变得难以承受，人也随之崩溃了。不要等到这个时候才去求助于合格的治疗师或值得信赖的朋友。

瑜伽如何提供帮助

对于抑郁的人，瑜伽带来的礼物不仅仅是身体上的，瑜伽也能抚慰精神和心灵。显然，生理上的益处与情感上和精神上的益处是分不开的。我们已经讨论过思虑是如何影响情绪，进而影响生理的。在瑜伽中，我们也会考虑动作是如何影响情绪和身体的。例如，倒手杖式是一个能打开胸腔的后弯体式。仅仅是上提胸腔的动作就能提振你的情绪，让思维更清晰。它为你的呼吸创造了更自由的空间，更自由的呼吸会给你带来更轻盈的感觉。后弯会进一步清除心脏内部和周围的淤堵，这些淤堵可能会导致扣肩和胸腔凹陷。

此外，坐立前屈可以让你因焦虑、恐惧或紧张而变得过度活跃的神经系统安静下来。倒立可以让含氧血液更顺畅地循环，这样可以舒缓并激活头部和喉咙周围的腺体。站立体式也能提振你的情绪，让你感觉更强大、更独立。

摊尸式和其他修复体式能让你的交感神经系统和全身有意识地休息，这样就可以达到修复的目的。它们会让你恢复平静，达到完全放松的状态，这样你的大脑就可以得到修复，神经递质也会恢复平衡。它们也给了你一个机会，让你更深入地关注内在，发现哪里紧张或者哪里疼痛，这些体式会帮助你驱散紧张和疼痛。

瑜伽可以让你关注你体内正在发生的事情，去感受你的情绪，并将它们放下。如果你曾试着努力练习一个难度大的体式，你应该知道，直到你停止为难自己，否则你是不会掌握那个体式的。瑜伽也提醒你，没有什么是永恒的，你的感觉并不能代表真实的你。通过一个体式停留在当下，特别是最初对你来说有难度的体式，你会发现感到不舒服是可以的，甚至不开心也是可以的，但你依旧安然无恙。你开始懂得有些上周还是不可能的事情今天可能就可以做到了。

在体式练习中加上呼吸练习是一个非常好的辅助。帕特里夏说，深入而疗愈的吸气可以提振你的精神，绵长而缓慢的呼气可以舒缓你的神经。如果你在练习中感到悲伤、愤怒，甚至恐惧，不要惊讶。感知它们的存在，然后放下它们。它们等着被释放出来已经很长时间了。我的一位藏族朋友，也是作曲家和迪吉里杜管的演奏者纳旺·赫乔格曾经把呼吸描述为身体和精神之间的桥梁，它是把身体、精神和心灵联系在一起的纽带。

我们在这里提供的序列针对两种不同类型的抑郁：慢性抑郁和焦虑性抑郁。你会注意到慢性抑郁序列从安静的、打开胸腔的体式逐渐转入更加活跃、充满能量的体式。焦虑性抑郁的序列正相反，它以更加活跃的体式作为开始，来消除过多的紧张、焦虑，然后进入修复体式让你平静下来。

无论你选择哪个序列，都不要害怕去尝试，你会发现有些体式可能比另一些更有效。如果抑郁让你感到精疲力竭，那么对你来说站立体式可能太累了，那就跳过它，或者背靠墙来做。有些日子你可能想在仰卧束角式中保持 20 分钟，有些日子你想从犁式

　　持续的瑜伽练习除了有生理益处，还可以让人在以下几个方面获得情绪层面的益处：

◇　站立体式帮助你根植于大地，通过你的双腿将你与地球联结。它们是信心的建设者，不仅让你充满活力而且让你精力集中。

◇　后弯体式给你一种充满希望的感觉，因为它们能让你振作起来，并打开你的胸腔。

◇　倒立体式有助于平衡你的内分泌系统和情绪——通过把一切都颠倒过来，它们能帮助你冲破阻碍。

做到加强背部伸展式，然后再重复几次。

　　第 5 章中的经前期综合征序列对与经期或更年期早期有关的抑郁很有效。帕特里夏说，与慢性抑郁症相比，前屈体式对与激素有关的抑郁症的疗愈效果更好。当你感到悲伤或极度绝望时，前屈体式会增加这种失落感，甚至让你窒息。相反，你需要打开胸腔，让你的身体沉浸在深吸气的疗愈力量中，重新激活自己。

减轻慢性抑郁序列

1. 交叉瑜伽枕式或仰卧简易坐

　　在瑜伽垫上放一个瑜伽枕，并在其中心的上方交叉放置另一个瑜伽枕，使其形成一个"十"字。坐在上方瑜伽枕的中央，向后躺，让脊柱落在瑜伽枕上并被瑜伽枕支撑，头部落于地面上。如果觉得伸展过度或颈部紧张，可以将一条折叠好的瑜伽毯垫在头的下方。将手臂放在头的两侧，掌心朝上，肘部弯曲，完全放松。如果感到下背部紧张，可以将双脚抬高放在瑜伽砖上。在体式中放松几分钟，让腹部保持柔软，深深地呼吸。退出体式时，弯曲膝盖，向一侧转身，双手推地起身。

　　功效　　这个有支撑的后弯体式可以打开胸腔，改善呼吸和循环，平衡肾上腺和甲状腺功能，并缓解抑郁和疲劳。

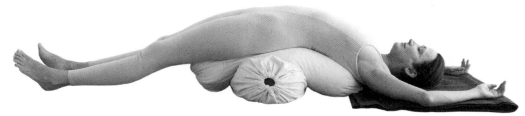

10.1　交叉瑜伽枕式

替代体式：仰卧简易坐

　　如果交叉瑜伽枕式对你来说太难或不舒服，可以做这个体式替代它。将一个瑜伽枕垂直放在身后，屈膝坐在瑜伽枕前方，骶骨触碰瑜伽枕边缘，你可以在瑜伽枕上放一条折叠好的瑜伽毯来支撑头部。舒适地交叉双腿，向上伸展脊柱。双手撑地，向后躺在瑜伽枕上，手臂向两侧展开，放松。将肩胛骨向后肋收，提起胸腔。这是一个使人放松的体式，身体任何部位都不应出现不适。如果感到背部有压力，可以增加辅助物的高度。退出体式时，松开双腿，脚掌落地，慢慢地向一侧翻身，手推地面起身。

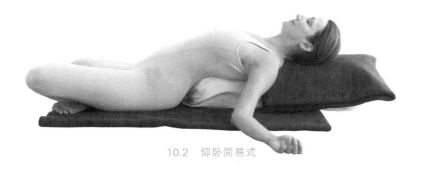

10.2　仰卧简易式

2. 下犬式

俯卧在瑜伽垫上，手掌放于胸腔两侧的地面上，手指指向前方并充分伸展。起身，双手和膝盖着地，这就是下犬式中手和脚之间的距离。放置一个瑜伽枕或一两条折叠好的瑜伽毯，让辅助物与胸骨对齐。辅助物要足够高以支撑头部，但是也不要过高，要让颈部有伸展空间。回到手、膝着地的姿势，翻转脚趾踩地。

呼气，双手用力压向瑜伽垫，通过手臂内侧向上伸展身体。呼气时，抬高臀部，向上、向后移动大腿。保持双腿伸展，脚跟踩向地面。在将臀部向上提起时，要保持双

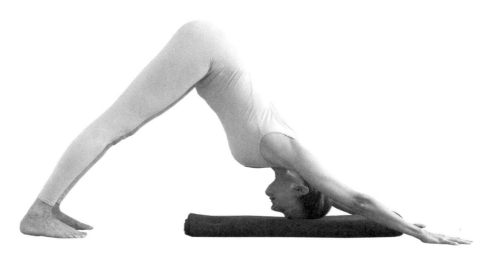

10.3　下犬式

腿紧实，肘部伸直，同时让头在辅助物上放松。手臂和腿的动作可以拉长脊柱，放松头部。保持体式30～60秒，深深地呼吸，让头部完全放松，放松颈部。退出体式时，回到手、膝着地的姿势，向后坐在脚跟上。

功效 这是一个对抗抑郁的绝佳体式，它有助于促进胸腔区域的循环，改善呼吸，并且平静大脑。

3. 头倒立

靠近墙壁放一条折叠好的瑜伽毯，双脚和双膝并拢，跪在瑜伽毯前方。将双手手指紧紧地交扣到一起，拇指相触。双手呈碗状，离墙不超过8厘米，肘部分开，与肩同宽，手腕、前臂和肘部组成了这个体式的根基。

拉长颈部并将头顶放在瑜伽毯上，头的后侧接触双手。前臂压地，提起肩，使其远离地面，在体式中要一直保持这个动作。伸直双腿，将臀部向天花板方向提，双脚向前走，直到脊柱几乎与地面垂直。呼气时，双腿依次向上摆动，将双脚抵靠在墙壁上。

保持脚跟和臀部抵靠墙壁，向内旋转大腿，向上提起尾骨，向上伸展双腿，并保持双脚并拢。在头顶中心保持平衡，前臂向下压地，持续地上提肩膀，使其远离耳朵。保持呼吸平稳，让眼睛和喉咙保持柔软，放松腹部。通过有规律的练习，便可以逐渐地学会将臀部和脚跟离开墙壁。尽量长时间地保持这个体式，直到能坚持5分钟。

退出体式时，呼气，逐一将双腿落回地面。弯曲双膝，向后坐在脚跟上，在抬起头之前先完成几个呼吸。

功效 如果你感到焦虑、沮丧、空虚，做这个体式非常有益。它能促进新鲜含氧的血液在头部和胸腔

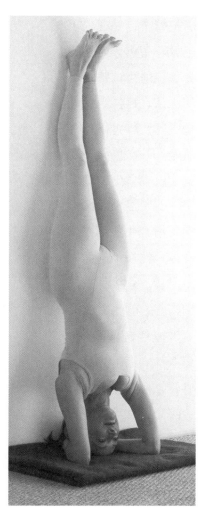

10.4 头倒立

区域更自由地循环，平衡神经内分泌系统，使整个身体恢复活力。

注意 只有当头倒立已经成为你瑜伽练习的一分部时，才去练习这个体式。有高血压的人、处于经期的女性、颈部和背部疼痛的人、有偏头痛的人，请不要练习这个体式。

4. 倒手杖式

（开始之前，请参看第 36 ～ 37 页。）在离墙 5 厘米处放置一把椅子，并在椅子上放一条折叠好的瑜伽毯。适当调整椅子的距离，这样当你伸直腿时，脚可以抵住墙壁。面向墙壁，双脚穿过椅背坐在椅子上。双手沿椅子两侧向下滑，用肘部撑住身体，慢慢地向后倾斜身体，让头和颈超出椅座的前侧边缘。

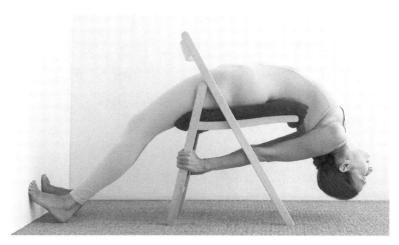

10.5　倒手杖式

握住椅子两侧，将身体向后仰，让肩胛骨来到椅座的前侧边缘。臀部可以向椅座的后侧边缘移动。

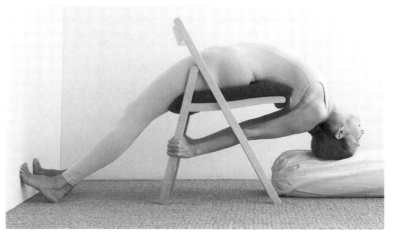

10.6　倒手杖式变体

脚踩住墙壁，双腿稍弯曲，手握住椅子后腿或者椅子两侧。伸直双腿，将椅子推离墙壁，大腿向内旋转，双手始终握住椅子后腿或两侧。如果你有颈部问题，可以让头落在瑜伽枕上放松。如果感到下背部疼痛，可以将脚抬高放在靠墙的瑜伽砖或瑜伽枕上。

安静地呼吸，保持体式1～2分钟，如果无法长时间保持，就保持30秒，然后起身，再重复练习几次。

退出体式时，弯曲膝盖，将整个脚掌落地。握住椅背的两侧，通过上提胸骨起身。靠在椅背上呼吸几次，放松背部。

功效 这个体式能让你感到全身充满活力，并打开胸腔（改善循环和呼吸），提振精神。

注意 如果你有颈部问题，请向有经验的瑜伽老师寻求帮助。如果患有偏头痛、紧张型头痛或腹泻，请不要练习这个体式。

5. 上弓式

靠墙放置两块瑜伽砖，瑜伽砖之间的距离与肩同宽。仰卧，让头落在两砖之间。弯曲双膝，双脚分开，与髋同宽，脚跟靠近臀部。如果需要更多支撑，请躺在一个瑜伽枕上。肘部弯曲，双手放在瑜伽砖上，手指朝着脚的方向。呼气时，提起髋部和胸腔，伸直手臂，伸展双腿。尾骨向上提，大腿的后侧移向臀部。如果可以，保持体式5～10秒，如果做不到，可以进入、退出体式两三次。退出体式时，弯曲膝盖和肘部，慢慢地将身体落回地面。

功效 这个完全的后弯体式将激活整个身体，使你在整体上感到喜乐与幸福。

注意 只有当上弓式已经成为你瑜伽练习的一部分时，才去练习无辅助的变体。如果很难推起身体进入后弯，可以尝试做女性能量激活序列中第39～40页的变体。如果你有颈部问题，请向有经验的瑜伽老师寻求帮助。如果你患有偏头痛、紧张型头痛、心脏病以及其他严重的疾病，或处于孕期，请不要练习这个体式。如果这个体式做起来太困难，用交叉瑜伽枕式来代替这个体式（瑜伽枕的摆放方式参

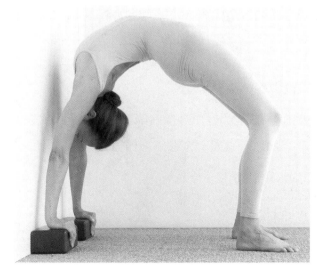

10.7 上弓式

看第 255 页）。不要害怕尝试这个体式，即使只能推起来一点点，勤加练习，它会变得越来越容易。

6. 巴拉瓦伽式

坐直，双腿向前伸展。用两条折叠好的瑜伽毯将左臀垫高，向右弯曲双腿，让双脚处于右髋一侧。保持双腿、双膝朝前，确保右脚踝在左脚足弓的上方，臀部不要坐在脚上。将肩胛骨收入背部，扩展胸腔，并向上伸展脊柱。呼气时，腹部、肋骨、胸腔和肩（按此顺序）向左转动，右手放在左大腿外侧，左手放在身后的瑜伽毯上。保持体式 10 ～ 20 秒，从体式中还原，伸直双腿，换另一侧练习。

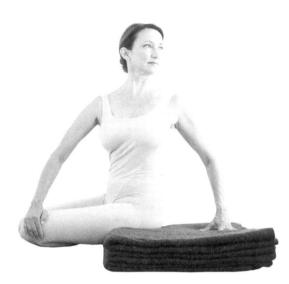

10.8　巴拉瓦伽式

功效　这个轻柔的扭转体式有助于提振精神，因为它能打开并扩展胸腔。同时这个体式还能促进循环、改善呼吸，并让肩膀和背部的肌肉得到放松。

注意　如果有腹泻症状或感到恶心，请不要练习扭转体式。如果有膝关节炎，请不要练习这个体式。如果骶髂关节疼痛，请在扭转时放松骨盆。

7. 下犬式

再次进入下犬式（参看第 256 ～ 257 页），这一次不支撑头部，保持体式 10 ～ 20 秒。

功效　这是一个在练习任何后弯体式之后，能让背部得到伸展的体式。

8. 肩倒立

（开始之前，请参看第 19 ～ 21 页。）在两条折叠好的瑜伽毯上躺下来，用瑜伽毯支撑肩膀，并在身体两侧伸展手臂。呼气时，屈膝，抬起双腿靠近胸腔，双手下压地面，双腿摆动，越过头部。双手支撑背部，肘部用力压住瑜伽毯。提起躯干，直到躯干与地面垂直，双膝靠近胸腔。保持双手支撑背部，抬起双腿，直到大腿与地面平行。更大限度地上提大腿，直到膝盖指向天花板，现在完全伸直腿。由脚跟处向上伸展身体，直到整个身体垂直于地面。将尾骨向上提并向内收，用双手上提后肋，感受整个身体又长又直，让肩膀远离耳朵。尽可能长时间地保持体式，至少坚持2分钟。退出体式时，弯曲膝盖，身体慢慢卷落。

功效 这个体式有助于平复焦虑和急躁情绪，并带来力量、平和，当你无精打采时，它是一剂良药。

注意 如果你有肩颈问题、高血压、处于经期或头痛，请不要练习这个体式。

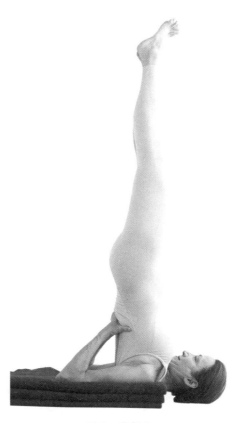

10.9 肩倒立

9. 犁式

躺下来，用两条折叠好的瑜伽毯支撑肩膀和颈部，头落在地面上。手臂位于身体两侧的地面上，双腿向远处伸展，双脚并拢，膝盖收紧。呼气时，屈膝，将两侧大腿带向胸部，转动双肩，使其远离头部并展开胸腔。再次呼气，摆动或者上提臀

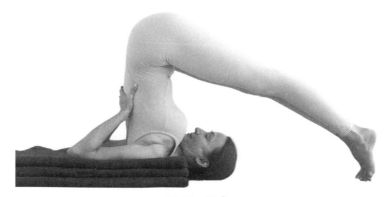

10.10 犁式

部和双腿，用手支撑背部，然后将腿伸过头顶，脚趾落在地面上。为了保持肘部向内收，在进入体式之前可以用瑜伽带束住手臂。收紧膝盖来保持双腿主动，以此来创造腿与面部之前的空间。保持这个体式几分钟，或者在舒适的前提下保持更长时间，深长而缓慢地呼吸。退出体式时，缓慢地逐节向下卷落椎骨，平躺在地面上放松，深呼吸几次。

功效　这个体式有助于平衡内分泌系统，使神经系统平静下来，让身心保持一种完全放松的状态，也是安抚急躁和焦虑的理想体式。

注意　如果你有颈部问题或处于经期，请不要练习这个体式。

10. 桥式肩倒立

将一个瑜伽枕横放在墙边，将另一个瑜伽枕与其垂直放置，二者形成"T"形。在瑜伽枕远离墙壁一端的地面上放一条折叠好的瑜伽毯（为了支撑头部）。在瑜伽枕一端坐下，保持膝盖弯曲，向后躺在瑜伽枕上。向后滑动身体，直到背部中段来到瑜伽枕的末端，让肩膀刚好落于地面上。将头和肩在瑜伽毯上放松。双脚并拢，脚跟相触。双腿向墙壁伸直，脚跟放在瑜伽枕上，双脚触碰墙壁。双腿应笔直地位于身体前方并分开与髋同宽，手臂在舒适的姿势中休息，可以放在头的上方或在身体两侧。闭上眼睛，完全放松，深深地呼吸。保持这个体式 1～2 分钟，舒适的话，可以保持任意你所需的时长。

退出体式时，屈膝，慢慢地翻转到身体一侧，手推地起身。

功效　如果你需要平息焦虑、镇静神经系统、消除急躁情绪，这个令人愉快的、平静的体式非常合适。

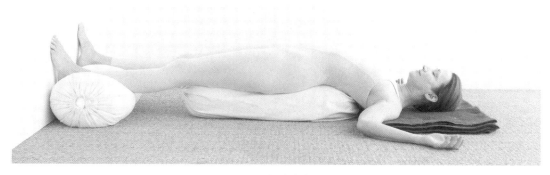

10.11　桥式肩倒立

11. 仰卧束角式

将一个瑜伽枕放在身后，屈膝坐在瑜伽枕前方，骶骨触碰瑜伽枕边缘。将一条瑜伽带放在身后的骶骨处，将瑜伽带向前拉过髋部、小腿，放在脚的下方（参看第 X 页）。脚掌贴在一起，膝盖和大腿向两侧展开，并向下落。

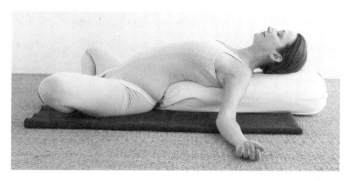

10.12　仰卧束角式

将瑜伽带收紧，套牢双脚，向后躺下，让头和躯干舒适地在瑜伽枕上休息，臀部和双腿落在地面上。如果感到下背部不适，可以用一两条折叠好的瑜伽毯来增加支撑物的高度。如果感到颈部有压力，就将一条折叠好的瑜伽毯放在头和颈部下方。如果感到腿部肌肉紧张，可以将两个瑜伽毯卷起，分别垫在两侧大腿根部。在体式中保持任意所需时长，深深地呼吸。

退出体式时，双膝并拢，将腿从瑜伽带中滑出，慢慢地向一侧翻身，手推地起身。

功效　这是一个"你值得拥有"的典范体式，它能打开胸腔，改善呼吸和循环，完全地托起你的身、心、灵，帮助你提振精神。

12. 摊尸式

仰卧，双腿向远处伸展。掌心朝上，将手臂舒适地放在身体两侧，稍远离躯干一些。主动地向远处伸展双臂、双腿，然后让它们完全地放松。闭上眼睛让一切放松，深呼吸

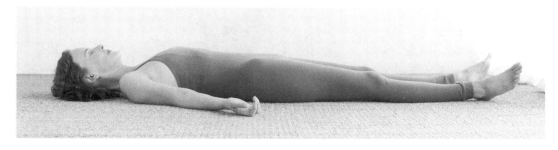

10.13　摊尸式

几次。吸气，让气息充盈胸腔，但不要让喉咙、颈部和横膈紧张。呼气，放松，身体沉向地面，放松肩膀、颈部和面部肌肉。保持腹部柔软放松，放松下背部，保持眼睛静止，让大脑保持平静，并完全地臣服在体式中。自然地呼吸 5 ～ 10 分钟，吸取能量并释放紧张。退出体式时，弯曲膝盖，缓缓地转身侧卧，停留几个呼吸后，柔和地推地起身。

功效　当你想舒缓神经，平静大脑，恢复精力时，这是一个绝佳的体式。

减轻焦虑性抑郁序列

特别指出　如果你感到急躁或焦虑，这个序列可以帮你恢复能量，让大脑平静下来，让你更关注身体。你可以从山式开始进入前屈，再进入下犬式，然后回到前屈，重复几次之后再做后弯体式。这样的话，当你练习有支撑的体式时，你会感到更加平静并准备好接受它们的疗愈效果。

1. 下犬式

请按照第 256 ～ 257 页中的描述做下犬式，保持体式 1 ～ 2 分钟。

功效　将头部在辅助物上休息，有助于平静大脑，缓解焦虑和神经紧张，同时还能促进胸腔区域的循环。

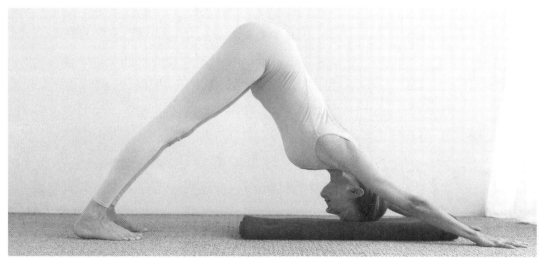

10.14　下犬式

2. 加强脊柱前屈伸展式

将一把椅子放在身体前方约 5 厘米的地方，面朝椅子站立。将身体的重量均匀地分布在前脚掌和脚跟之间，通过上提股四头肌（大腿前侧）来收紧双膝。胸骨向上提，向后转动肩膀，将肩胛骨收入背部。上提腹部，在将尾骨向内收的同时注意，不要将大腿向前推。吸气时，伸展脊柱，拉伸整个身体；呼气时进入前屈。让头在椅座上休息，在头的上方交叠手臂，自然地呼吸 1 分钟。松开手臂，缓缓起身，最后抬起头。

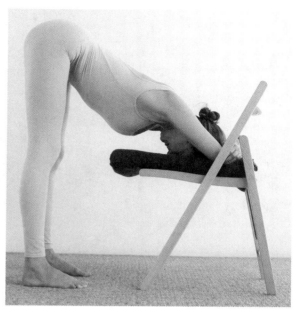

10.15　加强脊柱前屈伸展式

功效　这个体式有助于平静和修复身心。

3. 双角式

在身体前方放一个瑜伽枕或一条折叠好的瑜伽毯。双脚分开站立（距离约 120 厘米），保持双脚外侧平行，通过收紧股四头肌来上提髋骨，并使大腿充分地向上提。呼气时，从髋部前屈，手落在地面上，将手放在双脚中间。向天花板提起臀部，将肩胛骨收入背部，向前看并向前伸展躯干，背部轻柔地向内凹（参看第 11 页）。这样保持 5 ～ 10 秒。

保持躯干的伸展，随着呼气弯曲肘部，将头顶落在辅助物上。保持双腿紧实，但放松双肩和颈部，深长地呼吸，让躯干向下放松，保持体式 1 分钟。退出体式时，先还原到背部向内凹的姿势，然后手扶髋部，提起躯干，并拢双脚。

功效　这个体式对缓解焦虑，消除神经紧张，以及对抗疲劳都非常有效。

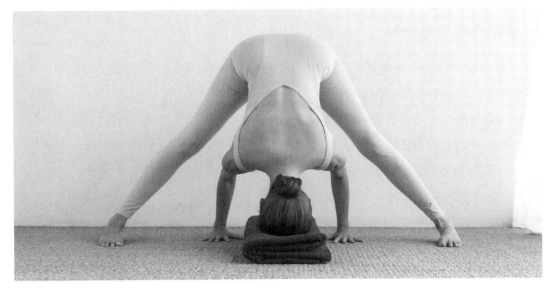

10.16　双角式

4. 下犬式

再次进入下犬式（参看第 256～257 页），这一次不做头部支撑，保持体式 15～20 秒。

功效　主动的下犬式有助于促进头部和胸腔区域的循环。

5. 倒手杖式

（开始之前，请参看第 36～37 页。）在离墙 60 厘米处放一把椅子，并在椅子上放一条折叠好的瑜伽毯，可以适当调整距离，以便腿伸直时脚可以抵住墙壁。视自己的灵活性而定，可以在椅子前方放一两个瑜伽枕来支撑头部。面向墙壁，双脚穿过椅背，坐在椅子上。双手沿椅子两侧向下滑，用肘部撑住身体，慢慢地让身体向后倾斜，让头和颈部超出椅座的前侧边缘。

握住椅子两侧，将身体向后仰，让肩胛骨来到椅座的前侧边缘。如果需要，可以将臀部向椅座的后侧边缘移动一些。脚踩住墙壁，双腿稍弯曲，双手握住椅子后腿（手臂要位于椅子的两条前腿之间）。伸直双腿，将椅子推离墙壁，双腿向内旋转。如果感到下背部疼痛，可以将脚放在瑜伽枕上或低一点的辅助物上。让头在辅助物上休息。安静地呼吸，保持体式 1～2 分钟，如果做不到，就保持 30 秒，多练习几次。

退出体式时，弯曲膝盖，将整个脚掌落地。握住椅背的两侧，通过上提胸骨起身。

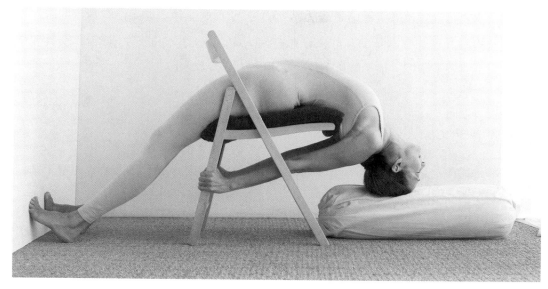

10.17　倒手杖式

靠在椅背上呼吸几次来放松背部。

功效　让头部在瑜伽枕上休息，会起到平静大脑的效果，也有助于恢复平衡，缓解焦虑。

注意　如果你有颈部问题，请向有经验的瑜伽老师寻求帮助。如果你患有偏头痛、紧张型头痛或腹泻，请不要练习这个体式。

6. 上弓式

请按照第 259 ~ 260 页中的描述做上弓式，尽量保持体式 5 ~ 10 秒，如果不能保持，可进入、退出体式两三次。

功效　这个完全的后弯体式可以激活整个身体，使你从整体上感到喜乐与幸福。

注意　只有当上弓式已经成为你瑜伽练习的一部分时，才去练习无辅助的变体。如果你很难推起身

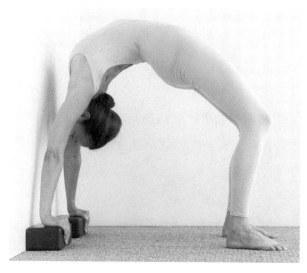

10.18　上弓式

体进入后弯，可以尝试做女性能量激活序列中第 39 页的变体。如果你有颈部问题，请向有经验的瑜伽老师寻求帮助。如果你患有偏头痛、紧张型头痛、心脏病以及其他严重的疾病，或处于孕期，请不要练习这个体式。

7. 俯英雄坐

跪在地面上，双膝分开，略宽于臀部，将大脚趾并拢。前屈，将手臂和躯干向前伸展，头在地面或瑜伽毯上放松。

功效　这个体式可以在后弯之后让背部得到伸展，并有助于舒缓神经。

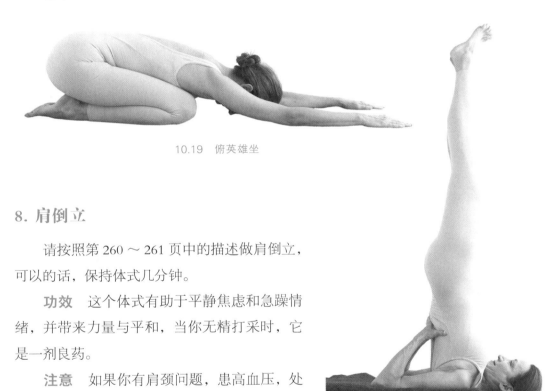

10.19　俯英雄坐

8. 肩倒立

请按照第 260 ～ 261 页中的描述做肩倒立，可以的话，保持体式几分钟。

功效　这个体式有助于平静焦虑和急躁情绪，并带来力量与平和，当你无精打采时，它是一剂良药。

注意　如果你有肩颈问题，患高血压，处于经期或头痛，请不要练习这个体式。

10.20　肩倒立

9. 犁式

请按照第 261 ～ 262 页中的描述做犁式，以保持舒适为前提，在体式中停留任意你所需的时长。

功效 这个体式有助于提振精神，通过平静交感神经系统来缓解焦虑。

注意 如果你有颈部问题或处于经期，请不要练习这个体式。

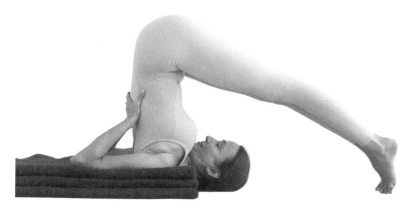

10.21 犁式

10. 加强背部伸展式到犁式

坐在瑜伽垫或一两条折叠好的瑜伽毯上，双腿向前伸展。饱满深长地吸气，呼气时前屈，伸展手臂到脚的前方，手放到地面上。吸气时，向上伸展脊柱并提起胸骨和头，

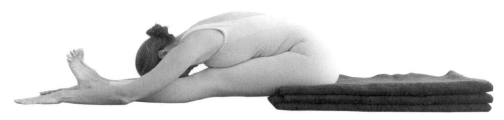

10.22A 加强背部伸展式

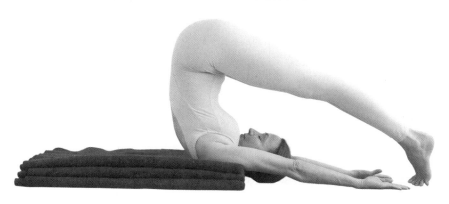

10.22B 犁式

保持背部轻柔地内凹，呼气，在双腿上方伸展躯干。可以的话，让头在膝盖的前方放松（10.22A），不要让臀部离开地面（或瑜伽毯）。

从前屈中退出，卷起背部，向上提起双膝并向后滚动进入犁式。双手举过头顶，靠向双脚（10.22B），如果感到颈部紧张，可以用双手撑住背部，当滚下来时便松开手放到地面上。在两个体式之间来回练习 15 ～ 20 次。

特别指出　为了有效地练习这两个体式，必须在不使用椅子和瑜伽枕的前提下独立完成这两个体式。

功效　这两个体式会使你从沮丧和焦虑中解脱出来，给整个身体带来能量，使人感觉更加有活力。

注意　如果你有背部或颈部问题，有高血压或心脏病，处于经期或孕期，有腹泻或恶心等症状，请不要练习这两个体式。

11. 桥式肩倒立

请按照第 262 页中的描述做桥式肩倒立，保持这个体式 1 ～ 2 分钟。

功效　这个令人愉快、平静的体式能够平息焦虑、镇静神经并缓解急躁情绪。

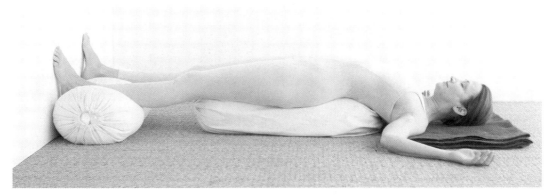

10.23　桥式肩倒立

12. 摊尸式

请按照第 263 ～ 264 页中的描述做摊尸式，保持体式 5 ～ 10 分钟，吸取能量并释放紧张感。如果闭上眼睛躺着不动对你来说很困难，可以跳过这个体式，以桥式肩倒立结束练习。

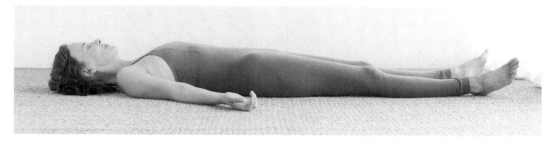

10.24 摊尸式

功效 当你想通过完全地放松来舒缓神经、平静大脑时，这是一个绝佳的体式。

Chapter

11 轻松步入更年期

正当你对自己的身体感觉良好，也能掌控自己的情绪，并且精神上也有所依托时，一些让你头晕目眩的事情发生了。突然间，焦虑、无端猜疑和恐惧一阵阵袭来，随之而来的是连续失眠。你无法集中注意力，有时，你甚至会前言不搭后语。更糟的是，昨天你正坐在那里开会，突然感到一股热浪涌遍全身，你的身体随之发汗，变得黏黏糊糊，你的意识也有点恍惚。这就是更年期，类似一场无法预测速度和持续时间的过山车之旅，一路上跌跌撞撞。但是，只要你熬过这段时间，待一切平静下来之后，你会变得更加睿智、更加完整。

什么是更年期？我如何知道自己已经进入更年期？

更年期的字面意思是月经停止。对于女性来说，这是一个自然的生命过程，就像青春期或孕期一样。身体停止排卵，月经停止。雌激素和雄激素的分泌转由肾上腺、脂肪和肌肉来完成。一旦女性停止排卵，孕酮的分泌就会完全停止。

更年期通常发生在四十七八岁与五十多岁，当然也有可能更早或更晚发生。大多数女性更年期开始的时间和她们的母亲或者外祖母差不多。如果更年期发生在四十岁之前，被称为更年期提早（早更），这种情况的症状往往也会更严重。

虽然更年期本身就意味着月经的停止，但这个转变过程可能需要几年时间。这几年被称为围绝经期，在这期间，女性的卵巢和垂体会上演戏剧性的一幕：有时看起来甜蜜、抒情，有时会显得狂乱、失控。此时，女性的卵巢厌倦了产卵，想要退休并把分泌激素的工作转交给肾上腺和其他器官。所以卵巢更喜欢华尔兹——从容而又柔和，直到音乐放慢到昏昏欲睡的节奏。然而，垂体却想继续保持激情。它更喜欢狐步舞，为了让一切舞动起来，它会分泌更多的促卵泡激素和促黄体生成素，以使卵巢摆脱低迷状态，并促使卵巢分泌更多的雌激素和黄体酮。

这种更接近精神分裂似的双人舞带来的症状，轻时有点烦人，严重时则可能使人疲弱不堪。这些症状通常不是激素分泌下降导致的，而是卵巢和垂体之间的相互较量所造成的不可预测的激素波动引起的。雌激素分泌过于旺盛会导致乳腺纤维瘤和乳房疼痛；雌激素的减少和黄体酮的飙升会导致抑郁和嗜睡。但是，也许你还记得青春期的感受，一旦激素分泌器官明白了它们该做什么，身体通常会找到一个平衡点，你的许多不适便会消失。一旦卵巢在这场较量中取胜，并使其雌激素和雄激素的分泌趋于平稳，垂体便会允许其他器官介入并接管激素分泌功能。肾上腺、皮肤、肌肉、大脑、松果体、毛囊和体脂都会制造出让身体有效运转所需的雄性激素。

这里的关键是，女性的身体最终会适应激素水平的变化并恢复平衡。正如南希·朗斯多夫所说："对我们每个人来说，问题是这种适应过程到底是容易还是困难。"当你的生育期逐渐落幕，你的身体不再需要像以前一样多的雌激素和黄体酮。它可以依赖更少的激素生存下去，甚至充满活力。但是，朗斯多夫解释说，如果你的身体已经习惯了某种激素水平，在重新达到平衡之前，它会经历一段时间的失衡和戒断过程。当女孩子经历青春期的时候，没有人建议阻止它，也没有人把这些不可避免的情绪波动和一些暂时性疯狂看作需要治疗的疾病。父母只是无奈地翻着白眼，咬着牙，等待风暴过去，而绝大多数青少年也同样如此。

社会却迟迟没有向更年期女性展示出同样的耐心，更谈不上去庆祝一个女人的"新时代"。相反，我们的文化却是用不孕、骨质疏松的和驼背的女性形象去轰炸她们，以及传达女性能够在药物和选择性手术的帮助下重获青春活力的讯息。幸运的是，拒绝接受这些信息的女性可以通过简单的生活方式、改变饮食，当然还有瑜伽，来平安度过更年期风暴。

带着健康的自我认知心态步入更年期会带来截然不同的情况。专注女性健康问题的补充疗法专家指出，相较于那些尊崇年长女性智慧和美的文化中的女性，西方女性在更年期的挣扎要多得多。举个例子，在日语中，甚至没有一个"潮热"所对应的翻译，而这是西方女性抱怨最多的更年期症状。是因为只有西方女性才会出现全身涌动的热浪吗？更多食用豆制品而不是肉类的日本女性比大多数美国女性遭受的痛苦要少。但是，西方社会对待更年期症状的态度，即这些症状象征着丧失青春、美丽和女性社会价值，也可能是许多女性对更年期感到痛苦和难堪的原因之一。

如果西方文化在女性从生育期到智慧之年的转变过程中给予支持，那么她们可能会将这种体温上升看作一种能量的涌现而欣然接受，并对自己日渐花白的头发和渐增的腰围感到泰然自若。你可以学习以建设性的方式来处理你的愤怒，为你的社区和环境带来改变。想象一下：当你感到疲惫或恍惚时，你的家人会用爱和善意的幽默支持你，你也可以享受你应得的额外的休息时间，用它来反省和自我修复。但只要在西方社会中，年轻就代表着机遇、希望和健康，再加上大多数女性仍维持着充满压力的生活方式，这会继续加剧女性在更年期时的不适。

那么，你能做些什么？默默地忍受，期待着这令人软弱无力的潮热、可怕的焦虑和自我怀疑，以及那些失眠的夜晚最终消失？或者做些什么来提高生活品质，这样你就能以饱满健全的精神状态迎来你的智慧之年？

你能为自己做的最重要的事情就是尽可能健康地进入更年期——在身体上、思想上和精神上。如果你的饮食中包括缺乏营养的快餐、白糖以及大量含有激素和抗生素的动物蛋白，如果你只是偶尔锻炼或根本不锻炼，如果你从事高压的工作，如果你笑得很少，你很有可能会带着耗损严重的肾上腺、过度紧张的交感神经系统和失衡的内分泌系统进入这段过渡时期。这并不是应对正在等着你的荷尔蒙波动和情绪过山车的好方法。

瑜伽可以帮助你关注自己的身体及其变化以及由此传递给你的信息。它会重新将你的关注转向内在，教会你爱自己以及爱你正在经历的过程。调整你的饮食、日常锻炼和生活方式也会帮助你的身体适应它所经历的变化。在本章中，你会找到很多针对特定症状的建议，它们可以帮助你在更年期之旅开始之前就做好准备。

潮热

没有人确切地知道是什么导致了这不可预见的能量的涌现，它们会出现在更年期早期，甚至意想不到地出现在一些绝经后的女性身上。传统智慧认为，它们是由位于下丘脑的体温调节中枢在女性体内激素波动时出现功能障碍或失衡引起的。另一种理论认为，激素的波动会刺激血管和神经末梢，导致血管扩张过度，进而产生潮热感。

美国医疗机构认为潮热是雌激素缺乏的结果。虽然这一观察在科学上是准确的，但我更倾向于草药学家和作者苏珊·薇德（Susan Weed）的解释。在她的《更年期：智慧女性的应对之道》（*Menopausal Years : The Wise Woman Way*）一书中，她将一次潮热描述为"昆达里尼电能的释放，它使神经系统重新联结，使其为整个机体传输强大的疗愈能量。它是普拉那（生命能量），是气，是在你体内流淌着的生命力，闪动着、涌动着、脉动着。"在《女性生命之书：女性生命周期的生理、心理和灵性》（*A Woman's Book of Life : The Biology, Psychology, and Spirtuality of the Feminine Life Lycle*）一书中，琼·博里森科（Joan Borysenko）将潮热比作女性内在的献祭之火，她把烦恼、担忧、压力和极具破坏性的执着作为祭品，将它们燃烧。

潮热是更年期生活的一个现实。大多数专家都同意，近80%的女性在更年期早期的某个时候有过这种症状，而有一小部分女性在绝经后的几年里仍有这种症状。低于

20% 的女性认为潮热会使人虚弱，但并不是所有女性所经历的潮热都是相同的。一些人的潮热发作频率是有规律的，大约每个小时一次，有的只在晚上，有的只在清晨。而另一些人则更不稳定，她们可能连续三周，每天都出现潮热，然后在一段时间内什么感觉都没有，结果一两个月后突然又出现了。

你如何得知自己是否已经历过第一次潮热了？潮热就是体内一种突然的、强烈的热感。大多数女性会由胸部开始迅速出现潮红并快速向上蔓延至颈部和面部，甚至向下扩散到手臂上。她们的体温升高，脉搏加速，同时出现可见的汗液。为了应对潮热，许多女性会脱衣服降温，而此时身体也在努力地适应体温的波动，于是她们又突然感受到一阵短暂而强烈的寒意。

帕特里夏出现过两种潮热：第一种是我们刚刚讨论过的常见潮热症状；第二种潮热实际上是从她的膝盖后侧开始的，然后沿着身体和脊柱蔓延到面部。我经历过的几次潮热都伴随着强烈的焦虑、心悸和类似于低血糖发作时的饥饿感。伴随着突如其来的饥饿感，我会开始发抖。

盗汗就是会把你吵醒的潮热，这就是为什么它们会导致疲劳，让你感觉更加烦躁不安，更加失控。女性盗汗的经历也各有不同。有人说，她们会出很多汗，不仅把身上的衣服都湿了，还得起床（有时一晚上两三次）把湿乎乎的床单换掉。很多女性会先在床边备一条毛巾来擦汗，然后再次尝试入睡。

一旦激素水平稳定下来，且身体适应了更低的雌激素水平，潮热和盗汗便会消失。但这也不是必然的。虽然帕特里夏四年前就绝经了，但她仍然会有规律地出现潮热和盗汗。科罗拉多州的知名瑜伽老师苏珊认为，她的潮热早在 5 年前绝经的时候就停止了。

为何会变得更糟

就在女性开始经历潮热的时候，她们莫名其妙地发现自己也正在经历一些人常说的"中年发福"。尽管这感觉像是雪上加霜，但体重的增加实际上有助于调节潮热。根据苏珊·薇德的研究，体型较瘦的女性雌激素和促卵泡激素以及促黄体生成素水平的变化速度比体脂较多的女性更快。这些快速的变化会增加潮热的频率和严重程度。脂肪细胞中含有雌激素，这有助于减缓垂体中促卵泡激素和促黄体生成素的分泌，平息潮热。然而，《苏珊·洛夫博士的荷尔蒙之书：做出应对更年期的明智选择》（*Dr. Susan Lover'Hormone Book：Making Informed Choices About Menopaus*）一书的作者苏珊·洛夫博士认为，如果你天生纤瘦，且身体健康，你的困扰不应比一个更壮实的人多。一般来说，曾经严格节食减重而非自然减重的女性会经历更多的潮热。

许多专家认为压力对于引发潮热起着很大的作用。事实上，和我交谈过的大多数女性都觉得，无法应对生活中的压力是导致潮热和其他更年期症状的重要原因。

任何影响中枢神经系统的事物都有可能增加潮热的频率和强度。吸烟不仅会刺激交感神经系统，还会影响卵巢的激素分泌。咖啡因、酒精、非处方减充血剂和减肥药都有缺点——影响睡眠。而且，正如每个更年期早期女性亲身经历的那样，缺乏睡眠会加剧她们面临的许多症状，包括潮热。有些女性还对任何会增加体内热气的事物敏感，包括辛辣的食物、热水澡（尤其是睡前）和无休止的压力。

如何消除潮热

大多数女性报告说，一旦她们经历了第一次潮热，除了时间，便没有什么能完全消除它们。但有几个步骤可以使其频率和强度降到最低。

认知　在你完全改变饮食和生活方式之前，试着找出会引起你潮热的事物。究竟是喝咖啡、吃巧克力，还是吃牛排？当你穿着紧身衣时，你会感到热、束缚和局促吗？上次潮热发作时，你是否碰巧和老板或女儿发生过争吵？

态度　你如何看待潮热发作，尤其是在公共场合？试着允许热量向上流动并散发到体外，而不是与之对抗或惊慌失措。如果你把潮热看作能量的涌现，如提升的普拉那（生命能量）或气，而并非一个可怕的提醒——告知你青春已逝，你也许就能够以更多的耐心和一些幽默感挺过去。

饮食　如果你发现咖啡因、酒精、红肉和白糖会加重你的症状，那么就把它们从你的饮食中剔除。将大豆或海菜加入你的饮食中。食用动物食品的女性通常可以通过食用三文鱼使潮热得到缓解，因为其中富含必需脂肪酸 ω-3。

减压　对大多数女性来说，压力是导致潮热反复发作的首要原因。现在，你比以往任何时候都需要找时间坐下来，去确定你生活中的轻重缓急，然后做出有意识的、谨慎的选择。讽刺的是，随着女性年龄的增长，她们有了更多的自由，但却可能缺乏能量去利用这些自由。因此，在更年期早期这个过渡阶段，少些承担，多些反思。

补充疗法　许多女性每周会进行针灸治疗并服用草药补充剂，如黑升麻、益母草、当归、圣洁莓（西洋牡荆树的果实）、达米阿那、茴香、八角和野生山药（如果经血过多，不要服用当归）。自然疗法医生通常还会建议服用维生素 E（800 毫克 / 天），生物类黄酮（250 毫克，5 ～ 6 次 / 天），以及必需脂肪酸。能够调节肝脏功能（如蒲公英根和水飞蓟）和支持并安抚肾上腺（如荨麻、刺五加和燕麦秸）的草药补充剂，可以舒缓神经内分泌系统，并有利于减轻潮热症状。

激素替代疗法 尽管大多数保健医生都认为这不应该是女性的首选治疗方案，但许多受到疲弱型潮热困扰的女性发现，短期激素替代疗法是唯一有效的方法。苏珊·洛夫建议，如果你服用雌激素补充剂，就应该增加大豆的摄入量并多运动（多练习瑜伽）。似乎没有太多证据表明短期使用雌激素（1～4年）会引发健康问题，除非你患有乳腺癌或有患乳腺癌的风险。如果是这种情况，短期使用黄体酮补充剂可能很有效。但是，不要突然停止服用激素，洛芙博士的建议是，可以在黑升麻等草药的帮助下逐渐减少激素的用量。如果能慢慢地停止激素替代疗法，潮热便有更大的概率不再发生；如果突然停止，潮热便可能卷土重来。

THE WOMAN'S BOOK OF
YOGA & HEALTH **帕特里夏说**

下面是一些我发现的有助于应对潮热或其他症状的方法。

◇　穿宽松舒适的衣服。当潮热发生时，我不能忍受勒紧腹部或胸部的衣服。

◇　压力和疲劳会使潮热更加严重。在忙碌的日子里，我会有意识地去确定事情的轻重缓急以及建立边界。

◇　作为女性，我们应该互相支持，并分享我们的经历，不仅要分享这段时间里我们所经历的喜悦，也要分享痛苦和挫折。与走在相同生命成长旅程中的其他女性分享经验，会帮助我们正确看待自己的经历。

◇　不要因为对家人和朋友的承诺而失去了与自我的联结。失去这种联结就失去了控制，失去了节奏。对许多女性来说，这种感受会导致潮热、焦虑、抑郁的加剧。生命旅程中的每一步都要尊重自己。

瑜伽如何提供帮助

瑜伽，特别是倒立体式（上下颠倒的姿势），会对神经内分泌系统，尤其是松果体、垂体、下丘脑、甲状腺和肾上腺产生很大的影响。帕特里夏说，通过使新鲜的含氧血液流向头和颈部，倒立体式既可以激活运转不畅的系统，也可以使过度兴奋的系统平静下来。

瑜伽老师朱迪斯·汉森·拉萨特在她的《放松与修复：压力时代的放松瑜伽》一书中解释道："在发生潮热期间，普拉那（生命能量）从身体的中心向外移动，使皮肤发热；而倒立体式会将生命能量收回到器官中，远离皮肤表面，从而起到降温的作用。"

也不是一定要通过练习高级的无支撑倒立体式，如头倒立或肩倒立，才能获得身体倒置带来的益处。可以让骨盆高于胸腔并将双腿靠在墙壁上，或者使用椅子和瑜伽枕做肩倒立，两者在给身体带来许多益处的同时也不会给身体带来挑战和紧张。帕特里夏说，如果她正在经历潮热发作，练习无支撑的头倒立会让她更热。但是一些女性却十分推崇这个体式，吉塔·艾扬格鼓励这些女性以脚掌相对、双腿分开的方式（参看第 290 页）来练习这个体式。如果你的日常瑜伽练习不包含头倒立，或对你来说头倒立会更热，你可以尝试练习有支撑的肩倒立、桥式肩倒立或者下犬式。

对帕特里夏来说，前屈体式同样有着很好的效果。因为前屈体式对她的下背部几乎不造成压力，因此她通常更喜欢以无支撑的方式来练习。但如果当你前屈时感到下背部或腘绳肌有压力，那么可以使用辅具来释放压力，这些体式应该是平静的、轻松的，而不是具有挑战性的。你可以用瑜伽枕或椅子来支撑头部，帮助你平静大脑、镇静神经。如果你喜欢练习加强背部伸展式来帮助身体降温，但却很难用手抓住脚趾，那么可以使用瑜伽带。如果在有支撑的前屈体式中你都不能感到放松，俯英雄坐或简易坐前屈也可以给你带来相同的降温效果。

既然许多事情都会引发潮热，如压力、炎热的天气、辛辣的食物、疲劳、愤怒或焦躁，那么你可能需要尝试不同的体式来熄灭体内的更年期之火。有时，在前屈中允许自己臣服于体式所带来的感受是很有效的；有时，倒立体式是一剂良方；或者在身体内部创造空间可能让你感觉更好，并且仰卧体式是唯一能让你消除潮热的姿势。不要害怕尝试，记住，放松是最重要的。帕特里夏说，身体中的任何紧张都会减弱体式的功效。

帕特里夏发现，激活能量的练习有时会突然引发潮热。"在我更年期的时候，有几次当我练习强有力的后弯体式时，我的神经非常不稳定，"她回忆道，"我必须在中间停下来做些其他的练习。"这其他的练习通常是有支撑的后弯（在瑜伽枕上或椅子上）和前屈体式。这些有镇静效果的体式有助于安抚神经系统，恢复平静，让人有归属感，并带来让人感觉更加平衡的能量，然后她便可以回到常规练习中。不要害怕在练习中改变序列并转而练习让你更加平静的体式。瑜伽应该帮助你，而不是扰动你。正如帕特里夏发现的，进入更年期早期并不意味着你必须放弃强有力的练习，它只是意味着你必须更好地觉察自己需要的是什么。"当我有症状时，我所做的是更多地将练习内化，"她解释说，"我由内而外地去练习，关注呼吸，更多地专注于身体内在的感受，而不是肌肉和骨骼。"完全没有症状的日子，她会恢复正常的练习。即便是现在，当她练习主动的体式序列时，通常也会以有降温效果的体式如仰卧束角式或仰卧手抓脚趾伸展式来开始练习，打开髋部、肩膀和胸腔，在开始练习更加主动的和有挑战性的体式之前先让关节和肌肉变得柔软、润滑。

我们在这里所展示的体式也对其他与体"热"相关的症状有帮助，如盗汗或皮肤敏感。有时这些症状与潮热一样，发作前都可能会出现莫名的焦虑。瑜伽体式可以安抚肾上腺，强健肝脏，使其更好地工作以减轻这些症状。再强调一次，只选择当下对你有效的体式，当病症出现时不要选择那些让你感觉不适的体式。

经血过多或月经不调

许多女性都知道，进入青春期时，经血过多或月经不调也会随之而来。大多数情况下，这一症状只表明荷尔蒙的波动，并且也都是无害的。有些女性发现她们某个月没来月经，而下个月的经血量就比平时要多，接着又有两个月没来月经。其他女性发现她们的经期比以前缩短了，经血量比二三十岁时还要多。霍利现在五十多岁了，大约在四十五岁时她先是几个月不来月经，然后来了月经后经血又会很多。针灸疗法缓解了她经血过多的症状，并使她的月经在接下来的几年中恢复了正常。一般情况下，医生们会认为如果月经不调呈现出规律性，便没有什么好担心的。但是，如果经血过多，而且这种情况持续几个月，你便应该去看医生。

《拉克的信》（一个关于女性健康的新闻简报）的作者苏珊·拉克（Susan Larke）说，压力、吸烟、酗酒和不良的饮食会加剧经血过多或月经不调。她建议监测维生素C、铁和生物类黄酮的摄入量，因为经血过多会耗尽这些重要的营养物质。

瑜伽如何提供帮助

瑜伽对调节经血过多以及由此引发的疲劳和抑郁具有显著的效果。如果你在经血过多时感到特别疲惫，不要练习站立体式，因为这些体式太过费力，但可以尝试女性基础序列中的半月式。

情绪波动

50岁的瑜伽老师苏珊娜，在43岁时就发现自己已经进入了更年期早期。她告诉我："我的脾气本来很好，但我当时发现自己会突然因为一点点的刺激就发火。我言行反常，举止不当，我像精神分裂了一样看着自己，却无法停下来。"最疯狂的事情发生在她家附近超市的冷冻食品区，"我乱发了一通脾气，"她回忆道，"我感到我的整个世界都被颠倒了。"那些言语触发了一些东西，于是，她立刻回家，做了头倒立。这是她最后一次情绪波动。大概有一年的时间，她说："当我觉得自己快要失去控制时，我就做头倒立。我的一些学生没做头倒立，她们跟我说，做肩倒立也同样有效。"

许多女性在更年期早期都会看到自己情绪的显著变化。一些女性，像苏珊娜一样，经历了焦躁和莫名其妙的愤怒；另一些女性只要有一点刺激便会陷入抑郁；还有一些女性会经历一阵阵的自由浮动性焦虑。我们认为是黄体酮和雌激素的波动引发了这种更年期情绪综合征（就像青春期一样）。过多的雌激素会产生焦虑、紧张和浮躁；过多的黄体酮会导致抑郁。苏珊·洛夫写道，激素变化本身可能不会引起情绪波动，但是它们"打破了身体的平衡，所以以前让你有一点不安的情况现在会令你非常难过。"这可能就是你现在正在经历的情况。

缓解症状

如同前面提到的，总体上你如何看待更年期，尤其是正在衰老这件事，会对你的情绪产生影响。对某些女性来说，这将引发一系列的抑郁、焦虑和愤怒。在克里斯蒂亚娜·诺思拉普的《女性身体，女性智慧》一书中，她提醒女性，他们正准备进入一个新的阶段，即智慧时期，但许多人的前半生仍有一些未完成的事，她们会怀念、反抗，抑或是简单地重新审视。诺斯鲁普说，如果一位女性愿意去做这类反思，那么她的症状很可能会更少或更可控，至少她会将这些症状看作"来自内在指引系统的信息"，并告诉她"生活中的某个部分需要关注"。

缓解情绪波动的方法几乎与情绪波动的症状一样多。一些女性，如苏珊娜，没有瑜伽倒立体式的帮助便很难度过更年期；服用草药、针灸，甚至每周按摩能够为另一些女性提供支持；还有一些女性发现在饮食中去除肉类和糖，她们会感觉更好。我交谈过的大多数女性都发现通过持续的瑜伽练习，并结合其他生活方式的改变，如饮食、营养补充剂、冥想和其他女性的支持，会最大限度地减轻她们的症状。

瑜伽如何提供帮助

瑜伽尤其有益于平复更年期阴晴不定的情绪。站立前屈和坐立前屈体式都会舒缓并平静大脑和神经系统，安抚肾上腺，拉长脊柱，并鼓励你完全地臣服。就像你将在本章末尾的序列中看到的那样，坐立前屈体式可以让你的大脑完全放松下来的，同时通过在腿上放置枕头或瑜伽枕对腹部产生柔和的挤压。

扭转体式有助于激活并强健肾上腺，同时镇静可能由于压力而变得过度活跃的交感神经系统。扭转体式也会改善肝脏和肾脏功能。除非你感到疲惫，否则练习站立体式会使波动的情绪稳定下来（请参考第10章中关于抑郁的序列，了解更多打开胸腔和呼吸练习的方法）。记住，没有任何数据表明更年期会导致抑郁。事实上，大多数研究都表明，更年期早期的女性总体上并不比其他任何人更加抑郁。如果你通过日常的瑜伽和冥想练习学会了如何应对压力，那么当你发现自己沮丧或喜怒无常时，这会极大地帮助你。

正如苏珊娜在超市的那次不幸事件后所发现的，倒立体式可以成为女性最好的朋友。它们能平衡内分泌系统，改善垂体、甲状腺、甲状旁腺、下丘脑和大脑区域的循环。

帕特里夏也同意倒立体式会稳定情绪波动，并且每个女性的练习都应包括一些倒立体式。有支撑的倒立和后弯体式（使用椅子或瑜伽枕）有助于安抚神经并镇静大脑，但同时也会带来更加平衡的能量。自从几年前开始出现更年期早期症状，帕特里夏开始以束角式和坐角I式开始她的日常练习，同时也包括仰卧束角式和仰卧英雄式这些仰卧体式，以及有支撑的桥式肩倒立。

如果头倒立不是你瑜伽练习的一部分，或者头倒立让你感到焦躁不安，帕特里夏建议以下犬式和双角式来代替头倒立。肩倒立及其变体，半犁式、犁式和倒箭式也有很好的效果。（除本章中的序列之外，可以参考第5章中关于经前期综合征的序列。）

帕特里夏说，前屈体式也会帮助缓解由更年期早期引起的情绪波动。但是，如果你长期遭受抑郁症的困扰或处于深深的绝望中，前屈体式会使症状加剧，会让你感到窒息。（关于此种类型的抑郁，请参看第10章的内容。）

失眠

晚上无法获得良好的睡眠会严重加剧更年期早期症状。女性基本上都会说，如果她们可以彻夜安睡，那么应对情绪的波动会容易得多。（如果盗汗使你一直无法入睡，请参阅第237～238页中对潮热的建议。）

含有缬草、啤酒花和洋甘菊的草药茶可以舒缓大脑，并促进睡眠。如果你感到紧张或不安，益母草酊会缓解这种情况。平衡肾上腺并平静交感神经系统也是百益而无一害的。罗斯玛丽·格拉德斯塔（Rosemary Gladstar）建议使用当归、金丝桃素、刺五加、黑升麻和菝葜等草药。请向你的草药师或保健医生咨询适合你的剂量。

当然，除非你改变生活方式并降低压力水平，否则任何事都不会赶走失眠的症状。阿育吠陀医师提醒我们，可以做一些非常简单的改变，来减轻压力并促进良好的睡眠。

◇ 每晚在同一时间就寝（最好在晚上 10：00 前）并早起（可能的话，早上 6：00 前）。

◇ 在中午吃一天的正餐，下午 6：00 前吃简单少量的晚餐。晚餐后要避免刺激性食品，如咖啡因和酒精。

◇ 睡前要避免刺激性活动。

◇ 如果不会引起盗汗，可以泡个热水澡，并加入有助睡眠的芳香剂，试试薰衣草精油，来促进睡眠。

◇ 利用一天中的早些时段锻炼身体。做有氧运动，如散步或慢跑，练习激活能量的瑜伽序列和调息法。

◇ 安排一些"整理烦恼时刻"，在睡前清空大脑。

◇ 喝一些加入蜂蜜和小豆蔻的热牛奶或豆浆，让神经平静并放松下来。

瑜伽如何提供帮助

在每天的瑜伽练习中，将主动的站立体式、后弯体式和更多的修复性体式结合起来，先让自己累一点，然后让自己的神经平静下来，让大脑安静下来，让身体放松下来。

模糊思维

短期记忆丧失是更年期早期的一个常见症状，但像大多数其他症状一样，这种症状只是暂时的，并不意味着早衰。事实上，我们认为它与身体经历的激素波动有关。这种模糊思维与许多女性在青春期、孕期，甚至产后几个月所经历的情况没什么不同。再次强调，并非雌激素的下降导致头脑糊涂，而是激素大幅地升高和降低让你怀疑自己是否丧失了理智。要有信心，一旦激素波动平息下来，你清晰理性思考的能力便会回归。

瑜伽如何提供帮助

毫无疑问，瑜伽能够帮助你整理你的头脑，尽管它不能保证你永远记得钥匙放在哪里，但它可以让大脑安静下来，并消除困扰许多女性的头脑混沌不清的感受。将身体上下翻转会增加脑部区域的循环，并平衡腺体系统（它会抑制激素的波动）。摊尸式是所有人都爱的休息体式，它有助于舒缓神经，平静大脑，并让身体进入完全放松的状态。当睡眠不足或焦躁加剧了模糊思维的症状时，做摊尸式尤其有益。

将瑜伽体式的练习融入你的日常生活可能会让你混沌不清的大脑变得清晰起来，

但如果你没有对日常生活中的其他方面做出改变，那便不要期待瑜伽可以解决思维模糊的问题。下文提供了一些其他方面的建议以供参考。

饮食

保持健康、营养均衡的饮食。避免酒精（它会导致思绪更加混乱不清）、白糖和咖啡因的摄入。多吃新鲜的有机水果和蔬菜，多喝水。一天中，通过少食多餐来控制血糖，而不是三顿大餐。任何曾患有低血糖的人都会知道低血糖是如何引起模糊思维的。

补充剂疗法

德国和美国的许多研究表明，银杏有助于增加脑部区域的循环，并改善氧气的输送（与瑜伽中的倒立体式类似）。草药专家苏珊·薇德非常相信鼠尾草的功效，她说鼠尾草不仅有助于带来清晰感，还会带来平静感和幸福感。罗斯玛丽·格拉德斯塔推荐使用西洋参来慢慢补充体内的生命力（气或普拉那）。她说西洋参会给你带来沉着冷静的能量，帮助你更清晰地思考。请务必咨询有经验的草药师，来帮助你挑选高品质的西洋参。

心态

首先记住，模糊思维是暂时的。将更年期看作进入智慧岁月的旅程，而作为这段旅程的结束，你的思维模式可能会转而去顺应一个更加直觉化和以内心为中心的自己。这并不意味着你不能再有逻辑和清晰地思考，而是意味着你正在修炼你的能力去眺望更广阔的场景，以及将世界作为一个整体去看待它。当你在探索自己新的一面时，不要因为线性和理性思维时不时退居二线而感到惊讶。现在可能是时候开始用心和头脑一同思考了。

疲劳

在女性抱怨的所有更年期早期症状当中，疲劳仅次于潮热。即使是认为自己没有更年期早期症状的女性也承认自己会有莫名的疲惫感。尽管疲劳可能是由于睡眠不足、潮热、经血过多或经期过长引起的，但许多女性其实无法找到让她们毫无干劲的真正原因。奎师那·拉曼在《健康》一书中将能量的缺乏归咎于肾上腺功能的减退。他说女性需要每天练习瑜伽来按摩和刺激肾上腺，从而恢复能量水平。

帕特里夏提醒说，如果不首先安抚肾上腺并使交感神经系统平静下来，那便不可能调节和激活肾上腺。你可以通过前屈体式达到这一目的；然后是站立体式，如三角伸展式和靠墙的半月式；后弯体式会挤压腺体，排出腺体中沉积的血液；而扭转体式会用新鲜的含氧血液冲洗它们。换句话说，全面的每日瑜伽练习才是有效的。

其他症状

头痛

一些经历过经前期头痛的女性发现，在更年期早期她们的头痛症状会更加严重。经期偏头痛患者在更年期早期仍旧无法摆脱疼痛，尤其是因激素波动敏感而引发的头痛。请参考第9章中的瑜伽体式，来缓解紧张型头痛和偏头痛。

同时注意饮食。许多女性对酒精，富含雌激素的食物（如肉类），茄属植物（如番茄、茄子），以及马铃薯有不良反应。阿育吠陀医师将偏头痛归咎于不规律的睡眠和饮食习惯，并提醒说情绪压力无助于问题的解决。

尿失禁

尽管一些更年期早期女性有膀胱或盆底肌无力的问题，但尿失禁这个症状在已经绝经的老年女性中更为常见。关于尿失禁问题的讨论以及如何应对，请参看第13章。

心悸

许多女性有时会经历快速的、不规律的心跳，并承认这种情况有时会很可怕。心悸通常与潮热有关，因此这并不意味着你心脏病发作或突然患上了冠心病。如果在你成长过程中伴有二尖瓣脱垂或轻微的心脏杂音——这两种情况对女性来说都是很常见的——你可能会在更年期早期更加频繁地经历心悸。偏瘦的女性比偏胖的女性会更加频繁地抱怨心悸的发生。潮热、自由浮动性焦虑和烦躁都会引发心律失常。请遵循我们之前针对潮热和情绪波动给出的饮食、瑜伽体式、草药疗法和缓解压力等方面的建议。低血糖和失眠引发的疲劳会使心悸更加严重，所以要充分休息，规律饮食，并远离咖啡因和糖。

自由浮动性焦虑

没有明显原因的紧张或焦虑是更年期早期女性普遍抱怨的另一个问题，这通常表明激素在波动。很多与我交谈过的女性都抱怨说，她们进入更年期早期后会担心以前从未在意过的事情。我自己的经历也证实了这一点，我频繁地感到自己处于极度紧张状态，不可知的未来让我焦虑。

你可以按照本章中关于情绪波动的序列练习，或简单地从中选择几个体式练习。正如帕特里夏所说，你需要去尝试，因为如果你感到疲劳并焦虑，序列中的一些体式对你来说可能过于活跃了。修复性体式有助于缓解疲劳，但帕特里夏提醒说，有时当你真的很累时，你需要站立和倒立体式带给你启动身体的能量。找到最适合你的体式。如果头倒立让你感到更加烦躁不安并引发潮热，不要做！同样的原则也适用于站立或坐立前屈体式，如果这些体式会产生过多的热或在腿后侧造成太多紧张，可以像体式的变体中描述的那样使用瑜伽枕支撑头部，或者直接在序列中略过这些体式。

缓解潮热序列

1. 束角式

靠墙坐在一块瑜伽砖或折叠好的瑜伽毯上（约10厘米厚），挺直背部并上提腹部。弯曲双腿，向外打开双膝，双脚掌心贴在一起。抓住脚背，拉动脚跟靠近会阴或耻骨，双脚外侧贴地。由头顶引导脊柱向上拉伸。由腹股沟至膝盖处拉长大腿内侧，向下轻落双膝，最大限度地向下落。双手在身后撑地，坐直，上提腹部。保持体式1分钟或更长时间，自然地呼吸。退出体式时，双臂放在身体两侧。放松，逐一抬起双膝，向前伸直双腿。

功效 这个体式能增加腹部和骨盆区域的循环，调节和改善生殖器官的功能。

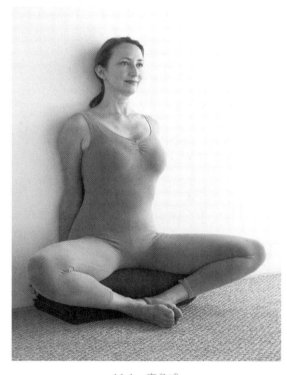

11.1　束角式

2. 坐角 I 式

靠墙坐在一块瑜伽砖或折叠好的瑜伽毯上（约10厘米厚），充分向两侧张开双腿，双脚往回勾。将臀部肌肉向后并向两侧拉开，双手在身后撑地，将腹部和浮肋向胸腔上提，将肩胛骨收入背部。坐直，坐高，伸展双腿并保持膝盖伸直。保持体式至少1分钟，放松双臂，放松双腿，退出体式。

功效 这个体式有助于促进骨盆区域的循环，激活并促进卵巢的循环，上提并强健子宫。

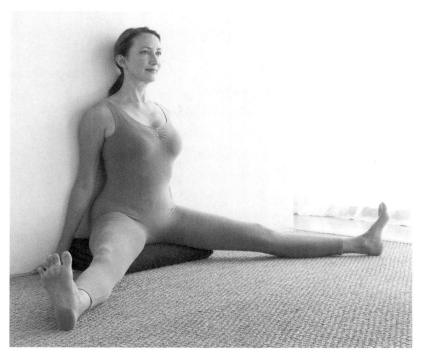

11.2 坐角 I 式

3. 头碰膝式

在椅子前方坐下来，双腿向前伸展，弯曲右膝，使其与左腿成45度角，右脚跟靠近右侧腹股沟。在舒适的前提下，尽量将右膝向后推，保持左腿伸直。

转动腹部和胸腔，使胸骨与左腿中心线对齐。吸气时，从骨盆底端向上提起躯干，呼气时，躯干前倾并让头在椅子上休息。手臂交叠，环抱头部。注意不能给颈部造成紧张。

保持体式 1 ～ 2 分钟，以舒适为前提，在体式中停留任意你想要停留的时长。吸气时起身，伸直右腿，然后换另一侧练习。

功效 这个体式有助于激活肾上腺，从而缓解潮热。

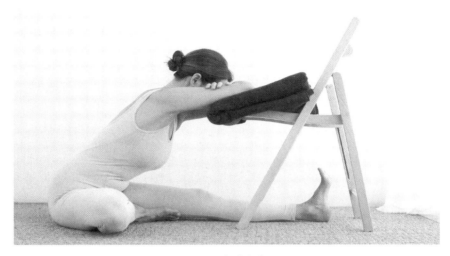

11.3 头碰膝式

4. 双角式

在身体前方放一个瑜伽枕或一条折叠好的瑜伽毯，双脚分开约 120 厘米，保持

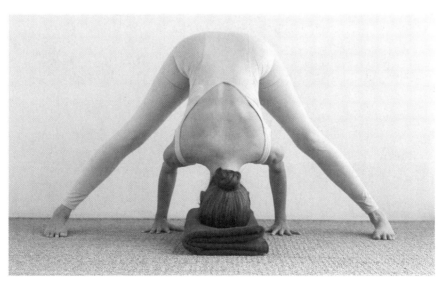

11.4 双角式

双脚外侧平行。收紧股四头肌（大腿前侧肌肉）来向上提起髌骨，并使大腿充分地向上提。呼气时，从髋部前屈，手落在地面上，并将双手放在双脚中间。向天花板方向提起臀部，将肩胛骨收入背部，弯曲肘部，将头顶落在辅助物上。保持双腿紧实，但放松双肩和颈部。深长地呼吸，让躯干向下放松，保持体式1分钟。退出体式时，手扶髋部，提起躯干，并拢双脚。

功效　这个体式有助于平静大脑，缓解会引发潮热的压力。

5. 下犬式

在地上放一个瑜伽枕或一两条折叠好的瑜伽毯，让辅助物与胸骨对齐。双手和膝盖着地，翻转脚趾踩地。

呼气，双手用力压向瑜伽垫，通过手臂内侧向上伸展身体。再次呼气，抬高臀部，向上、向后移动大腿。保持双腿伸展，脚跟踩向地面。在臀部向上抬起时，要保持双腿收紧，肘部伸直，靠手臂和腿的动作拉长脊柱，放松头部。保持体式30～60秒，深深地呼吸，让头部完全放松，放松颈部。退出体式时，回到手、膝着地的姿势，双脚并拢，稍微地分开双膝，然后向后坐在脚跟上。

功效　这个体式可以缓解焦虑，调节并放松神经系统，同时也能缓解潮热。

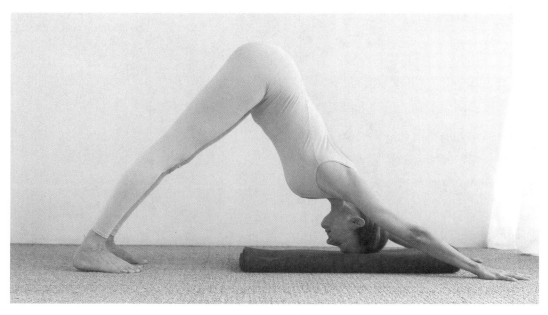

11.5　下犬式

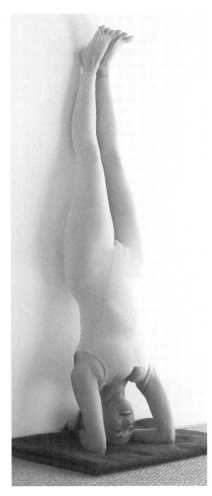

11.6　头倒立

6. 头倒立

（开始之前，请参看第 17 ～ 19 页。）靠墙放一条折叠好的瑜伽毯，双脚和双膝并拢，跪在瑜伽毯前方。将双手手指紧紧地交扣到一起，拇指相触，双手呈碗状。双手离墙不超过 7 厘米，肘部分开，与肩同宽，手腕垂直于地面。手腕、前臂和肘部组成了这个体式的根基。

拉长颈部并将头顶放在瑜伽毯上，头的后侧接触双手。前臂压地，提起肩膀远离地面。伸直双腿，将臀部提向天花板。双脚向前走，直到脊柱几乎与地面垂直。呼气，弯曲双腿，将双脚放到墙壁上。

伸直双腿并保持脚跟和臀部抵靠墙壁，向内旋转大腿，上提尾骨。向上伸展双腿，并保持双脚并拢。保持呼吸平稳，眼睛和喉咙柔软，以及腹部放松。

为高级练习者准备的腿部变体

双腿向两侧张开，从腹股沟开始直到脚跟伸展（参看第 123 ～ 124 页）。保持双腿伸直，

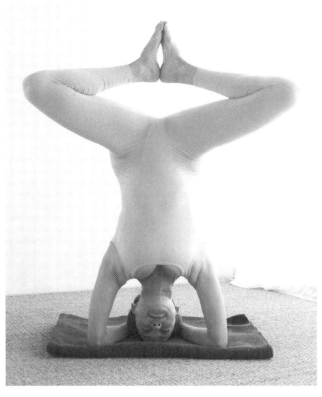

11.7　为高级练习者准备的腿部变体

向上伸展脊柱并扩展胸腔，这样保持 10 ～ 15 秒。

接下来弯曲双腿，将膝盖向外张开，脚掌用力互推，这样保持 15 ～ 20 秒。保持膝盖张开，自然地呼吸。伸直双腿，回到头倒立中的坐角式，然后回到最初的头倒立，之后退出体式。

退出体式时，呼气，弯曲膝盖，将脚落回到地面，通过在俯英雄坐中休息来结束体式（参看第 268 页）。

功效　这个体式有助于刺激血液流向大脑，许多女性发现头倒立有助于缓解潮热。

注意　只有当头倒立已经成为你瑜伽练习的一部分时，才去练习这个体式。有高血压、偏头痛的女性以及处于经期、颈部和背部疼痛的女性，请不要练习这个体式。

7. 肩倒立

（开始之前，请参看第 54 ～ 55 页。）在椅背离墙 20 ～ 25 厘米处放置一把椅子，在椅座上放一条折叠好的瑜伽毯，在椅子前方放两三条折叠好的瑜伽毯。面朝椅背坐在椅子上，然后将双腿弯曲搭放在椅背上，将臀部移向椅座的中心。

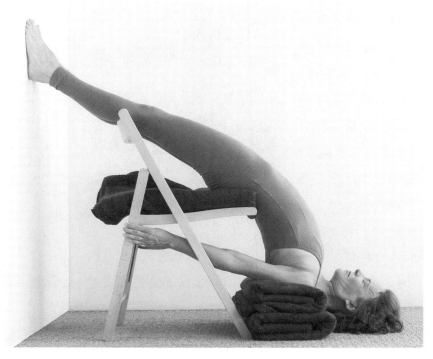

11.8　肩倒立

先握住椅子两侧，再向下握住椅子前腿。慢慢躺下，让颈部和肩膀落在瑜伽毯上，头落在地面上。做这些动作的同时要伸展脊柱并扩展胸腔，依次向后移动双手。双手抓住椅子后腿，手臂位于椅子两条前腿之间。从腹股沟到双腿再到脚跟充分伸展，大腿向内旋转，将双脚脚跟抵靠在墙上休息，也可以向上伸直双腿。闭上眼睛，自然地呼吸，将胸腔带向下颌，保持体式3～5分钟，只要你觉得舒服也可以增加时长。

退出体式时，弯曲膝盖，将脚放在椅背上。身体向下滑落，直到骶骨落在瑜伽毯上，而小腿落在椅座上，向一侧转身并慢慢地坐起来。

功效 这个体式可以镇静并舒缓神经系统，是缓解潮热的绝佳体式。

注意 如果你有肩颈问题，有偏头痛或紧张型头痛，患有高血压，或者处于经期，请不要练习这个体式。

8. 半犁式

将一条折叠好的瑜伽毯放在瑜伽垫上，躺下来，让肩膀落在瑜伽毯上，头落在椅座下方。呼气时，弯曲膝盖，同时摆动或者上提臀部，双腿向上伸展，让大腿完全在椅座上休息。如果需要增加高度来使双腿平行于地面，可将瑜伽毯垫在椅子上。将胸腔靠向下颌（而不是让下颌靠近胸骨），掌心朝上并闭上眼睛放松。这样休息多久

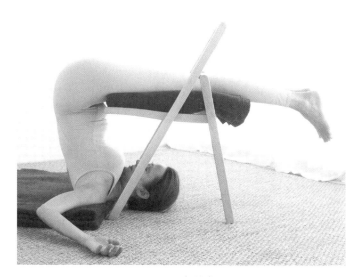

11.9 半犁式

都可以，3～5分钟后深深地呼吸。退出体式时，双手托住背部，缓慢地让椎骨逐节向下卷落，然后向一侧转身，然后坐起来。

功效 这个体式有助于缓解焦虑、紧张和潮热。

注意 如果你有肩颈问题或处于经期，请不要练习这个体式。

9. 桥式肩倒立

将一个瑜伽枕横放在墙边，另一个瑜伽枕与其垂直放置，让二者形成一个"T"形。在瑜伽枕远离墙壁的一端的地面上放一条折叠好的瑜伽毯（为了支撑头部）。在瑜伽枕靠近墙壁的一端坐下，保持膝盖弯曲，向后躺在瑜伽枕上。向后滑动身体，直到背部中段来到瑜伽枕的末端，肩膀刚好落于地面上，头和肩在瑜伽毯上放松。向墙壁方向伸直双腿，脚跟放在瑜伽枕上，双脚触碰墙壁。双腿应笔直地位于身体前方并分开与髋同宽。手臂在舒适的姿势中休息，可以放在头的上方或在身体两侧。闭上眼睛，完全地放松，深深地呼吸。保持这个姿势 5 ～ 10 分钟或任意时长。

退出体式时，弯曲膝盖，慢慢地向一侧翻身，用手推地起身。

功效　如果你正尝试消除潮热以及让甲状腺和甲状旁腺恢复平衡，这个体式是一剂良药。

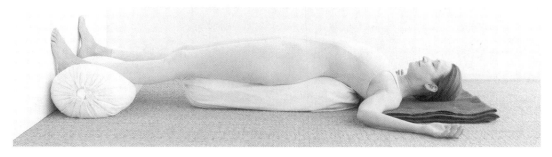

11.10　桥式肩倒立

10. 仰卧束角式

将一个瑜伽枕放在身后，屈膝坐在瑜伽枕前方，骶骨触碰瑜伽枕边缘。将一条瑜伽带放在身后的骶骨处，将瑜伽带向前拉过髋部、小腿，放在脚的下方（参看第 X 页）。脚掌贴合，膝盖和大腿向两侧展开，将瑜伽带收紧，套牢双脚。向后躺下，让头和躯干舒适地在瑜伽枕上休息，让臀部和双腿落在地面上。如果感到下背部不适，可以用一两条折叠好的瑜伽毯来增加支撑的高度。如果感到颈部有压力，可以将一条折叠好的瑜伽毯放在头和颈部下方。在体式中休息任意时长，深深地呼吸。

退出体式时，并拢双膝，将腿从瑜伽带中滑出，慢慢地向一侧翻身，手推地面起身。

功效　当潮热发生时，这个体式会让你感到舒适、凉爽，并让你产生被支撑的感觉。

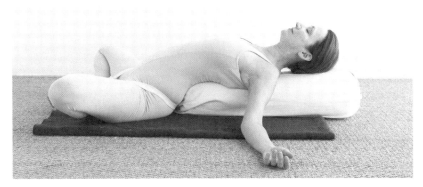

11.11　仰卧束角式

11. 倒箭式

在离墙6厘米处放一个瑜伽枕。如果你很高，可能需要更高的支撑，可以在瑜伽枕上加一条折叠好的瑜伽毯。坐在瑜伽枕上，右髋一侧接触墙壁。用手支撑身体，向后仰并翻转身体。先将右腿靠在墙上，然后将左腿靠在墙上，保持臀部靠近墙壁或抵在墙上。如果感到腿部僵硬或不舒服，可以将臀部稍微远离墙壁。躺下来，用瑜伽枕支撑下背部和肋骨，让肩和头在地面上放松。如果颈部不适，可以将一条折叠好的毛巾或瑜伽毯放在颈部下方。伸展双腿，将手臂放在身体两侧，肘部弯曲，掌心向上。躯干不动，双腿向两侧打开，在这个体式中保持3～5分钟，自然地呼吸。你也可以将眼枕盖在眼睛上来除去外界的干扰。

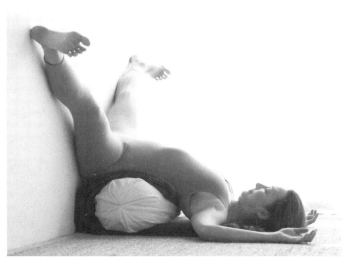

11.12　倒箭式

退出体式时，脚踩在墙壁上，轻柔地将身体推离瑜伽枕，慢慢地转身侧卧，手推地起身。

功效　如果潮热让你感到紧张不安，这个体式可能就是你需要的，可以让你更加平衡和有掌控感。

注意　如果不使用瑜伽枕，这个体式在月经期间是可以做的。但要注意月经期间做这个体式时，骨盆的位置不应高于胸腔。

12. 摊尸式

仰卧，双腿向远处伸展，需要的话，将一条折叠好的瑜伽毯放在颈部和头的下方。如果你想练习间断式呼吸的话，躺在一个瑜伽枕上，用折叠好的瑜伽毯支撑头部。将手臂舒适地放在身体两侧，掌心朝上，稍微远离躯干。向远处伸展双臂、双腿，让它们完全放松。闭上眼睛，让一切放松，每次呼吸时想象你看到热量升起并离开身体，将眼枕盖在眼睛上会帮助你消除外界的干扰。在体式中自然地呼吸至少 10 分钟。

功效　这个体式有助于缓解焦虑、神经紧张和潮热，它还能镇静神经，放松大脑。

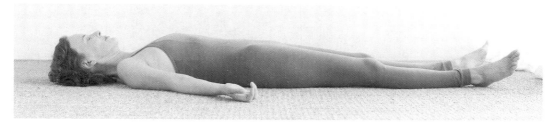

11.13　摊尸式

间断调息法（Viloma）

间断调息法是能够给身心带来轻盈感的一种非常棒的方法，它还可以平静神经，缓解伴随着潮热而来的紧张情绪。

躺在摊尸式中，用瑜伽枕或瑜伽毯支撑胸骨。以自然地吸气开始，然后深长缓慢地呼气，不要强迫用力。呼气应持续 2 ～ 3 秒，在呼气结束时屏息 2 秒，之后再次开始吸气。这就是一轮完整的间断调息法。

重复几轮，直到气息在呼气结束时能毫不费力地逐渐减弱消失，并在屏息之后能够轻松地开始吸气。呼气应比吸气持续的时间更长一些，在 10 分钟内做 15 ～ 20 轮，专注于屏息时的寂静所带来的平静与安宁中。恢复自然呼吸，在摊尸式中再休息几分钟。

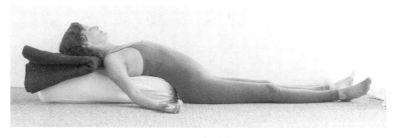

11.14　间断调息法

调理更年期月经序列

1. 束角式

请按照第 286 页中的描述做束角式，保持体式 30 秒或更长时间，自然地呼吸。

功效 这个体式可以强健子宫、肾脏和膀胱。

2. 坐角 I 式

请按照第 287 页中的描述做坐角 I 式，保持体式 30 秒或更长时间，自然地呼吸。

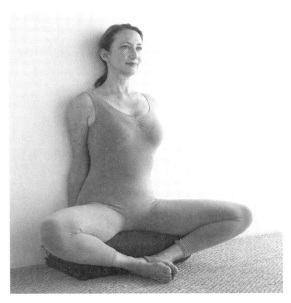

11.15 束角式

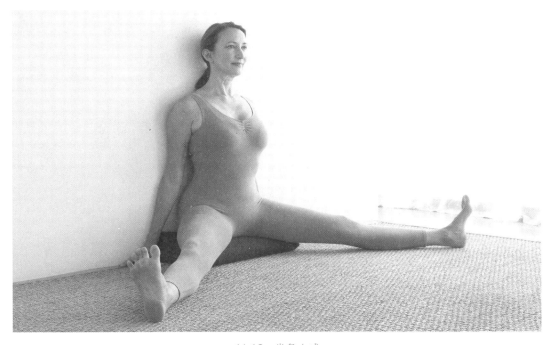

11.16 坐角 I 式

功效 这个体式有助于改善生殖器官的循环，并恢复月经周期。

3. 仰卧束角式

在瑜伽垫上放一个瑜伽枕，坐在瑜伽枕的中间，为头部在瑜伽枕的另一端放一条折叠好的瑜伽毯。将一条瑜伽带放在身后的骶骨处，将瑜伽带向前拉过髋部、小腿，放在脚的下方（参看第 X 页）。脚掌

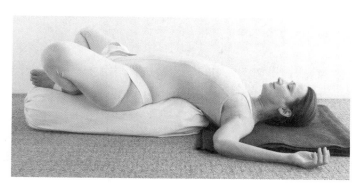

11.17 仰卧束角式

贴在一起，膝盖和大腿向两侧展开。将瑜伽带收紧，套牢双脚，向后躺下，头和肩膀落在地面上或瑜伽毯上。自然地呼吸，保持腹部柔软并放松盆底肌，保持体式 5～10 分钟。退出体式时，双膝并拢，将腿从瑜伽带中滑出，慢慢地向一侧翻身坐起。

功效 这个体式有助于缓解与流血过多有关的痛经和痉挛。

4. 双角式

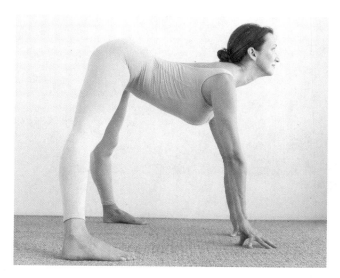

11.18 双角式

双脚分开约 120 厘米，保持双脚外侧平行。收紧股四头肌来向上提起髌骨，并使大腿充分地向上提。呼气时，从髋部前屈，手落在地面上，并将手放在双脚中间。如果感到下背部区域紧张，可以将手放在瑜伽砖上。臀部向天花板方向提起，将肩胛骨收入背部，在向前伸展胸腔的同时眼睛向前看。保持整个脊柱向内凹，这样保持 10～15 秒。退

出体式时，手扶髋部，上提躯干。

功效 这个体式有助于上提并强健子宫，还能够缓解经血过多的症状，并且减轻疲劳。

5. 桥式肩倒立

请按照第 293 页中的描述做桥式肩倒立。保持这个体式 5 ～ 10 分钟或任意时长。

功效 这个体式来可以调节生殖器官，使其恢复活力，并缓解疲劳。

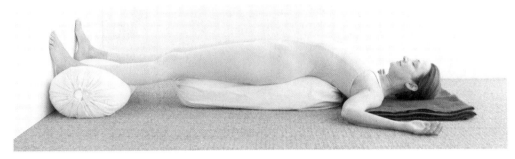

11.19 桥式肩倒立

6. 摊尸式

请按照第 295 页中的描述做摊尸式，注意，要完全放松腹部和盆底肌，在体式中保持 5 ～ 10 分钟，自然地呼吸。

功效 这是一个能够让整个身体平静、放松的体式。

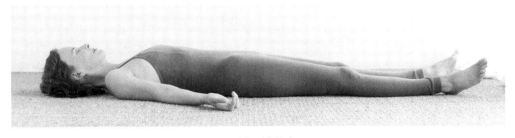

11.20 摊尸式

平复情绪序列

1. 下犬式

请按照第 289 页中的描述做下犬式，根据身体的灵活程度，可以让头在瑜伽枕上或一两条折叠好的瑜伽毯上休息。保持体式 1 ～ 2 分钟，或任意时长。

功效 这个体式有助于镇静紧张的神经，放松大脑，带来一种释放自我的感受。

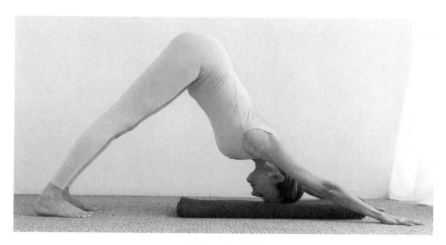

11.21 下犬式

2. 加强脊柱前屈伸展式

面朝一把椅子站立，将身体的重量均匀地分布在前脚掌和脚跟之间，通过将股四头肌上提来收紧双膝。胸骨向上提，通过向后转动肩膀将肩胛骨收入背部，并扩展胸腔。上提腹部，尾骨在向内收的同时注意不要将大腿向前推。双手扶髋，随着呼气，伸展脊柱并从髋部进入前屈。前额靠在椅座上休息并闭上眼睛，在头的上方交叠手臂，也可以让手臂在身体两侧放松。放松颅骨底部、颈部、肩膀和腹部，

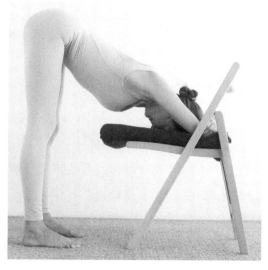

11.22 加强脊柱前屈伸展式

在体式中放松 1～2 分钟或者更长时间。松开手臂，缓缓起身，最后抬头。

功效 这个平静、稳定的体式对神经系统非常有益，还可以促进大脑的循环，缓解焦虑。

3. 双角式

请按照第 288～289 页中的描述做这个体式，保持体式 1～2 分钟。

功效 如果你的练习序列中没有头倒立，那么可以练习这个体式，因为它的效果与头倒立相同。

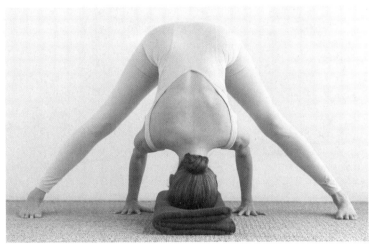

11.23　双角式

4. 头倒立

请按照第 290～291 页中的描述做头倒立。

功效 你可以用这个体式让大脑保持清醒。这个体式能促进血液流向大脑，并且让整个身体恢复活力，让你拥有更清晰的思考和行动力。

注意 只有当头倒立已经成为你瑜伽练习的一部分时，才去练习这个体式。高血压患者，处于经期、颈部和背部疼痛、偏头痛的女性，请不要练习这个体式。

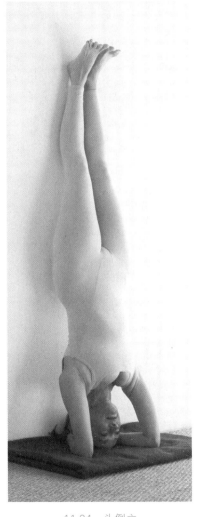

11.24　头倒立

5. 倒手杖式

（开始之前，请参看第 36 ～ 37 页。）在离墙约 60 厘米处放一把椅子，并在椅子上放一条折叠好的瑜伽毯，椅子离墙的距离要足够远，这样当腿伸直时，脚可以抵住墙壁。在椅子前方放一个瑜伽枕（根据自己的身体灵活程度，可以放两个），用来支撑头部。面向墙壁坐在椅子上，双脚穿过椅背。双手沿椅子两侧向下滑，身体慢慢向后仰，直到头和颈部超过椅座的前侧边缘。

握住椅子两侧，将身体向后仰，让肩胛骨来到椅座的前侧边缘。需要的话可以将臀部向椅座的后侧边缘移动一些。双脚踩住墙壁，双腿稍弯曲，移动双手到椅子后腿（手臂位于椅子两前腿之间）。让头在辅助物上休息，伸直双腿，将椅子推离墙壁，两侧大腿向内旋转。如果感到下背部有压力，可以将脚放在瑜伽枕上或矮凳上。安静地呼吸 1 ～ 2 分钟，如果不能保持这么长时间，就保持 30 秒，然后重复几次。

退出体式时，弯曲膝盖，让整个脚掌落地。握住椅背的两侧，上提胸骨，慢慢起身。靠在椅背上呼吸几次，放松背部。

功效　让头部在瑜伽枕上休息会让头脑更加冷静。当情绪波动时，这个体式能帮助你恢复平衡。

注意　如果你有颈部问题、偏头痛、紧张型头痛或腹泻，请不要练习这个体式。如果这个体式对你来说太难，用交叉瑜伽枕式来代替这个体式（参看第 255 页）。

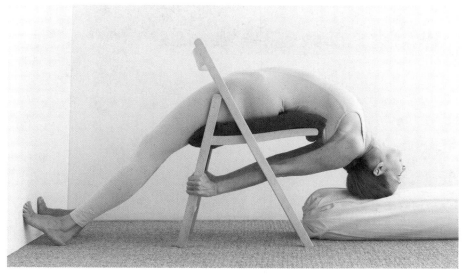

11.25　倒手杖式

6. 肩倒立

请按照第 54 ~ 55 页中的描述做肩倒立，自然地呼吸，保持体式几分钟。

功效　这个体式有助于舒缓神经以及恢复心智的平衡，许多女性发现它还有助于培养耐心和稳定情绪。

注意　如果你有肩颈问题，患有高血压、偏头痛、紧张型头痛，或处于经期，请不要练习这个体式。

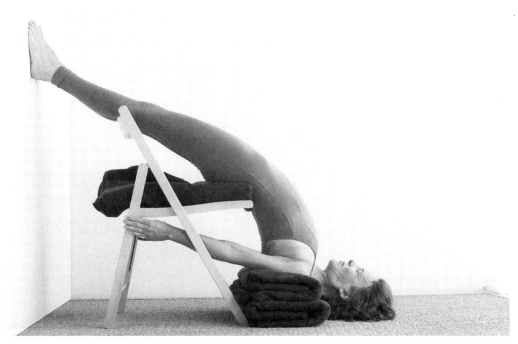

11.26　肩倒立

7. 半犁式

请按照第 292 页中的描述做半犁式，保持体式 3 ~ 5 分钟。通过呼吸将平静及滋养的能量带到整个身体。

功效　这个体式有助于缓解焦虑和神经紧张，给不稳定的情绪带来清晰和平静，从而缓解紧张型头痛。

注意　如果你有肩颈问题或处于经期，请不要练习这个体式。

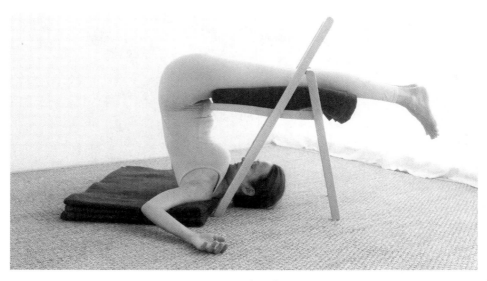

11.27　半犁式

8. 桥式肩倒立

请按照第 293 页中的描述做桥式肩倒立，自然地呼吸，通过呼气来达到平静的效果。保持这个体式 3 ～ 5 分钟。

功效　用瑜伽枕支撑身体，用瑜伽毯支撑头和颈部，这能够让你在体式中完全的放松。当你感到烦躁时，在腹部和胸腔创造空间非常有帮助。

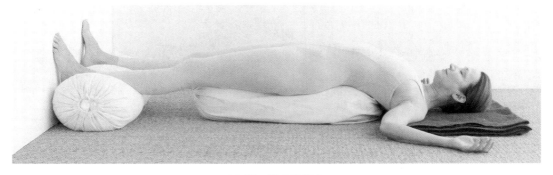

11.28　桥式肩倒立

9. 倒箭式及其循环

在离墙约 6 厘米处放一个瑜伽枕。如果你很高，可能需要更高的支撑，比如在瑜

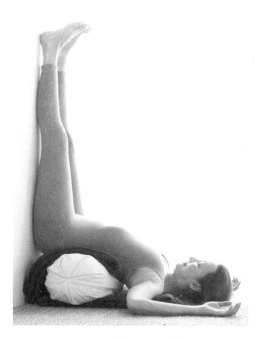

11.29A 倒箭式及其循环 A

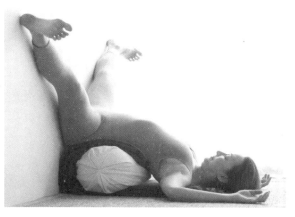

11.29B 倒箭式及其循环 B

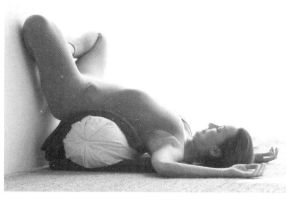

11.29C 倒箭式及其循环 C

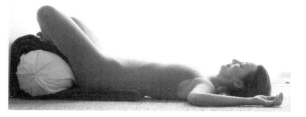

11.29D 倒箭式及其循环 D

伽枕上加一条折叠好的瑜伽毯。坐在瑜伽枕上，右髋一侧接触墙壁。用手支撑身体，向后仰，翻转身体，将右腿靠到墙上，然后将左腿靠到墙上，保持臀部靠近墙或抵在墙上。如果感到腿部僵硬或不舒适，可以将臀部稍微离墙壁远一些。躺下来，用瑜伽枕支撑下背部和肋骨，肩和头在地面上放松（11.29A）。如果颈部不适，可以将一条折叠好的毛巾或瑜伽毯放在颈部下方。双腿伸展，肘部弯曲，掌心向上，手臂放在身体两侧。在这个体式中放松休息，闭上眼睛，保持 5 分钟。

循环

躯干不动，双腿向两侧张开（11.29B）。保持这个姿势 3 ～ 5 分钟，自然地呼吸。

弯曲膝盖，在脚踝处交叉双腿，在这个姿势中再保持 3 ～ 5 分钟（11.29C）。

将身体推离墙壁，直到臀部从瑜伽枕上滑落于地面上，双腿和大腿后侧应在瑜伽枕上放松休息（11.29D），在这个姿势中休息 5 分钟或者任意时长。

　　退出体式时，松开双腿，轻柔地将身体推离瑜伽枕。转身侧卧，之后手推地起身。

　　功效　这个平静的循环有助于修复身、心、灵，让人感到神清气爽。

　　注意　如果不使用瑜伽枕，这个体式在月经期间是可以做的。月经期间练习这个体式时，骨盆的位置不应高于胸腔。

10. 摊尸式

　　请按照第 295 页中的描述做摊尸式，在体式中保持 5 ～ 10 分钟，自然地呼吸。

　　功效　这个美妙的修复性体式有助于平静和修复身心，给交感神经带来平衡。

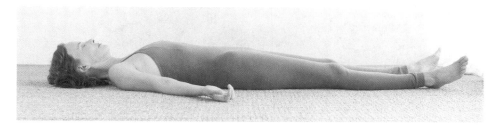

11.30　摊尸式

摆脱失眠序列

1. 仰卧束角式

　　请按照第 293 ～ 294 页中的描述做仰卧束角式，安静地休息，将注意力放在呼气上，至少保持体式 5 分钟。

　　功效　这个体式能够改善腹部区域的循环，安抚神经。

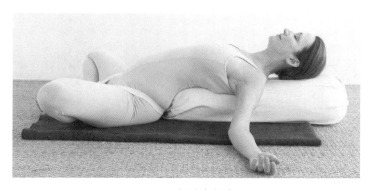

11.31　仰卧束角式

2. 下犬式

请按照第 289 页中的描述做下犬式，保持任意时长。

功效 这个体式可以放松神经系统，缓解焦虑和紧张。

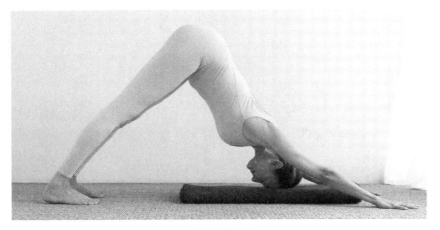

11.32　下犬式

3. 加强脊柱前屈伸展式

请按照第 299 ～ 300 页中的描述做加强脊柱前屈伸展式，可以的话，保持体式 1 ～ 2 分钟。

功效 通过舒缓交感神经系统和缓解紧张，这个体式可以缓解失眠。

4. 头倒立

请按照第 300 页中的描述做头倒立。

功效 这个体式有利于平衡内分泌系统，缓解失眠和情绪紧张。

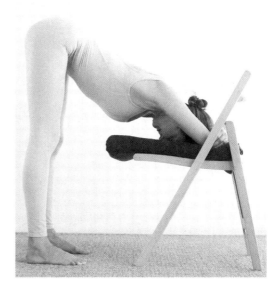

11.33　加强脊柱前屈伸展式

注意 只有当头倒立已经成为你瑜伽练习的一部分时，才去练习这个体式。高血压患者，处于经期的女性，颈部和背部疼痛以及患有偏头痛的人，请不要练习这个体式。

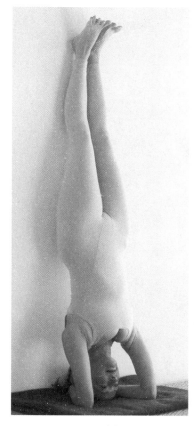

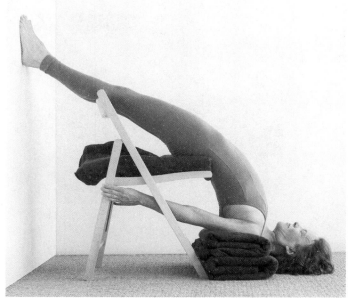

11.34 头倒立   11.35 肩倒立

5. 肩倒立

请按照第 302 页中的描述做肩倒立,保持体式 5 ～ 10 分钟,保持呼吸的平静和稳定。

功效 这个体式有助于舒缓神经系统,对于缓解失眠、情绪低落、急躁特别有效。

注意 如果你有肩颈问题、高血压,或者你处于经期以及有偏头痛或紧张型头痛,请不要练习这个体式。

6. 半犁式

请按照第 302 ～ 303 页中的描述做半犁式,这个变体能够让你保持内在的专注,配合呼吸,还能让你冷静下来。

功效 这个体式有助于给身心带来平静,还能够平衡能量,缓解焦虑。

注意 如果你有肩颈问题或处于经期，请不要练习这个体式。

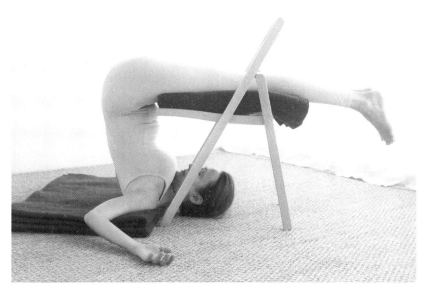

11.36 半犁式

7. 桥式肩倒立

请按照第 303 页中的描述做桥式肩倒立，保持体式 5 ～ 10 分钟，或任意你想要停留的时长。

功效 这个体式会缓解紧张和焦虑，从而有助于睡眠。

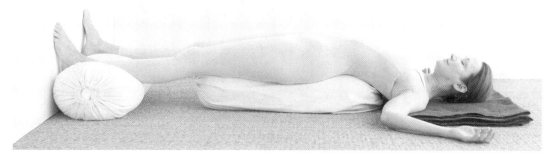

11.37 桥式肩倒立

8. 简易坐前屈

在一个瑜伽枕前方坐下来，交盘双腿。根据身体的灵活程度，你也可以使用瑜伽

椅练习。吸气时，从骨盆底端提起
身体；呼气时，肘部弯曲并前倾，
让身体落于辅助物上。在头的上方
交叠手臂，并将头转向一侧，完全
放松。保持体式不能超过5分钟，
自然地呼吸。

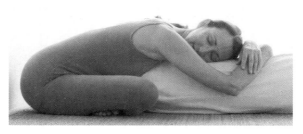

11.38　简易坐前屈

功效　这个平静的体式有助于镇静神经，并能调整身体和头脑状态，帮你助睡眠。

9. 摊尸式

请按照第295页中的描述做摊尸式，在体式中保持5～10分钟，并将注意力放在
呼气上。

功效　放松、滋养、平静，这个体式能够帮助你的身心进入安稳的睡眠。

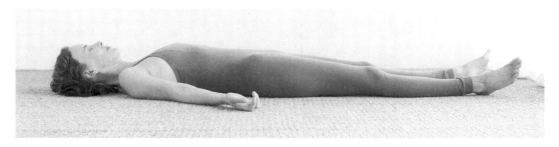

11.39　摊尸式

思维清晰序列

THE WOMAN'S BOOK OF
YOGA & HEALTH **帕特里夏说**

如果可以的话，请按照这里展示的方式来做这些体式。你会发现这些体式会聚集你的能量，让你安住在身体中并专注于当下，这可以帮助你摆脱生活中的各种困扰。当然，如果你感觉序列中任何体式挑战过大，也可以略过它们，或者做女性修复序列（参看第 47 页）中的变体。

1. 下犬式

俯卧在瑜伽垫上，手掌放于胸腔两侧的地面上，手指向前方充分伸展。起身，双手和膝盖着地，翻转脚趾踩地。

呼气，双手用力压向瑜伽垫，通过手臂内侧向上伸展身体。再次呼气，抬高臀部，向上、向后移动大腿。保持双腿伸展，脚跟踩向地面。在臀部向上抬起时，要保持双腿收紧，肘部伸直。通过手臂和腿的动作拉长脊柱，让头部放松。保持体式 30 ～ 60 秒，深深地呼吸，让头部完全放松，放松颈部。退出体式时，回到手、膝着地的姿势，向后坐在脚跟上，或者双脚向前走，进入加强脊柱前屈伸展式，然后缓缓地站起来。

功效　无支撑的下犬式会带给人一种成就感，让你安住在当下，同时也能安抚头脑，缓解焦虑，平衡神经系统。

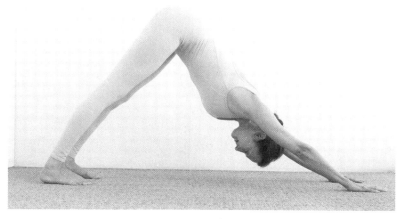

11.40　下犬式

2. 加强脊柱前屈伸展式

以山式站立。将身体的重量均匀地分布在双脚之间，上提大腿内侧，并将大腿向内旋转。手臂举过头顶，同时保持双腿的稳定，腰和肋骨向上伸展。交叠手臂，双手抓握住肘部。呼气时，保持双腿伸直，从髋部进入前屈，身体两侧向下放松。持续抓握住肘部并放松脊柱。自然地呼吸 30 ～ 60 秒。退出体式时，松开手臂，保持双腿的活力，缓缓起身。

功效 这个体式有助于增加流向大脑的血液，舒缓交感神经系统，缓解焦虑，消除混乱的思绪。

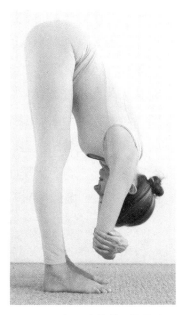

11.41 加强脊柱前屈伸展式

3. 头倒立

请按照第 290 ～ 291 页中的描述做头倒立。

功效 这个平衡的、充满能量的体式能将新鲜含氧的血液带到大脑，可以让人集中精神。

注意 只有当头倒立已经成为你瑜伽练习的一部分时，才去练习这个体式。高血压患者、处于经期的女性，颈部和背部疼痛、偏头痛的人，请不要练习这个体式。

4. 肩倒立

（开始之前，请参看第 19 ～ 21 页。）在两条折叠好的瑜伽毯上躺下来，用瑜伽毯支撑肩膀，并在身体两侧伸展手臂。呼气时，弯曲膝盖，让双腿靠近胸腔，双手下压地面，双腿摆动，越过头顶。用双手支撑背部，肘部用力压住瑜伽毯，提起躯干，直到躯干与地面垂直，双膝靠近胸腔。

11.42 头倒立

保持双手支撑背部，抬起双腿，直到大腿与地面平行。最大限度向上伸展双腿，直到膝盖指向天花板，然后完全伸直腿。从脚跟开始向上伸展身体，直到整个身体垂直于地面。尾骨向上提并向内收，用双手上提后肋，感受整个身体又长又直，让肩膀远离耳朵。尽可能长时间地保持这一体式，至少坚持2分钟。退出体式时，弯曲膝盖，慢慢卷落下来。

功效　像所有的倒立体式一样，这个体式可以将新鲜的血液带到内分泌腺体和大脑，帮助你理清思绪，带给你能量。

注意　如果你有肩颈的问题，患有高血压或者处于经期，请不要练习这个体式。

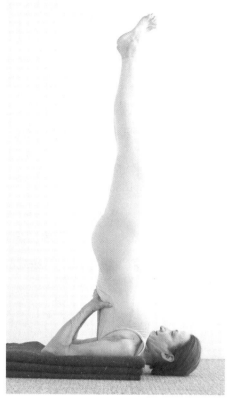

11.43　肩倒立

5. 犁式

从肩倒立开始，用手支撑背部，将腿越过头顶，将脚趾落在头顶上方的地面上。通过收紧膝盖来保持双腿的活力，创造腿与面部之前的空间。保持体式1～2分钟，自然地呼吸，缓慢地逐节向下卷落椎骨，退出体式。

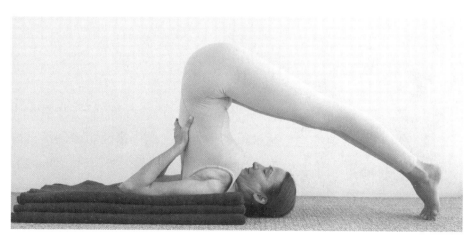

11.44　犁式

功效　这个体式有助于缓解焦虑和紧张，能够将新鲜含氧的血液带到大脑，因此能使大脑更加清晰。

　　注意　如果你有颈部问题或处于经期，请不要练习这个体式。

6. 桥式肩倒立

　　请按照第 293 页中的描述做桥式肩倒立。

　　功效　用瑜伽枕支撑身体，用瑜伽毯支撑头部和颈部，能够让人在体式中完全放松。如果你感到焦虑，平稳和舒适的呼吸会帮助你平静下来。

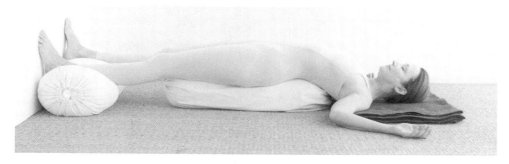

11.45　桥式肩倒立

7. 倒箭式

　　请按照第 303 ～ 305 页中的描述做倒箭式，在这个体式中闭上眼睛，保持 5 ～ 10 分钟。将眼枕盖在眼睛上来减少外界的干扰，这样可以带给你更深入的平静和放松。

　　功效　这个修复性体式有助于缓解紧张和焦虑，提高你的专注力，让你的思考更加清晰。

　　注意　如果不使用瑜伽枕，这个体式在月经期间是可以做的。月经期间做这个体式，骨盆的位置不应高于胸腔。

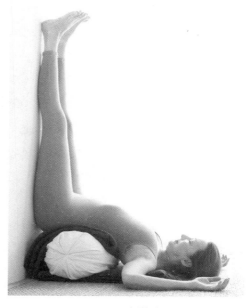

11.46　倒箭式

8. 摊尸式

请按照第 295 页中的描述做摊尸式，在体式中保持 5 ～ 10 分钟，自然地呼吸，并专注在呼气上。

功效 这个修复性体式能为头脑带来平静，让大脑更加清醒，使整个身体焕然一新。

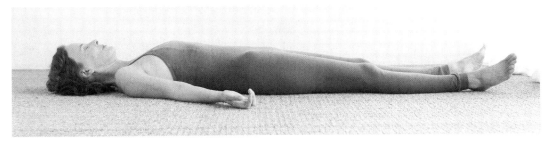

11.47 摊尸式

消除疲劳序列

1. 仰卧束角式

请按照第 293 ～ 294 页中的描述做仰卧束角式，如果这个体式会引起膝盖不适，可以交盘双腿练习。

功效 这个体式可以让人极其放松并具修复性，有助于恢复能量，改善腹部和心脏的循环。

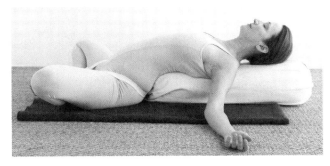

11.48 仰卧束角式

2. 加强背部伸展式

坐在瑜伽垫上或一两条折叠好的瑜伽毯上，双腿向前伸

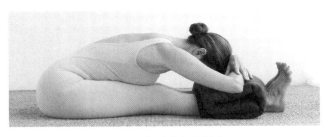

11.49 加强背部伸展式

展，将一个瑜伽枕或一条折叠好的瑜伽毯横放在小腿上。饱满深长地吸气，将手臂举过头顶，向上伸展脊柱并提起胸骨和头，保持背部轻柔地内凹。呼气时前屈，并在双腿上方伸展躯干，在辅助物上交叠手臂，环抱头部。如果背部和腿仍感到紧张，可以增加辅助物的高度或将头落在有垫衬的椅子上。保持体式 1 ～ 2 分钟，然后缓缓地还原，回到坐立体式。

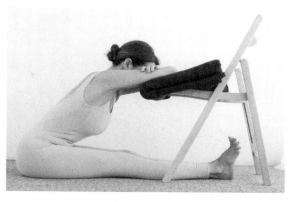

11.50　加强背部伸展式变体

功效　这个体式有助于平衡和修复神经，因此能带来一种安全和平静的感受，让人感到精神焕发，也让注意力更加集中。

3. 头碰膝式

坐在地面上，双腿向前伸展。向一侧弯曲右膝，使其与左腿成 45 度角，右脚跟靠近右侧腹股沟。在舒适的前提下，右膝尽量向后展开，保持左腿伸直。

将一个瑜伽枕或一条折叠好的瑜伽毯放在伸直的腿上，转动腹部和胸腔，使胸骨与左腿中心线对齐。吸气时，从骨盆底端向上提起躯干；呼气时，手臂在身体前侧伸展，躯干前倾，在辅助物上交叠手臂，环抱头部。如果感到紧张，可以增加辅助物的高度或将头放在有垫衬的椅子上休息。如果感到背部或腿有任何的压力或紧张，做第 308 ～ 309 页中描述的简易坐前屈。

在体式中保持 1 ～ 2 分钟，放松头部、颅骨底端、眼睛和大脑。吸气起身，伸直

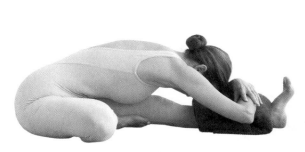

11.51　头碰膝式

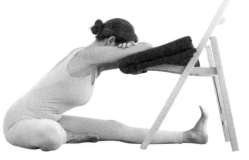

11.52　头碰膝式变体

右腿，弯曲左膝，换另一侧练习。

功效　这个体式有助于放松大脑和神经。

注意　如果腹泻或感到恶心，请不要在无支撑的情况下做这个体式。

4. 巴拉瓦伽式

坐直，双腿向前伸展。用两条折叠好
的瑜伽毯将左臀垫高，弯曲双腿，让双脚
处于右髋一侧。保持双腿、双膝朝前，确
保右脚踝在左脚足弓的上方，臀部不要坐
在脚上。肩胛骨收入背部，扩展胸腔，向
上伸展脊柱。呼气时，腹部、肋骨、胸腔
和肩（按此顺序进行）向左转动，右手放
在左大腿外侧，左手放在身后的瑜伽毯

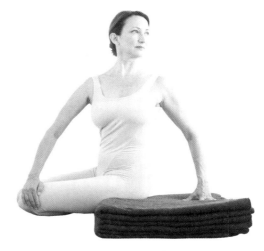

11.53　巴拉瓦伽式

上。保持体式 20 ～ 30 秒，从体式中还原，伸直双腿，换另一侧练习。

功效　这种轻柔的扭转有助于为肾上腺补充能量，修复神经，给整个身体带来能
量和稳定性。

注意　如果腹泻或感到恶心，请不要练习扭转体式。如果膝关节发炎请不要练习
这个体式。如果骶髂关节疼痛，请在扭转时放松骨盆。

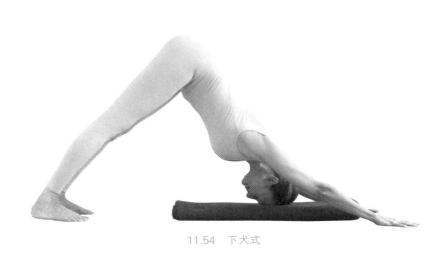

11.54　下犬式

5. 下犬式

请按照第 289 页
中的描述做下犬式，
保持体式 1 ～ 2 分钟
或任意时长。

功效　这个体式
有助于镇静紧张的神
经，放松大脑，带来
一种释放感。

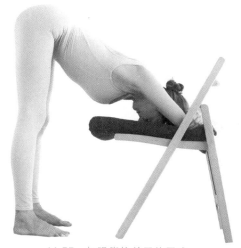

6. 加强脊柱前屈伸展式

请按照第299～300页中的描述做加强脊柱前屈伸展式，可以的话，保持体式1～2分钟或任意时长。

功效 这个变体有助于平静大脑，缓解疲劳。

11.55 加强脊柱前屈伸展式

7. 头倒立

请按照第290页中的描述做头倒立。

功效 这个体式会给心脏和大脑带来新鲜血液，让人精力充沛、充满能量。它还有助于平衡内分泌系统，让整个身体充满活力。

注意 只有当头倒立已经成为你瑜伽练习的一部分时，才去练习这个体式。高血压患者，处于经期的女性，颈部和背部疼痛的人，以及偏头痛的人请不要练习这个体式。

8. 倒手杖式

请按照第301页中的描述做倒手杖式。根据身体的舒适程度，保持体式1～2分钟。

功效 这个体式有助于缓解焦虑，平静大脑，建立自信。

注意 如果你有颈部问题，请向有经验的瑜伽老师寻求帮助。如果有偏头痛、紧张型头痛或有腹泻症状，请不要练习这个体式。

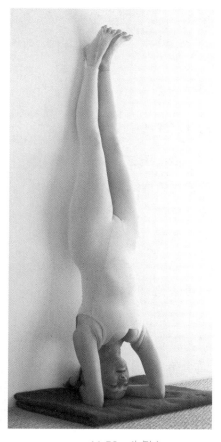

11.56 头倒立

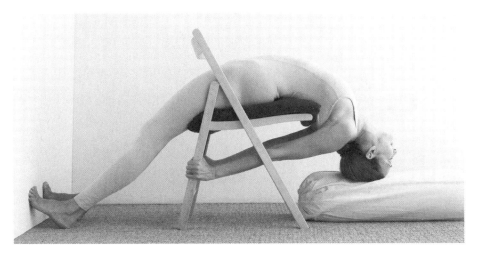

11.57 倒手杖式

9. 肩倒立

请按照第 291 ~ 292 页中
的描述做肩倒立，保持这一体
式几分钟，自然地呼吸。

功效 这个体式有助于缓
解高血压带来的影响，还能消
除焦虑引起的疲劳。

注意 如果你有肩颈问
题，患高血压，处于经期，有
偏头痛或紧张型头痛，请不要
练习这个体式。

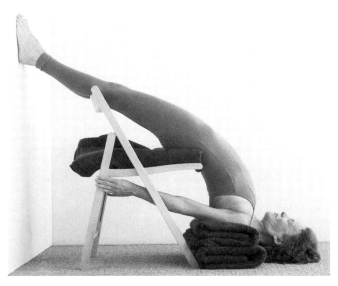

11.58 肩倒立

10. 半犁式

请按照第 292 页中的描述做半犁式，完全地支撑双腿，使整个身体能够休息，让
大脑冷静下来。保持这一体式 3 ~ 5 分钟，自然地呼吸。

功效 这个体式能够舒缓紧张的神经，消除疲劳。

注意 如果你有肩颈问题或处于经期，请不要练习这个体式。

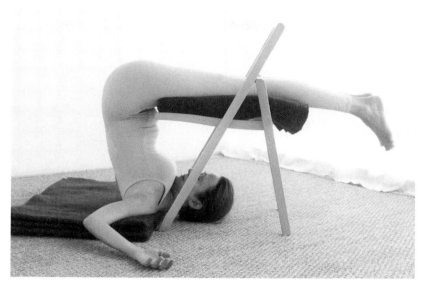

11.59 半犁式

11. 桥式肩倒立

请按照第 293 页中的描述做桥式肩倒立。

功效　这个体式有助于平静神经，让心脏得到休息，并缓解神经衰弱。

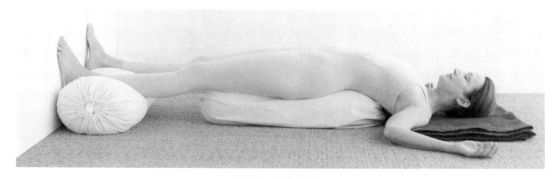

11.60 桥式肩倒立

12. 倒箭式及其循环

请按照第 303 ～ 305 页中的描述做倒箭式及其循环，在循环的各个阶段保持 3 ～ 5 分钟，也可以保持更长时间。

功效　这个体式有助于平静并修复身、心、灵，能让你感觉焕然一新。

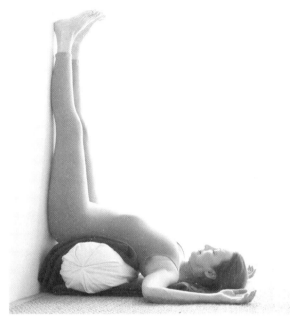

注意 如果不使用瑜伽枕，这个体式在月经期间是可以做的。月经期间练习这个体式，骨盆的位置不应高于胸腔。

11.61A 倒箭式及其循环 A

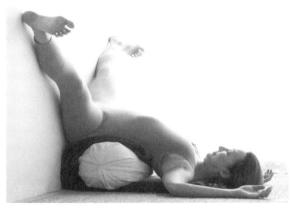

11.61B 倒箭式及其循环 B

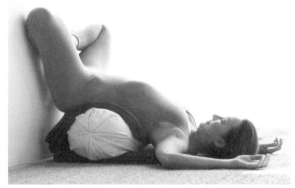

11.61C 倒箭式及其循环 C

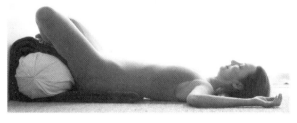

11.61D 倒箭式及其循环 D

13. 摊尸式

请按照第 295 页中的描述做摊尸式，在体式中保持 5 ～ 10 分钟。

功效　这个深度放松的体式能给你带来抚慰和平静，并使你恢复身体活力。尝试每次都以 5 ～ 10 分钟的摊尸式来结束练习。

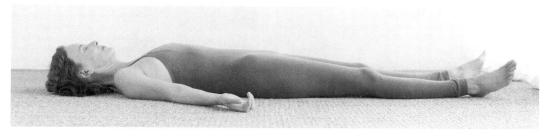

11.62　摊尸式

改善消化

消化问题甚少被人提及，但它却困扰着大多数女性，上了年纪的女性尤为严重。阿育吠陀医师会告诉你，实际上大多数疾病都与消化系统虚弱或功能障碍有关。卡门的例子便印证了这一点。她说她的问题是从 45 岁开始的。有时她一日三餐正常进食并无不妥，但有时到了晚上她的肚子就会鼓起来，好像怀孕 6 个月一样。有时疼痛会延伸到背部和腿部，通常还会伴随着胀气和严重的便秘，这使她焦躁乏力。到了早上，她通常会感觉好一些。这种情况持续了一年多，卡门感觉她快要疯掉了。她感觉应该是饮食出了问题，但是她调整饮食后仍没有找到问题的症结所在。

在她决定去看医生的时候，她能吃的东西已经很少了，仅吃燕麦粥和炒鸡蛋，因此她瘦了 15 斤左右，并且也出现了食物恐惧症。幸运的是，西医、阿育吠陀疗法以及一系列瑜伽体式都为她带来了帮助。瑜伽体式不仅对肠胃有益，同时对肝脏、胰腺、肾脏和内分泌腺也都有帮助。

卡门患有肠易激综合征，虽然不是每个人都会有严重的不适，但便秘、时常发作的腹泻，以及长期胀气和消化不良却是很多女性随着年龄增长会出现的常见问题。尽管很多人不愿意谈及她们的肠道，并且她们的朋友也确实不愿意听到此类话题，但忽视消化系统紊乱会严重地损害人的健康。症状轻的让人烦恼，重的会导致慢性疲劳综合征、早衰、关节炎、皮疹、过敏，甚至自身免疫疾病。

THE WOMAN'S BOOK OF YOGA & HEALTH 帕特里夏说

无论是青少年还是已经绝经的智慧女性，如果想治愈消化系统疾病，就需要与腹部和解，并接受它们。每天系统性的瑜伽练习可以让腹部变得柔软，鼓励我们将深呼吸带入我们的核心，让我们有时间完全地放松和修复。

消化系统

大多数人认为消化问题是从胃开始的，但实际上消化问题是从口腔开始的——随着你的第一口食物或者第一口饮品开始。当你咀嚼食物的时候，你的下丘脑（在大脑中）便会给消化系统发送信号：食物来了。口腔内细小的腺体会分泌带有特殊消化酶

消化系统

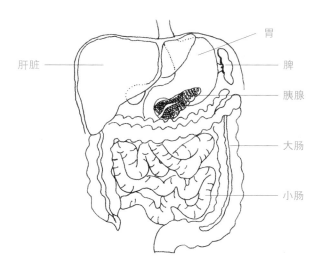

肝脏
胃
脾
胰腺
大肠
小肠

的唾液来分解食物并使之充分润滑，润滑后的食物便可通过食道进入胃。胃部肌肉的收缩可以进一步分解食物，在盐酸的帮助下，这种肌肉收缩将食物颗粒变成一种被叫作食糜的稠糊状物。

食糜通过十二指肠，在更多肌肉收缩的帮助下进入小肠，小肠会将营养吸收到小肠内壁。为了做到这一点，小肠必须依靠胆囊、肝脏和胰腺分泌的胆汁和额外的消化酶来把食物颗粒分解为可吸收的分子，同时过滤掉有害的或者无用的化学物质。任何没有在这里被吸收的物质都会进入到大肠，被进一步吸收，最后余下的物质经直肠排出体外。

哪里出了问题？

卡门相信她的消化系统有它自己的思维，因为她的问题被称为"肠易激综合征"是有道理的。最近她的病情控制得非常好，以前病情最糟糕的时候，她会把她的肚子看作一个顽劣的孩子——得不到足够的关注便会叛逆。实际上，以纽约市哥伦比亚长老会医疗中心（Columbia Presbyterian Medical Center in New York City）的迈克尔·格申（Michael Gershon）的观点来看，卡门的观点并非无稽之谈。在克里斯滕·巴伦森（Kristen Barensen）于 1997 年发表在《瑜伽文摘》杂志上的一篇文章中，迈克尔·格申解释说，胃肠道其实有一个"腹部大脑"——一个原始的肠神经系统，有一套它独有的神经递质（多巴胺、血清素、去甲肾上腺素和血脑屏障），与大脑非常相似。腹部大

THE WOMAN'S BOOK OF
YOGA & HEALTH **消化功能紊乱**

便秘通常不会威胁生命，它通常意味着你改变了饮食或者日常习惯，或者你正在经历超过自身承受范围的压力。尽量避免使用泻药，而是使用草药或者香料来增加消化之火，多吃水果蔬菜来增加纤维的摄入。如果便秘持续了几周，且伴有腹痛或严重腹胀，或者体重突然下降，一定要去看医生。

脑通过迷走神经与大脑中枢交流，当你在经历急性肠胃病的时候，很有可能你的大脑要么在忽略你的"腹部大脑"，要么在过度刺激它。

阿育吠陀疗法

毫无疑问，整个身体都在协同运作以确保将你摄入的任何东西消化掉：大脑通过迷走神经发送信号到食道、胃和肠；甲状腺调节新陈代谢——身体分解和吸收食物的速度；肝、胆则会分泌适量的胆汁和消化酶来保证消化过程的顺畅。

阿育吠陀医师会告诉你，当机体中的某一个环节出了问题，所有其他的生理过程都会受到影响。如果你的大脑被压力、紧张和恐惧占据，它可能会"忘记"向腹部大脑发送正确的信号，忘了告诉它食物就要来了。类似地，不够活跃的甲状腺就会意味着疲软的消化系统。如果肝脏变弱了，或者因为压力、药物、酒精、环境毒素或者不健康的食品而负担过重，身体便没办法分泌足够的胆汁来分解食物颗粒。根据阿育吠陀理论，未被消化的食物颗粒会引发多种问题。

医学博士南希·朗斯多夫博士解释说，女人吸收的不仅是食物。信息、情绪和视觉刺激都会以某种方式进入人的思想和灵魂以及人的身体。如果你允许摄入物不被消化，换句话说，你没有办法处理并排出废物，这些额外的负担会产生阿育吠陀医师所称的阿玛：一种黏稠状的物质，当东西未被消化时它会累积在你的体内。在阿育吠陀的理论中，阿玛是所有疾病的根源，是体内残留的没有被消化的感受或食物。它是阻塞动脉的物质，笼罩思想的迷雾，阻止人们敞开心扉和用心去爱的障碍。

如果任由阿玛囤积在消化道里，它会阻止肌肉收缩，而肌肉收缩会帮助食物颗粒分解，继而进入正确的吸收通道中。它会阻塞迷走神经，让大脑和肠神经系统之间没有办法清晰地传递信息。它也会影响肝脏和胆囊的功能，制造过多的胆结石和"坏"胆固醇。它会引起便秘或者引起炎症反应，如结肠炎或者克罗恩病，甚至会以子宫肌瘤或者乳房肌瘤的形式出现。

消化之火

整体医学医生们都认为，人的腹部深处所存在的不仅是胃、小肠和大肠。西方人称其为生命能量，而对于传统中医来说，它是"气"，阿育吠陀医师称之为阿格尼——伟大的消化之火。阿格尼掌控着新陈代谢，包括分解和摄入食物，把食物转化为可以吸收的能量和排出的废物。十三种阿格尼大致上与西方医学对消化酶的理解相对应。

在阿育吠陀医学中，你吃什么远不及你如何吃以及如何消化它那么重要。如果你的消化之火或者说阿格尼非常弱，不管你吃到嘴里的食物是什么你都会遇到问题。消化力弱的阿格尼没有办法让食物完全分解，导致食物滞留在系统中成为阿玛。

根据阿育吠陀的说法，"消化不良"的情绪也会损害健康。特别是压抑的愤怒或者怨恨也会产生阿玛，扰乱胆囊、胆管和小肠之间微妙的平衡。

消化功能紊乱

腹泻可能是一种焦虑的信号。它也可以是你身体摆脱毒素或寄生虫的一种方式，或者是病毒感染的信号。非处方药能够止泻，但也会阻止人的身体排出毒素。大量喝水或者喝洋甘菊、荨麻和苜蓿泡的花草茶也有治疗腹泻的作用。阿育吠陀医师推荐说，可以在紧急情况下使用肉豆蔻。如果你发现便中有血，或者持续几天腹泻，请去看医生。

为什么女性会有更多的消化问题？

根据某些数据统计，世界上有将近 30% 的人患有肠易激综合征，这是由肌肉痉挛引起的间歇性腹痛发作，且伴随腹泻或严重便秘。而且你知道吗？患有肠易激综合征的女性比男性多 2.5 倍。

内华达州的一位瑜伽老师海伦说，她注意到，在她的学生中，有很多四五十的人存在消化功能紊乱问题，而且在被自身身体形象问题困扰，甚至还会有饮食失调问题，比如神经性厌食症或者神经性贪食症。我的一位在纽约的朋友依琳也同意这个观点。她说在人生的大部分时间里，她都自我感觉良好，实际上，她非常自豪自己在四十多岁时仍然能保持苗条的身材和平坦的小腹，但身体上突如其来的变化让她惊慌失措。她猜测自己可能是乳糖不耐受，于是她停止食用乳制品，但并不管用。然后她又停止食用小麦，不吃面条或者面包，这稍微起了一点作用。就这样，她下意识地开始过度执着于自己所吃的食物。

尽管食物过敏可能是罪魁祸首，对于依琳来说也可能有别的什么原因：与其说是依琳对某一类食物不耐受，不如说是如帕特里夏所强调的，是西方社会对女性的看法产生的影响。我们理想中的美局限于拥有平坦小腹的纤瘦年轻女性，而这与腹部所蕴含的意义背道而驰——一个承载着女性创造力、力量和直觉的载体。腹部肿胀、长期便秘或者腹部过度紧张都可能说明这个女性无法表达自我，无法在这个世界发出自己的声音。

帕特里夏说，很多人像依琳一样通过不断地收腹来把胃收进紧身牛仔裤或者收腹紧身裤里。这实际上冒着阻碍血液在消化道和生殖器官中流通的风险，会导致这些系统出现问题。

渴望拥有一个平坦的腹部也会付出情绪上的代价。帕特里夏记得，有一次她去寻求催眠治疗师的帮助，她回忆说，在一次治疗中，"治疗师让我放松我的腹部，在尝试了半个小时以后，我终于能放松了。当我释放了腹部的紧张之后，眼泪奔涌而出。我才意识到我在腹部存储了多少情绪，并且我有多么执着于平坦腹部的形象。从前我不喜欢自己，我太看重自己看上去如何而不是我的感受如何。"现如今，在帕特里夏的更年期工作坊中，她鼓励女性们去放松她们的腹部，让腹部保持柔软。尽管这让她们再也不能完全把腹部收进去了，但这确实使她们如释重负。她们希望跟她们的直觉和创造力重新联结，当她们这么做时，她们的腹部开始绽放、打开和变软。她们可以自豪地接受这种变化。

阿育吠陀医师指出了随着年龄增长，女性会常被消化问题所困扰的另一个原因。在生育期，女性的身体自带一个净化系统，那就是月经。在经期，身体通过子宫内膜排出体内存积的残渣废物——未被消化的食物颗粒、毒素和其他杂质。进入更年期后，女性不再拥有如此奢侈的净化系统。因此，阿育吠陀医师经常会要求患者每月进行一次温和的净化，并且配以轻断食及净化草药。想采用这种方法最好咨询阿育吠陀医师，找到最适合自己的体质的净化疗程。

从生理上来说，作为更年期早期的女性，她们会比那些更年轻的女性同胞们有更多的消化问题。这主要有两个原因：首先，更年期女性的胃肠道会因为身体分泌的雌激素（这种激素是天然的胃肠道刺激物）的减少而减缓活动；其次，作为提供分解食物所需成分的器官，肝脏由于忙于循环掉多余的激素，导致没有足够的时间来消化食物。这是因为一旦你进入更年期早期，你的垂体会分泌大量的促卵泡激素和促黄体生成素以促进卵巢分泌雌激素，而过多的促卵泡激素和促黄体生成素会由肝脏来处理。

从情绪上讲，你对身体形象的不满会给消化系统带来压力。这变成了一个恶性循环：你挣扎着想把腹部收进去，它的反应则是胀气、痉挛和胀痛；于是你更严厉地惩罚腹部，不再为其提供养分，如食物、温柔的抚慰或是疗愈性的呼吸；但是你的胃为了能得到你的关注，便愈发强烈地"反叛"。

腹部按摩方法

给你自己做一次舒缓的腹部按摩来改善消化系统，减轻胃部的胀气。自制按摩油的方法是把一些未经过滤加工的有机芝麻油（可通过阿育吠陀邮购或在货品齐全的天然食品商店购买）加热，滴几滴柠檬膏或薰衣草精油来增香。用大量按摩油大范围地、缓慢地在腹部按摩 3～5 分钟。始终以顺时针方向按摩，可以更好地促进消化。

你能做些什么？

随着年龄的增加，消化不良真的是难以避免的问题吗？抑或是你可以做些什么来帮助消化？难道只是因为女性进入了更年期便不得不忍受便秘、肠易激综合征、胃胀和消化不良吗？未必。如果你在进入这个人生阶段时已经养成了健康的饮食和睡眠习惯，并且一直在坚持瑜伽练习，那么你能够保持健康状态的概率将更大。即便你的情况不是这样，瑜伽和生活方式的改变也可能帮助你。

锻炼

大多数锻炼都能激活疲软的消化系统。散步、慢跑或者跳蹦蹦床会刺激肠道肌肉。相反，缺乏锻炼会减缓新陈代谢，减弱身体的自然净化系统。瑜伽，正如你将体验到的，不仅能增强肠胃功能，还能平衡甲状腺，稳定中枢神经系统，使腹部区域柔软并将疗愈性的呼吸带到腹部。它还可以让你与你的力量和创造力的精神源泉重新联结。

饮食

如果你正在遭受便秘的困扰，那么是时候重新评估一下你的饮食结构了。不要吃太多的面包和奶酪。增加新鲜水果、绿叶蔬菜和纤维丰富的谷物的摄入，每天多喝水。阿育吠陀医师说，喝没有味道的热水可以帮助分解阿玛，加快废物排出体外，且无须激发消化酶。避免会制造黏液的食物（煎炸或加工食品，任何含有部分氢化油的东西，用白面或者白糖做成的食物），它们会使肝脏和肠道的负担加重。

必需脂肪酸，特别是亚麻籽，可以促进肠道规律性蠕动，并有益于整个内分泌系统。比如亚麻籽可以修复肠道黏膜。每天早上撒一些亚麻籽到你的谷物里或者果汁里，或者可以从健康食品商店买一瓶亚麻籽油，每天吃一两勺。类似地，在饮食中加入海藻会带来更多使甲状腺达到最佳工作状态所需的碘。你可以在健康食品商店买到海藻，如果你不喜欢它的味道，可以买海藻胶囊。

根据草药医生和阿育吠陀医师 K.P. 卡尔萨所说，如果你的饮食会带来尴尬和痛苦的排气，你需要关注一下面包和奶制品的摄入；同时，不要吃单糖和淀粉含量较高的食物，因为这会促进肠道酵母菌（白色念珠菌）的生长。为了进一步抑制这种细菌的生长，用益生菌（嗜酸菌和双歧杆菌）来恢复你体内的有益细菌（肠道中的正常菌群），这些益生菌可以在健康食品商店的冷藏区买到。益生菌是身体制造和吸收营养所需的健康细菌。这种被称作嗜酸乳杆菌的细菌，只能通过补充剂制品来补充。

当我遇到我的阿育吠陀医师玛雅·提瓦瑞（Maya Tiwari）的时候，她告诉我，拥有良好的消化系统的关键是一致性。她建议我在下午 2 点之前吃一天中最主要的正餐，在晚上 6:00 ～ 8:00 之间吃一顿轻食餐。过晚进食会干扰身体每晚例行的排毒和修复。玛雅说如果吃得太饱就去睡觉，人的身体就必须努力工作去消化食物，便没有时间和精力去排毒和自我修复了。她还建议我只吃新鲜的应季食物，并尽可能选择有机食物来减少与环境污染物、食物添加剂和农药的接触。例如，在早春时节吃新鲜的蔬菜沙拉是让我的消化系统运转的好方法，它们会提供激活体内消化酶所需的苦味。它们还含有大量的维生素和矿物质，如叶酸、维生素 C 和 A、钾、铁、镁、钙和锌。我的最爱的是荨麻、蒲公英叶、酢浆草和繁缕草。

消化不良可能是高脂肪、含糖或油炸食品进食过多的信号。洋甘菊、薄荷等温和的草药有助于舒缓胃部，龙胆、姜黄等苦味草药能使消化液正常流动，甘草是很好的饭前抗酸药。如果消化不良反复发作、便血或者你的胸部以及左臂疼痛，请去看医生。

草药和香料

位于艾奥瓦州费尔菲尔德小镇的拉吉阿育吠陀治疗中心的医学主任，医学博士克里斯·克拉克（Chris Clark）告诉我，通过在饮食中添加益于消化的草药和香料，女性可以更容易地消化她原以为自己难以消化的食物。如果你的腹部胀气，可以使用辛辣

◇ 肠易激综合征以便秘或腹泻为特征，通常伴随着腹胀和腹痛。压力和饮食不良会加重肠易激综合征。如果你通过自己的努力并没有好转，可以咨询营养师或者自然疗法医生的饮食建议。肠易激综合征有时候可能是由念球菌病导致的，这是一种由抗生素和压力引起的在肠道内堆积的酵母菌，它能削弱肠道内与细菌抗争的天然菌群。

◇ 像克罗恩病、溃疡性结肠炎和憩室炎这类的炎症性肠道疾病可能是非常严重的情况，需要医疗手段的干预治疗。富含纤维、叶酸和锌元素的饮食，再加上规律的瑜伽练习和减压活动有助于康复过程。

的、能排出肠胃气体的草药：生姜、茴香、孜然芹（印度小茴香）、蒜、迷迭香和小豆蔻都很有效，而且口感不错。西方草药像洋甘菊、柠檬膏和啤酒花能够帮助肠道释放压力，有益于舒缓肠痉挛和增进食欲。你可以把这些草药放在一起泡5～10分钟，做成一杯美味的草药茶。睡前喝一杯可以舒缓胃部，帮助睡眠。

德国研究者们发现在250g温水里面各滴入5～10滴薄荷精油和葛缕子油会让90%的肠易激综合征患者的症状得到缓解。刺五加也有帮助，尤其当你有神经衰弱或者有压力引起的消化问题时。人参是一种具有调节作用的药用草本植物，也就是说它既有刺激的作用也有舒缓的作用，取决于身体的需要，它会作用于垂体，并修复肾上腺。

补充剂

随着年龄的增长，我们的身体产生消化酶的效率不如年轻时那么高，所以我们吃进去的食物被分解得更慢。这些食物因此滞留在肠道内且开始发酵，导致胃肠胀气和胃痛。有时补充一下盐酸甜菜碱或每日一剂苦味草药（龙胆、伏牛花、蒲公英根、水飞蓟、生姜）会刺激消化。记住，苦味草药是因其味道而得名的。龙胆特别难吃，但特别有效。胡芦巴和姜黄、柠檬一样，也是阿育吠陀医师青睐的几种苦味草药。一杯热水，用新鲜柠檬或切碎的新鲜生姜调味，也有助于促进消化。

瑜伽如何提供帮助

全面的每日瑜伽练习可以为消化系统的健康带来神奇的效果。帕特里夏认为，瑜伽有一种强大的能力，可以将不新鲜的血液从器官中挤压出去，然后注入新鲜的含氧血液，从而使组织变得新鲜和有活力，增强生理功能。

瑜伽可以提供身体正常运转所需的平衡，特定的体式和呼吸练习可以解决特定的消化问题。如果你的消化问题是伴随更年期早期或者绝经后期而来的，除了腹部和肠道，你还需要特别关注肾上腺、甲状腺和肝脏。

如果你的消化之火过于旺盛，表现为消化不良、反酸、进食后的灼热感，那么你需要可以让消化系统冷却下来的体式。解决这一问题的最佳体式是有支撑的后弯体式，帕特里夏称之为"仰卧体式"。这些体式会将横膈微微上提，释放胃部压力，并将新鲜的血液循环到腹部。如果你有"腹部灼烧感"或者腹泻，那就不太适合做前屈体式，因为这些体式会给腹部带来太多压力，也会产生更多热量。

然而，如果你有便秘或胀气，前屈体式对此确实有帮助。除了本质上对中枢神经系统的镇静作用，前屈体式施加在腹部上的柔和压力还可以排除堵塞的气体。站立和坐立前屈都会安抚肾上腺和肾脏，同时让消化液重新流动起来。

站立体式会促进消化和排便，如果有需要，你可以背靠墙练习这些体式。与有支撑的后弯体式一样，这些变体可以镇静消化系统，并增加腹部器官的循环。

加入一些扭转练习可以调节和激活肾上腺、肝脏和肠道。帕特里夏说，一个简单的扭转就可以缓解胃炎。胆囊喜欢扭转体式的按摩和挤压效果，这种效果有助于预防胆结石的形成，并能有效地消化脂肪。

倒立体式可以从许多方面缓解消化问题。光是将地心引力的作用倒转，便给了腹部器官一个休息的机会。这可以清除堵塞，并增加这个区域的血液流动。倒立是一个促进排便和缓解胃胀气的非常好的方法，它还能平衡内分泌系统（特别是控制消化功能的下丘脑，以及管理新陈代谢的甲状腺和甲状旁腺）和中枢神经系统。不过，需要提醒的是：不要在进食后立刻倒立来扰乱虚弱的消化系统。在做倒立体式之前，请等待一个半到两个小时，感觉恶心或者头疼的时候不要练习倒立。

以摊尸式结束瑜伽练习可以让你的背部回到中心，并让你可以通过呼吸的疗愈力量来舒缓腹部器官。

THE WOMAN'S BOOK OF YOGA & HEALTH 帕特里夏说

◇　如果你感觉不舒服，不要纠结于把体式做得更好、变得更有力量，你的关注应是向内的。

◇　保持腹部柔软，放松括约肌，释放肩部、颈部、面部和手指的压力，呼气时把气息直接带到腹部和骨盆区域。

◇　不要担心没有完成我们提供的序列，请只选择那些让你感觉良好的体式，远离那些让你感觉更糟糕的体式。

◇　持续的练习是预防任何消化问题的关键。

◇　想要做到对内在身体保持敏感需要练习，获得越多的内在敏感，就能更多地用瑜伽帮助自己。

THE WOMAN'S BOOK OF YOGA & HEALTH 帕特里夏说

如果感到恶心，不要做倒立体式，倒置身体会让胃酸倒流。可以做"仰卧体式"——有支撑的仰卧体式——它们会让胃平静下来。

改善消化系统序列

1. 仰卧英雄式

双膝并拢，跪在地面上，双脚朝着正后方，小腿分开，略宽于髋。将一个瑜伽枕放在身后，在瑜伽枕的另一端放一条瑜伽毯支撑头部。坐在双脚之间的地面上或瑜伽砖上。身体向后仰，躺在瑜伽枕上，头靠在瑜伽毯上。手臂可以放在头的上方或身体两侧，放松。如果感到下背部不适，可以增加一个瑜伽枕或一条瑜伽毯来提供更多的支撑。闭上眼睛，专注于为腹部带去深深的呼吸，更多地关注呼气，保持体式1～2分钟。

退出体式时，手推地起身，逐一放松双腿，向前伸展。

功效 这个体式可以通过上提横膈来创造腹部的空间，它也会增加流向腹部区域的血液，缓解腹部灼烧感。

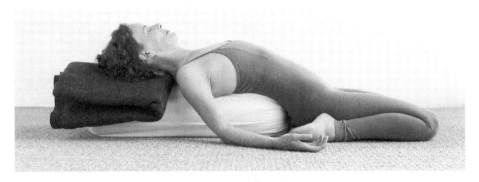

12.1 仰卧英雄式

2. 仰卧束角式

将一个瑜伽枕放在身后，屈膝，坐在瑜伽枕前方，骶骨触碰瑜伽枕边缘。将一条瑜伽带放在身后骶骨处，将瑜伽带向前拉过髋部、小腿，放在脚的下方（参看第 X 页）。脚掌相触，膝盖和大腿向两侧展开。将瑜伽带收紧，套牢双脚，向后躺下，让头和躯干舒适地在瑜伽枕上休息，臀部和双腿不能离开地面。如果感到下背部不适，可以用一两条折叠好的瑜伽毯来增加支撑的高度。如果感到颈部有压力，可以将一条折叠好的瑜伽毯放在头和颈部的下方。如果感到腿部肌肉紧张，可以将瑜伽毯分别垫在两侧大腿根部。在体式中休息任意所需时长，深深地呼吸。

退出体式时，并拢双膝，将腿从瑜伽带中滑出，慢慢地向一侧翻身，手推地起身。

功效 这个体式通过让横膈远离胃部和肝脏来冷却消化之火，安抚腹部。它也会增加流向腹部和肠道的血液。

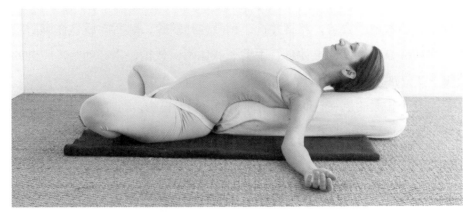

12.2 仰卧束角式

3. 下犬式

俯卧在瑜伽垫上，手掌放于胸腔两侧的地面上，手指充分伸展并指向前方。起身，双手和膝盖着地，调整好双手和双脚的距离。在瑜伽垫上放一个瑜伽枕或一两条折叠好的瑜伽毯，让辅助物与胸骨对齐。辅助物的高度要足够高才能支撑头部，但是也不要过高，要让颈部有伸展的空间。回到手、膝着地的姿势，翻转脚趾踩地。

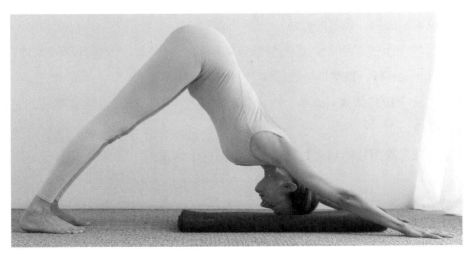

12.3 下犬式

呼气，双手用力压向瑜伽垫，通过手臂内侧向上伸展身体。呼气时，抬高臀部，向上、向后移动大腿。保持双腿伸展，脚跟踩住地面。臀部向上提起时，要保持双腿收紧，肘部伸直，同时让头在辅助物上放松。手臂和腿的动作可以拉长脊柱，放松头部。保持体式 30 ～ 60 秒。

回到手、膝着地的姿势，双脚并拢，稍微分开双膝，然后向后坐在脚后跟上。俯身向下，将前额靠在辅助物上休息，手臂在身体两侧放松，掌心朝上，完全放松。这样保持 1 ～ 2 分钟，深深地呼吸。

功效 这个轻柔的倒立有助于制衡控制消化的下丘脑，同时缓解便秘和消化不良。

注意 如果你恶心或呕吐，请不要练习这个体式。

4. 头碰膝式

坐在瑜伽垫上，双腿向前伸展。向一侧弯曲右膝，右脚跟靠近右侧腹股沟。在保持舒适的前提下，右膝尽量向后展开，保持左腿伸直。转动腹部和胸腔，使胸骨与左腿中心线对齐。弯曲左膝，将一条瑜伽带套在左脚的球骨上，并伸直左腿。呼气时，从髋部进入前屈，同时拉紧瑜伽带。吸气时，从

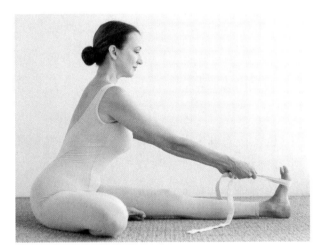

12.4　头碰膝式

骨盆底部区域向上提起躯干，目光与伸直的腿的方向一致，保持背部轻柔地向内凹。保持体式 20 ～ 30 秒，自然地呼吸，换另一侧重复练习。

功效 这个扭转体式对调节、改善肾脏和腹部器官的循环非常有帮助，它也可以缓解痔疮疼痛。

注意 如果腹泻或感到恶心，请不要练习这个体式。

5. 加强背部伸展式

坐在瑜伽垫上或者一两条折叠好的瑜伽毯上，双腿向前伸展，将一个瑜伽枕或一条折

叠好的瑜伽毯横放在小腿上。饱满深长地吸气，然后将手臂举过头顶。向上伸展脊柱，提起胸骨，抬头，保持背部轻柔地向内凹。呼气时前屈，并在双腿上方伸展躯干，在辅助物上交叠手臂，环抱头部。如果背部和腿仍感到紧张，可以增加辅助物的高度或将头落在椅子上。保持体式 5 分钟，然后缓缓地回到坐立姿势。

功效 这个体式能够温暖腹部，镇静神经，并对缓解便秘和胃肠胀气很有效。

注意 如果你有胃酸过多导致的消化不良或腹泻，请不要练习这个体式。

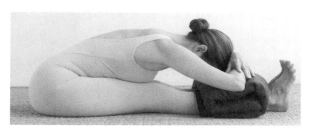
12.5　加强背部伸展式

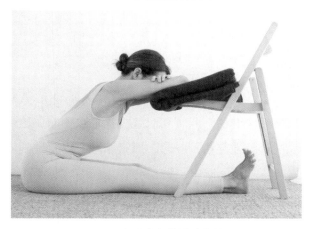
12.6　加强背部伸展式变体

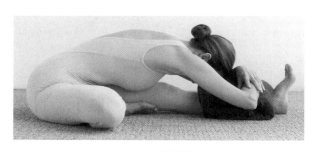
12.7　头碰膝式

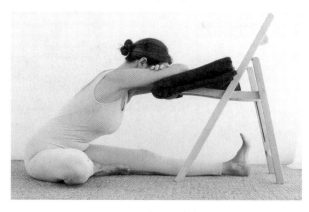
12.8　头碰膝式变体

6. 头碰膝式

坐在地面上，双腿向前伸展。向一侧弯曲右膝，使其与左腿成 45 度角，右脚跟靠近右侧腹股沟。在舒适的前提下，右膝尽量向后展开，保持左腿伸直。

将一个瑜伽枕或一条折叠好的瑜伽毯放在伸直的腿上，转动腹部和胸腔，使胸骨与左腿中心线对齐。吸气时，从骨盆底端向上提起躯干，呼气时，在身体前侧伸展手臂。躯干前倾，在辅助物上交叠手臂，环抱头部。如果感到颈部紧张，可以增加辅助物的高度或让头在椅子上休息。如果感到背部或腿有任何的压力或紧张，可以交盘双腿。

保持体式 1 ~ 2 分钟，放松头部、颅骨底端、眼睛和大脑。吸气起身，伸直右腿，弯曲左膝，换另一侧练习。

功效 这个体式有助于舒缓交感神经系统，扭转的动作也会增强肾脏和膀胱的功能。

注意 如果腹泻或感到恶心，请不要练习这个体式。

7. 头倒立

（开始之前，请参看第 17 ~ 19 页。）靠墙放一条折叠好的瑜伽毯，双脚和双膝并拢，跪在瑜伽毯前方。将手指紧紧地交扣到一起，拇指相触，双手呈碗状。双手离墙不超过 8 厘米，肘部分开与肩同宽，手腕垂直于地面。手腕、前臂和肘部组成了这个体式的根基。

拉长颈部并将头顶放在瑜伽毯上，头的后侧接触双手。前臂压地，肩膀远离地面，在体式中要一直保持这个动作。伸直双腿，将臀部向天花板方向提，双脚向前走，直到脊柱几乎与地面垂直。呼气时，双腿依次向上摆动，将双脚抵靠在墙壁上。

保持脚跟和臀部抵靠墙壁，向内旋转大腿，上提尾骨，向上伸展双腿，并保持双脚并拢。在头顶中心保持平衡，前臂向下压地，持续地上提肩膀，使其远离耳朵。保持呼吸平稳，眼睛和喉咙柔软以及腹部放松。通过有规律的练习，便可以逐渐地学会将臀部和脚跟离开墙壁。尽量长时间地保持这个体式，直到能坚持 5 分钟。

退出体式时，呼气，逐一将双腿落回地面。弯曲双膝，向后坐在脚跟上，在抬头之前先休息几个呼吸。

功效 这个体式有利于保护消化道，缓解结肠痉挛，尤其与肩倒立一同练习时效果更好。

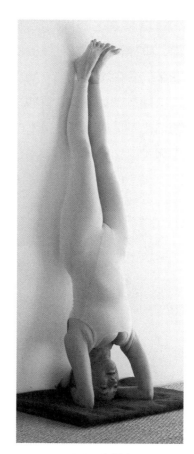

12.9 头倒立

注意 只有当头倒立已经成为你瑜伽练习的一部分时，才去练习这个体式。如果你胃酸过多，有高血压，头痛或处于经期，请不要练习这个体式。

8. 俯英雄坐

跪在地面上，将一个瑜伽枕垂直放在身体正前方，瑜伽枕靠近身体的一端放在双膝之间。双膝分开，横跨在瑜伽枕上，脚趾并拢。前屈，在瑜伽枕上方伸展手臂和躯干，将瑜伽枕压进腹部，头在瑜伽枕上休息。完全放

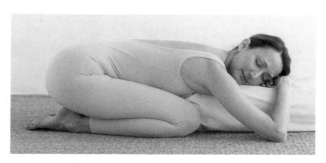

12.10 俯英雄坐

松 1 ～ 2 分钟，平稳地呼吸。最后用手推起身体，退出体式。

功效 这个体式有助于缓解便秘、腹胀和胃肠胀气。

注意 如果你胃酸过多，请不要做前屈体式。

9. 倒手杖式

（开始之前，请参看第 36 ～ 37 页。）在离墙 60 厘米处放一把椅子，距离要足够远，这样当腿伸直时，脚可以接触到墙壁。在椅子上放一条折叠好的瑜伽毯。根据自己的灵活程度，在椅子前方放一两个瑜伽枕来支撑头部。面向墙壁，双脚穿过椅背，坐在椅子上。双手沿椅子两侧向下滑，身体慢慢向后仰，直到头和颈部超出椅座的前侧边缘。

握住椅子两侧，将身体向后仰，让肩胛骨来到椅座的前侧边缘。可以将臀部向椅座的后侧边缘移动。脚踩住墙壁，双腿稍弯曲，移动双手，握住椅子后腿，手臂要位于椅子两前腿之间。让头在辅助物上休息，伸直双腿，将椅子推离墙壁，双腿向内旋转。如果感到下背部疼痛，可以抬起双脚放在瑜伽砖上或低一点的辅助物上。安静地呼吸，保持体式 1 ～ 2 分钟，如果做不到，就保持 30 秒，然后起身，重复做几次。

退出体式时，弯曲膝盖，让整个脚掌落地。握住椅背的两侧，通过上提胸骨慢慢起身。靠在椅背上休息几个呼吸，放松背部。

功效 这是一个缓解胃酸过多、腹部绞痛和胃肠胀气的绝佳体式。

注意　如果你有颈部问题，请向有经验的瑜伽老师寻求帮助。如果你患有偏头痛、紧张型头痛或腹泻，请不要练习这个体式。

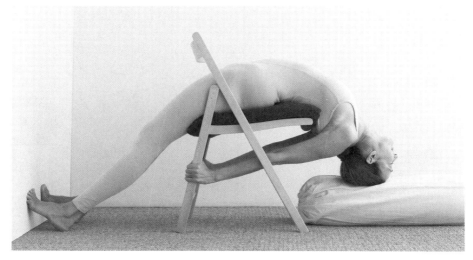

12.11　倒手杖式

10. 肩倒立

（开始之前，请参看第54～55页。）在离墙20～25厘米处放一把椅子，在椅座上放一个折叠好的瑜伽垫或一条瑜伽毯，在椅子前方放两三条折叠好的瑜伽毯。向后坐在椅子上，双腿弯曲，搭放在椅背上，将臀部移向椅座的中心。

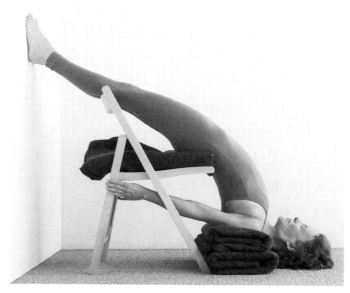

12.12　肩倒立

先握住椅子两侧，再向下握住椅子前腿，慢慢躺下，让颈部和肩膀落在瑜伽毯上，头落在地面上。伸展脊柱并扩展胸腔，逐一向后移动双手，握住椅子后腿，手臂要位于椅子两前腿之间。

伸展双腿，大腿向内旋转，双脚抵靠在墙上休息或向上伸直双腿，保持双腿并拢，从腹股沟直到脚跟伸展双腿。闭上眼睛，自然地呼吸，将胸腔带向下颌，保持体式 3 ～ 5 分钟或任意你想要停留的时长。

退出体式时，弯曲膝盖，将脚放在椅背上。松开双手，向下滑动，直到骶骨落于瑜伽毯上，而小腿落在椅座上。休息一会儿，然后向一侧转身，慢慢地坐起来。

功效　对于患有结肠炎、慢性便秘或痔疮的人，这是一个很好的修复体式。

注意　如果你有肩颈问题，有高血压、偏头痛或紧张型头痛，抑或是处于经期，请不要练习这个体式。

11. 桥式肩倒立

将一个瑜伽枕横放在墙边，将另一个瑜伽枕与其垂直放置，形成"T"形。在瑜伽枕远离墙壁一端的地面上放一条折叠好的瑜伽毯（为头部作支撑）。在瑜伽枕靠近墙壁的一端坐下，保持膝盖弯曲，向后躺在瑜伽枕上。向后滑动身体，直到背部中段来到瑜伽枕的末端，肩膀刚好落于地面上。头和肩在瑜伽毯上放松。向墙壁伸直双腿，脚跟放在横放的瑜伽枕上，双脚触碰墙壁。双腿应伸直，分开与髋同宽。手臂以舒适的姿势休息，可以放在头的上方或在身体两侧。闭上眼睛，完全放松，深深地呼吸。保持这个姿势 5 ～ 10 分钟，或任意所需时长。

退出体式时，屈膝，慢慢地向一侧翻身，用手推地起身。

功效　这个轻柔的后弯体式有助于镇静消化系统，缓解胃胀和胃痉挛。它还会增加腹部器官的血液供应，改善整体消化功能。

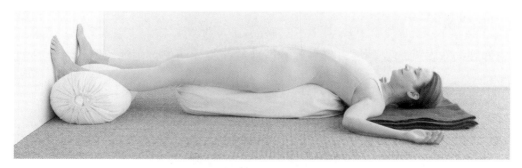

12.13　桥式肩倒立

12. 倒箭式

在离墙 7 厘米处放一个瑜伽枕。如果
你很高，可能需要更高的支撑，可以在瑜
伽枕上加一条折叠好的瑜伽毯。坐在瑜伽
枕上，右髋一侧接触墙壁。用手支撑身体，
向后仰并翻转身体，将右腿靠墙，然后左
腿靠墙，保持臀部靠近墙或抵在墙上。向
上抬腿时，如果臀部离开了墙壁，则用脚
踩墙，用手撑地将髋部提起，将臀部移回
原位。如果感到腿部不适，可以将臀部稍
微离墙壁远一些。躺下来，用瑜伽枕支撑
下背部和肋骨，让尾骨落向地面，肩和头
落在地面上。如果觉得颈部不适，可以将
一条折叠好的毛巾或瑜伽毯放在颈部下方。

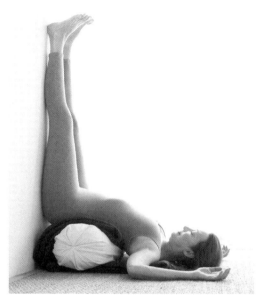

12.14 倒箭式

伸展双腿，肘部弯曲，掌心向上，将手臂放在身体两侧。在这个体式中保持 5 分钟或
更长时间，自然地呼吸。也可以将眼枕盖在眼睛上来消除外界的干扰。

退出体式时，将双脚踩在墙壁上，轻柔地将身体推离瑜伽枕，转身侧卧，手推地起身。

功效　这个体式对缓解腹泻和恶心来说是一剂良药。

注意　处于经期时请不要练习这个体式。

13. 摊尸式

仰卧，双腿向远处伸展，将手臂舒适地放在身体两侧，稍远离躯干，掌心朝上。

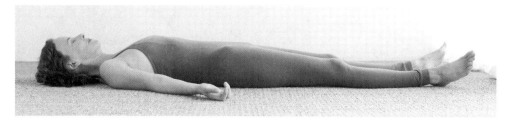

12.15 摊尸式

向远处伸展双臂、双腿，然后让它们完全放松。闭上眼睛，让一切放松。自然地呼吸，保持 10 分钟。

功效 这个体式能够让身体完全放松下来，它能让中枢神经系统恢复平衡，从而非常有效地缓解因压力过大而出现的不适，如胃痛、腹泻或恶心。

缓解腹泻序列

1. 交叉瑜伽枕式

在瑜伽垫上放一个瑜伽枕，再交叉放一个瑜伽枕，使其形成"十"字。坐在上方瑜伽枕的中央，慢慢向后躺，让脊柱落在瑜伽枕上，给它一个很好的支撑，让头的后侧落于地面上。如果伸展过于强烈或颈部紧张，可以将一条折叠好的瑜伽毯垫在头的下方。把手臂放在头的两侧，掌心朝上，肘部弯曲，完全放松。如果感到下背部紧张，可以将双脚抬高，放在瑜伽砖上。在体式中放松几分钟，让腹部保持柔软，用呼吸将疗愈的能量带到腹部。退出体式时，屈膝，向一侧转身，双手撑地起身。

功效 这个体式有助于缓解消化不良、胃肠胀气以及腹泻。

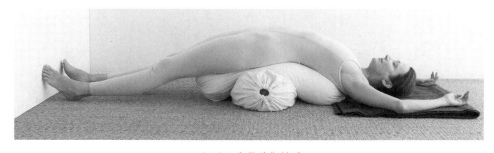

12.16 交叉瑜伽枕式

2. 仰卧束角式

请按照第 332 ～ 333 页中的描述做仰卧束角式。

功效 这个体式有助于缓解消化不良、胃肠胀气以及腹泻。

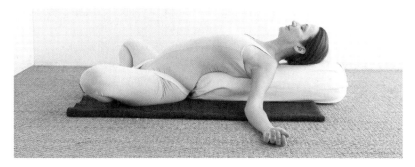

12.17　仰卧束角式

3. 桥式肩倒立

请按照第 339 页中的描述做桥式肩倒立，保持体式 3 ～ 5 分钟。

功效　这个体式有助于改善整体消化功能，强健腹部区域，并能缓解腹泻。

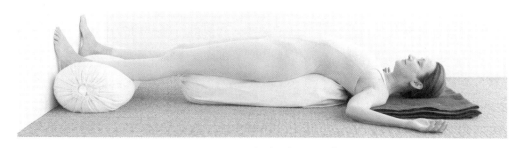

12.18　桥式肩倒立

4. 倒箭式

请按照第 340 页中的描述做倒箭式，保持体式至少 5 分钟。

功效　这个体式有助于缓解腹泻、消化不良和恶心。

注意　处于经期时请不要练习这个体式。

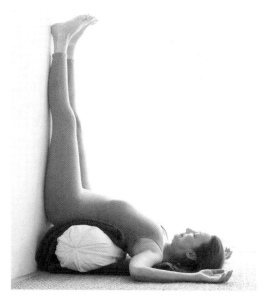

12.19　倒箭式

5. 摊尸式

请按照第 340 ～ 341 页中的描述做摊尸式，在体式中保持 10 分钟。如果躺在一个垂直放置的瑜伽枕上并用一条折叠好的瑜伽毯支撑头部对你来说更舒适的话，你可以这样做，也可以通过这种方式打开胸腔。

功效　这个体式能够让身体完全放松下来，它能非常有效地帮助缓解压力相关的症状，如腹泻和腹部绞痛。

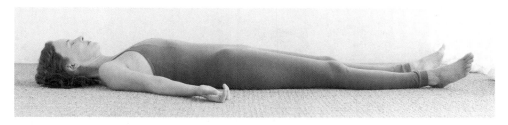

12.20　摊尸式

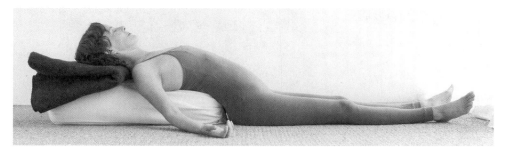

12.21　摊尸式变体

缓解肠易激综合征序列

1. 摊尸式

请按照第 340 ～ 341 页中的描述做摊尸式。躺在一个瑜伽枕上，用一条折叠好的瑜伽毯支撑头部，通过这种方式来打开胸腔。在体式中保持 10 分钟，自然地呼吸。

功效　这个体式能够让身体完全放松下来，它能非常有效地缓解因压力过大而引起的不适，如腹泻和腹部绞痛。

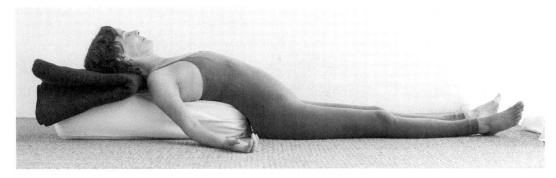

12.22 摊尸式

2. 仰卧束角式

请按照第 332 ~ 333 页中的描述做仰卧束角式。

功效 这个体式有助于缓解消化不良、胃肠胀气以及腹泻。

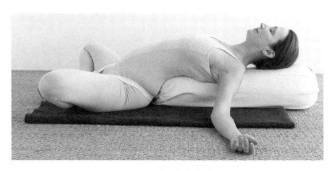

12.23 仰卧束角式

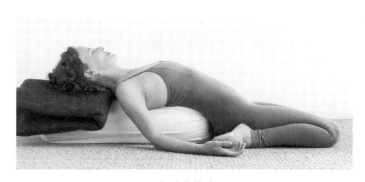

12.24 仰卧英雄式

3. 仰卧英雄式

请按照第 332 页中的描述做仰卧英雄式。

功效 这个体式有助于缓解胃酸过多、腹部绞痛和胃肠胀气。

4. 仰卧简易坐

将一个瑜伽枕放在身后，屈膝坐在瑜伽枕前面，骶骨触碰瑜伽枕边缘，同仰卧束角式一样。在瑜伽枕上放一条折叠好的瑜伽毯来支撑头部。舒适地交叉双腿，向上伸展脊柱。双手撑地，向后躺在瑜伽枕上，手臂向两侧展开、放松，肩胛骨向后肋收，提起胸腔。这是一个使人放松的体式，身体的任何部位都不应感到紧张。如果感到背部有压力，可以增加辅助物的高度。保持体式 1 ～ 2 分钟。退出体式时，松开双腿，脚掌落地，慢慢地向一侧翻身，手推地起身。

功效 这个体式有助于缓解痛经、消化不良和胃肠胀气。

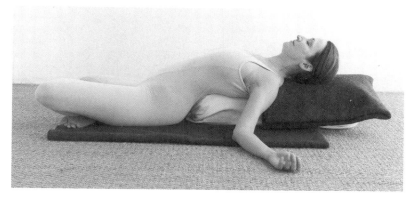

12.25 仰卧简易坐

5. 倒手杖式

请按照第 337 ～ 338 页中的描述做倒手杖式。

功效 试着用这个体式来缓解腹泻、腹部绞痛、胃肠胀气和消化不良。

注意 如果你有颈部问题，请向有经验的瑜伽老师寻求帮助。如果患有偏头痛、紧张型头痛或正在腹泻，请不要练习这个体式。

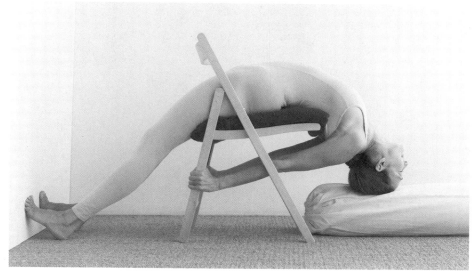

12.26 倒手杖式

6. 束角式

靠墙坐在一块瑜伽砖或折叠好的瑜伽毯（约 10 厘米厚）上，挺直背部并上提腹部。弯曲双腿，打开双膝，双脚掌心贴合。抓住脚背，拉动脚跟靠向会阴或耻骨，双脚外缘应保持贴地。用头顶拉动脊柱向上伸展。从腹股沟直至膝盖拉长大腿内侧，向下轻落双膝，尽可能靠近地面。双手在身后撑地，坐直，向上提起腹部。保持体式 1 分钟或更长时间，自然地呼吸。在身体两侧放松双臂，逐一抬起双膝，向前伸直双腿，退出体式。

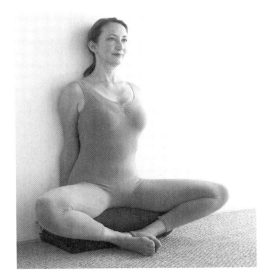

12.27 束角式

功效　这个体式能增强腹部和骨盆区域的循环，并改善消化功能。

7. 坐角 I 式

靠墙坐在一块瑜伽砖或折叠好的瑜伽毯（约 10 厘米厚）上，充分向两侧张开双

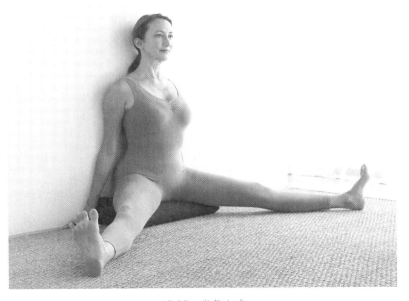

12.28 坐角 I 式

腿，双脚往回勾。臀部肌肉向后并向两侧拉开，双手在身后撑地，腹部和浮肋提向胸腔，将肩胛骨收入背部。坐直，坐高，伸展双腿。保持体式至少1分钟，放松双臂，收回双腿，退出体式。

功效 这个体式可以增加腹部和骨盆区域的循环，并改善消化功能。

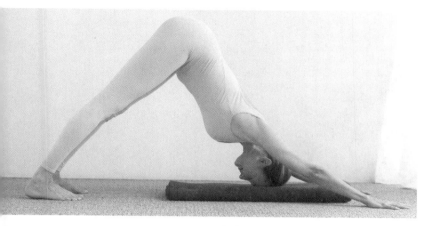

12.29 下犬式

8. 下犬式

请按照第333～334页中的描述做下犬式。

功效 这个体式有助于镇静神经，缓解便秘和消化不良。

9. 头倒立

请按照第336～337页中的描述做头倒立。

功效 这个体式有利于保护消化道，缓解结肠痉挛，与肩倒立一同练习时效果更好。

注意 只有当头倒立已经成为你瑜伽练习的一部分时，才去练习这个体式。有高血压、偏头痛的人，处于经期的女性或者颈部和背部疼痛的人，请不要练习这个体式。

10. 肩倒立

请按照第338～339页中的描述做肩倒立。保持体式几分钟，如果觉得舒适的话，也可以保持更长时间。

功效 对于患有肠易激综合征、结肠炎、慢性便秘

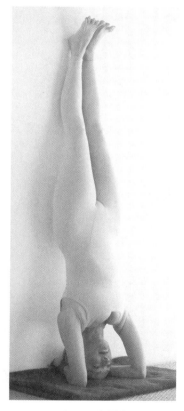

12.30 头倒立

或痔疮的人来说，这是一个很好的修复体式。

注意　如果你有肩颈问题，是高血压患者，处于经期，有偏头痛或紧张型头痛，请不要练习这个体式。

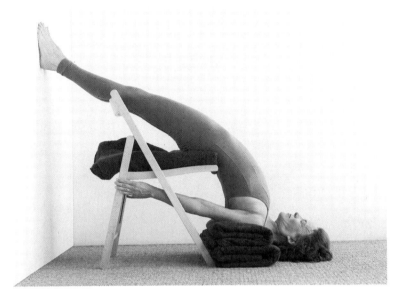

12.31　肩倒立

11. 半犁式

躺下，双腿向外伸展，肩膀落在一条折叠好的瑜伽毯上，头落在椅座下方。呼气，

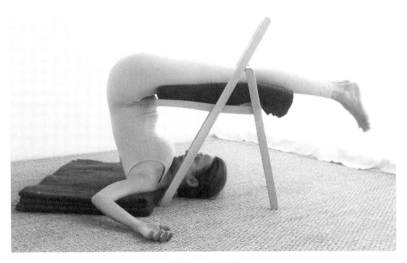

12.32　半犁式

在屈膝的同时摆动或者上提臀部和双腿，让大腿完全在椅座上休息。如果需要增加高度来使双腿平行于地面，可以将瑜伽毯垫在椅子上。胸腔靠向下颌，掌心朝上，闭上眼睛，放松 3 ~ 5 分钟，深深地呼吸。退出体式时，双手托住背部，缓慢地卷落下来。

功效　这个体式有助于舒缓神经并放松大脑。这个体式也对缓解胃肠功能紊乱和与焦虑有关的消化问题很有益处。

注意　如果你有肩颈问题或处于经期，请不要练习这个体式。

12. 桥式肩倒立

请按照第 339 页中的描述做桥式肩倒立，保持体式 3 ~ 5 分钟。

功效　这个体式有助于改善整体消化功能，强健腹部区域，并缓解腹泻和腹部绞痛。

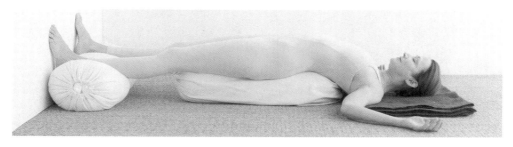

12.33　桥式肩倒立

13. 倒箭式

请按照第 340 页中的描述做倒箭式，至少保持体式 5 分钟。

功效　这个体式能安抚交感神经系统，缓解因焦虑而引发的消化问题，如腹泻、消化不良和恶心。

注意　处于经期的女性请不要练习这个体式。

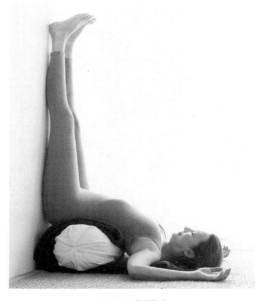

12.34　倒箭式

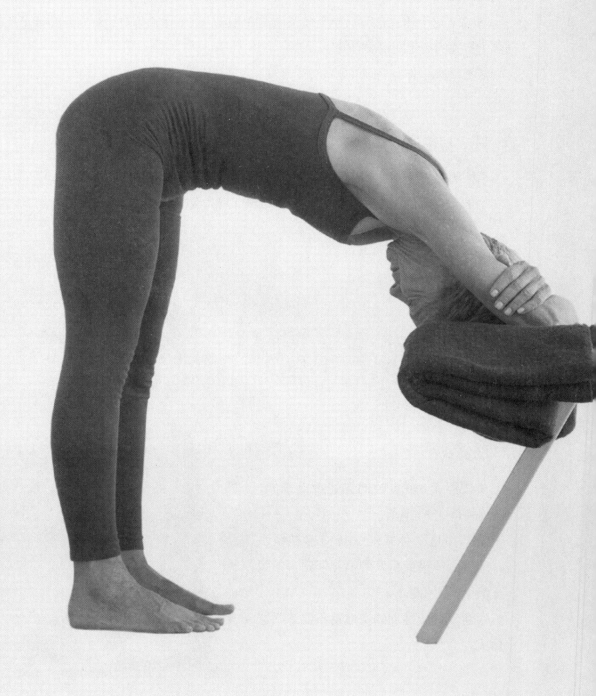

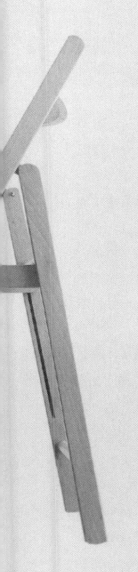

PART 5

智由心生

大约 10 年前，我去马萨诸塞州参加了一个关于草药的会议，在那里我有幸遇见了三位不可思议的女性。朱丽叶·德·拜拉克利·利维（Juliette de Bairacli Levy），当时她年近 80，向我讲述了她在希腊作为吉卜赛人疗愈师以及在世界范围推动动物保护的故事。阿黛尔·道森（Adele Dawson），85 岁，谦虚、幽默，她作为草药学家和园艺家向我讲述了精彩丰富的生命故事。她对她家附近的花草树木和森林动物所表现出的热情十分具有感染力，使在场的每个人都倍感愉悦。霍滕斯·鲁宾逊（Hortense Robinson），70 岁，羞涩地向我们讲述了她在伯利兹作为玛雅疗愈师的生活和教学经历。十几年前她就开始做玛雅疗愈师了，她的诊断和疗愈能力使她的名声遍传全国，她的疗愈师工作也随之逐渐发展起来。在马萨诸塞州的那个晚上，我和另外 200 多人团坐在她们身边聆听着她们的故事。她们讲述的不是过往年轻岁月的故事，而是当下她们鲜活生命的一部分。跟她们在一起，我感觉到被滋养和疗愈，被启迪和鼓舞，我的蓬勃的生命力被激发出来。她们成了我的榜样和老师。

　　每一位女性都需要在生命前行过程中的各个阶段找到自己的榜样，还有谁比经历过岁月洗礼的女性更适合作为榜样的呢？帕特里夏说，年长的女人总是会激励她，她在二十几岁的时候，就已经很崇敬那些因人生历练而变得成熟睿智的女性了。这些女人都毫不例外地具有玛格丽特·米德（Margaret Mead）所说的"绝经后的精彩"，我对于这个时期的女性的理解更倾向于这样，而不是早已青春不在、毫无价值的干瘪老太婆。

　　年长女性的经历与少女时期的女性有很多相似之处。在青春期之前，她们坦诚、直率，有着只争朝夕的天真，时而让人耳目一新，时而令人忧心忡忡。这种坦诚和直率会随着年龄的增长而回归，并将一生的阅历和待人处事的经验浓缩其中。作为一个不再被更年期荷尔蒙变化所困扰的年长女性，你会发现你的能量和精神状态都飙升到了青春期前的水平。帕特里夏说许多女人在这个阶段会转向一些强度比较大的瑜伽练习，尤其是那些原本就精力旺盛的人。

老年病学专家称，如果你能够以健康的状态活到 65 岁的话，那么你再活 15 ～ 18 年的概率就非常大。这个阶段遇到的挑战以及你选择如何去面对它们将会决定你日后的生命有多丰富。绝经后，身体上会受到骨质疏松症、心脏病以及其他很多疾病的威胁。精神上，你可能会担心失去记忆或者陷入痴呆。有趣的是，那些有助于预防身体疾病的事情也恰恰能延缓大脑的衰退。你的身体和头脑需要一定的刺激来保持强健和警觉。社交活跃，每日练瑜伽、阅读、书写，所有这些活动都会带来幸福感、价值感和喜悦感，而这些都会让你优雅地成长和从容地老去。

在生命的这个阶段互相支持是很重要的。很多女性会比她们的丈夫多活十几年或者更久，她们会害怕自己孤独终老。帕特里夏不断地提醒她的学生：在生命的各个阶段，大家彼此支持对她们的身体、精神和心灵健康都是很有必要的。互相学习，一起共度时光，共享信息，同时也分享喜悦与悲伤，这些都是我们可以送给自己和彼此最好的礼物。

从身体层面上来说，瑜伽是这个生命阶段的理想伙伴。无论身材和精神状态如何，你都可以练习适合自己的瑜伽。有时你可能想要做一些有力量的练习；有时你的身体可能需要一些温和的修复性练习；又或者有时你精力有限，只想做一些深呼吸练习。帕特里夏说，不管你在哪一天选择了什么类型的瑜伽练习，你的身体和心智都会因此而收获颇丰。

从精神和情感层面上来说，瑜伽能带来安稳和平静，还能增强免疫力并安抚神经。68 岁开始练习瑜伽，如今已经 76 岁的汉娜说，瑜伽带给她的最好的礼物就是对自己身体的觉知。学习在山式中站立、在半月式中保持平衡、在三角伸展式中拉伸，让她感觉自己变得越来越强大，她不再害怕跌倒。对自己的平衡能力的信任使汉娜重新找回了丢失的独立感和自由感。

从更深的层面上来说，在每一个体式的进入、保持和退出过程中，瑜伽都在指引你找到身体的内在智慧。它会创造一个宁静的时间和空间，让你与内在的直觉和心灵的智慧重新联结，并将这份礼物分享给他人。

请尝试用帕特里夏和我建议的瑜伽体式和生活方式去应对绝经后常见的不适症状。当然，如果你患有心脏病或者骨质疏松症，先请医生评估你的日常瑜伽练习以确保它对你是安全有效的，尤其是初学者，更应该先评估自己是否适合练习瑜伽。

身体上和情绪上的一系列挑战随着绝经后期纷至沓来。你需要找到一些方法来应对诸如阴道干涩、萎缩，尿失禁，关节灵活性下降等令人烦恼的症状。而持续的瑜伽练习能够刺激这些身体部位，帮助你应对最糟糕的状况。

阴道干涩和性欲低下

尽管不是每个绝经后的女性都会受到力比多^①减少（对性爱兴趣不大）的困扰，但是大部分女性都会同意她们阴道的润滑程度发生了改变。对于一些女性而言，仅仅这一个症状便足以固化她们对绝经后女性是缺少性爱滋养的干瘪老太婆的刻板印象，并迫使她们去寻求激素替代疗法——虽然她们并不愿意这样做。

医学界认为，"阴道萎缩"问题是更年期女性无法避免的事实（的确，只要一想到医生如此称呼它，便足以让女性惧怕生命的这个阶段）。虽然黄体酮和雌激素水平的降低肯定会引起阴道组织变薄和其自然的保护性润滑程度降低，但这也并不意味着你一定要放弃性生活。干涩、瘙痒的阴道会让有些女性在性交时感到不适，而另一些女性则会感到疼痛，但这并不是一个无法挽回的问题。润滑剂、雌激素软膏、饮食和一些瑜伽体式可以减轻激素水平下降带来的影响。许多绝经后女性也可以像年轻时一样享受性关系（有时甚至更加享受）。

大多数女性都会说，当她们自我感觉良好时，她们会休息得好、思路清晰，感觉自己很美、很性感。但当她们失眠、思维模糊、自卑，还伴随着周期性发生潮热时，便很难感觉到这些。另一些女性承认，更年期也成了一个借口，让她们拒绝与不懂得欣赏自己，也不能与让自己感到快乐的人做爱。生理上，你可能需要解决一些让你无法愉快做爱的问题。首先，你的阴道口缩小，阴道壁较从前更薄、更平整和更干涩，黏液分泌不足导致不够润滑，因此达到性高潮可能不如从前容易。另外，你的乳房可能也不像以前那么敏感了。瑜伽老师玛蒂娜说，随着年龄的增长，阴道缺乏润滑是她面临的首要问题。在 57 岁时，虽然她觉得自己的性爱活力和以前没什么不同，但在性

---

① 力比多（libido）是弗洛伊德理论中的一个十分重要的概述，用以专门表述本能，是弗洛伊德"性欲论"的重要内容之一，同时也是精神分析学派的重要理论。

唤起时，她的阴道却没有几年前那么润滑了。她指出，在这个阶段拥有一个敏感的爱人会有很大帮助。

治疗阴道干涩最常见的方法是使用雌激素，但许多女性考虑到其副作用而不愿选择激素替代疗法，特别是当阴道干涩只是绝经后仅有的症状时。激素软膏提供了一种较安全的选择，尽管它对一些女性仍存在副作用。玛蒂娜说，她最初对医生开出的睾酮－雌三醇－孕酮复合乳膏的效果很满意，但只使用了三个月乳房便开始疼痛，她觉得这不值得。据《苏珊·洛夫博士的荷尔蒙之书：做出应对更年期的明智选择》一书的作者医学博士苏珊·洛夫说，你只需使用小剂量（通常比推荐的剂量少很多）的激素软膏就可以达到理想效果，这可能会帮助一些女性避免玛蒂娜所经历的副作用。洛芙博士还指出，其中有些软膏的成分中含有雌三醇，雌三醇是一种活性弱很多的雌激素，它有益于那些患有尿失禁的女性。

即使你没有活跃的性生活，保持健康的阴道润滑度对预防阴道、子宫、泌尿系统和膀胱感染仍然很重要。但是在你选择激素疗法（包括软膏）之前，请尝试一些自然疗法。

要么使用，要么退化

做爱的次数越多，阴道就越能保持强健和润滑。性爱会增加流向阴道的血液，刺激阴道黏膜。即便如此，女性还是要认真、规律地做凯格尔练习。大多数女性从少女时代起就知道这些练习，收缩和释放的动作可以增强盆底肌，增加血液循环，并且还有增强性交快感和阴道弹性的益处。凯格尔练习只需收紧当你想停止排尿时使用的那些肌肉，保持 5 秒钟，然后完全放松就可以了。每天练习几次，每次重复几遍上述动作。工作时、打电话时、等红灯时都可以做这个练习，甚至在性交时也可以这样做。

饮食

喝大量的水，每天 8 ～ 10 杯（包括草药茶），不要喝含咖啡因或酒精的饮料，并且在饮食中去除白糖（尤其是如果你易于感染阴道酵母菌）、加工食品和红肉。所有这些食物都会给肾上腺带来额外的压力。相反，多吃一些富含植物雌激素的食物，如绿叶蔬菜（羽衣甘蓝、芥菜、蒲公英），大豆和亚麻籽，饮用蔓越莓汁（用白葡萄汁来增加甜味，而不要用糖浆）。

补充剂

增加维生素 E（每天最多 600 IU，至少持续两个月）、锌和必需脂肪酸（如亚麻籽或玻璃苣籽油）的摄入量。《更年期：智慧女性的应对之道》一书的作者苏珊·薇德建议，如果阴道干涩已经严重到阴道灼痛、瘙痒，可以使用益母草酊（每天几次，每次 10 ～ 20 滴）。对一些女性来说，车前草软膏会缓解这些症状。芦荟凝胶（挤 2 滴混合在 1/4 杯水中）是草药专家阿曼达·麦奎德·克劳福德（Amanda McQuade Crawford）用来舒缓粗糙、瘙痒阴道的秘诀。

润滑剂

"宇宙之爱"（Astroglide，一种润滑剂）和 K-Y 润滑剂的效果非常好。不要认为自己是一个失败的性伴侣才需要使用它，而要把它们当作提高性欲的辅助工具，并享受它所带来的乐趣。尝试更多的润滑剂，如芦荟凝胶、橄榄油和维生素 E。阿育吠陀医师对温热的芝麻油推崇备至。不要在做爱时使用雌激素软膏作为润滑剂，否则你的伴侣体内可能会留下过量的雌激素。

心态

要打破老年女性是干瘪老太婆的刻板印象并不容易，但很多女性做到了。几年前，罗斯玛丽·格拉德斯塔（Rosemary Gladstar）关于草药对更年期的帮助的演讲让我备受启发。当她谈到充满期待和兴奋地迎接即将到来的生命转换期时，观众中有一位女士问罗斯玛丽是否对变老这件事感到紧张。罗斯玛丽看着她，笑容满面地大声说道："哦，不，我感到好极了，太滋润多汁了！"

罗斯玛丽的心态绝非另类。许多女性都说她们的力比多在更年期增加了，因为，她们有生以来第一次不用担心怀孕。加利福尼亚州一位瑜伽练习者说，在 55 岁时，她觉得自己和以前一样性感、有吸引力。一些女性即使没有很多性生活仍然感觉很知足。另一位瑜伽老师说，她的激情与年轻时相比并没有丝毫减少，只是更多地指向了内心，转向了灵性修行，这令她感觉很好。

医学博士克里斯蒂安·诺斯鲁普推测，对一些女性来说，力比多的下降说明仅仅是经年累月的压力就已经耗尽了她们的生命能量（或气），她们体内已经没有任何能量可以用于享受性爱了。这就是另一个你需要通过瑜伽和改变生活方式来修复肾上腺的重要原因。

选择拒绝性爱的女性仍然需要关注自己的盆腔器官。随着宫颈内膜变薄，阴道内膜变干，这两个器官都容易发生疾病和感染，更不用说瘙痒、灼痛等不适感了。积极的瑜伽练习，加上这里我们提出的一些建议，都有助于保持你的创造力之泉源源不断，无论你将它们注入你的工作、爱情、生活，还是你的精神之旅。

瑜伽如何提供帮助

虽然没有人能保证练习瑜伽会增强你的性欲，让你的阴道保持润滑，但它肯定没什么害处。衰竭的肾上腺加剧了衰老，因为身体不能依靠肾上腺来分泌它所需要的雌激素。为了保持肾上腺的活跃和健康，帕特里夏说，你需要先做前屈体式来安抚它们，然后再做扭转体式来激活它们。

帕特里夏建议用后弯体式来调节神经。大多数女性都知道凯格尔练习的益处，但一些瑜伽体式也能够调节盆底肌，促进该区域的循环。背部轻柔内凹的站立和坐立前屈体式，以及倒立体式，都有助于增强骨盆壁的力量，强健并上提子宫，还可以强化会阴和肛门区域的肌肉。结合凯格尔练习，瑜伽可以增强子宫内的支持性韧带。帕特里夏在本章中推荐的一些体式可以强健生殖器官，并促进其循环。

尿失禁

来自洛杉矶的瑜伽老师瓦莱丽发现，她很难与来上课的女性谈论尿失禁这件事，但她觉得更年期后的膀胱和尿道问题比她们愿意承认的要常见得多。她自己偶尔也会发生尿失禁的情况。

有两种类型的尿失禁会在生命的这个阶段困扰你：压力性尿失禁和急迫性尿失禁。当你笑得太厉害、打喷嚏、咳嗽、跑步或以任何增加腹部压力或拉扯尿道口的方式活动时，会有少量尿液溢出，这就是压力性尿失禁。当膀胱不自主收缩导致膀胱压力超过尿道控制尿液的能力时，便会发生急迫性尿失禁。当你突然有强烈的尿意，但来不及赶到厕所时，你就知道你有这种类型的尿失禁了。同阴道内膜一样，膀胱和尿道的黏膜也可以依靠雌激素来保持柔韧和强健。一旦雌激素水平下降，下泌尿道就会失去弹性，就失去了以最佳状态运转的能力。激素的波动会引起骨盆器官周围骶神经的兴奋，这会让你总感觉要去厕所。做过子宫切除术的女性，遇到这种类型的尿失禁问题可能会比自然绝经的女性更多。

医学上的问题

在尝试任何激进的治疗手段之前，请先排除膀胱或尿道感染的可能性，因为这可能会导致暂时的压力性尿失禁或急迫性尿失禁。激素疗法——无论天然的还是其他类型的激素疗法，通常都收效甚微，虽然有研究表明少量的含雌三醇（雌激素中活性最弱的）的阴道激素软膏会有所帮助。苏珊·洛夫认为，关于雌三醇的好消息是："身体其他部位从阴道吸收雌三醇的量非常少，这使得它成为仅有尿路感染问题的女性的一个很好的选择。"一些女性使用天然黄体酮软膏（取自野生山药）的效果很好，黄体酮软膏有助于强健膀胱组织。每一位同我交流过的医生和草药学家都向我推荐凯格尔运动。瑜伽老师会鼓励你练习站立前屈体式和坐立前伸展体式，这些体式可以上提并强健子宫。

饮食

远离会让尿失禁加重的咖啡因和酒精。阿育吠陀医师为我们推荐了一种可以安抚肾上腺的饮食方法——拒绝辛辣以及酸性食物。大量饮水实际上可以缓解尿道问题，特别是当你易于感染时。可以食用富含植物雌激素的食物，并遵循关于阴道干涩和力比多减少的饮食建议。对此有帮助的草药有黑升麻、荨麻和猫草。

瑜伽如何提供帮助

针对上述问题，我们可以练习一些能够强健盆底肌并增加骨盆区域循环的体式，特别是如果你曾经历过剖宫产、子宫切除或患有子宫脱垂等。吉塔·艾扬格说，背部轻柔内凹的前屈体式可以上提脱垂的膀胱或尿道，并让阴道壁和外阴变得柔软，同时还能强健盆底肌。本章中介绍的所有前屈体式都要以背部轻柔内凹的方式来练习。倒立体式会将盆腔器官内的静脉血排出，并通过增加其循环来保持它们的柔韧性。

如果你可以练习更高级的序列，在头倒立或肩倒立中加入扭转会进一步激活肾上腺。在头倒立或肩倒立中脚掌相对或双腿分开可以让你立即释放掉骨盆区域的压力。桥式肩倒立也有助于强健支撑子宫侧面的肌肉。

后弯体式，无论是以无支撑的方式练习，还是使用椅子或瑜伽枕练习，都会让会阴和肛门区域的肌肉努力工作来保持它们的强健和弹性。而躺在瑜伽枕上的仰卧束角式这类修复性体式，对于上提和强化尿道来说也是极其有益的。随着进入和退出扭转体式，静脉血从骨盆中被挤出，新鲜的含氧血液涌入，从而浸润、激活骨盆器官。帕特里夏会通过背部内凹的大契合法来强健和上提子宫。

关节僵硬、疼痛

56 岁的作家兼编辑琳恩，不知道自己的肩膀和肘部怎么了，她经常感到僵硬和酸痛。有时，当她拿起一个坛子或罐子时，就会感到肘部疼痛，她觉得这种疼痛应该就像运动员患上网球肘（肱骨外上髁炎）时的疼痛一样。她承认，自己的工作使她长时间被拴在电脑前，但以前这从来都不是问题。当听到苏珊·洛夫在一次会议上的讲话中提到，许多女性都会抱怨更年期关节疼痛时，她如释重负。对她来说，最常见的疼痛部位是肩膀、肘部和膝盖。琳恩也松了一口气，因为她没有下背部、髋部或手腕僵硬的问题，而这些往往是骨质疏松或肾脏虚弱的征兆。

如果你的关节僵硬，同时伴随肿胀和红肿，请去看医生，以排除骨关节炎或类风湿关节炎的可能性。不要忽视疼痛或僵硬，治疗得越早，问题就越容易解决。（有助于缓解关节疼痛和关节炎的瑜伽体式、饮食及其他生活方式，请参看第 8 章。）

瑜伽如何提供帮助

对于更年期和绝经后期出现的关节问题，针对关节僵硬的序列会有帮助。琳恩发现动态进出体式最有帮助，帕特里夏建议她所有处于绝经后期的学生都这样练习。例如，她让她们使用瑜伽带来练习仰卧手抓脚趾伸展式 I，并让每条腿在髋臼中轻柔地前后移动，以保持关节的灵活性。

阴道健康序列

1. 山式

双腿并拢站直（如果大脚趾并拢舒适的话，可将大脚趾相触。）将身体的重量均匀地分布在前脚掌与脚跟之间。在两大腿中间放置一块瑜伽砖，双腿紧紧地夹住瑜伽砖，但不要收紧会阴和肛门。通过上提股四头肌（大腿前侧肌肉）来收紧双膝。肩膀向后旋转并将肩胛骨收入背部，上提胸骨并扩展胸腔。上提腹部，在将尾骨内收的同时注意不要将大腿推向前。保持手指并拢，掌心朝着大腿，向下伸展手臂，让肩膀远离耳朵。保持体式30～60秒，自然地呼吸。

功效 这个体式有助于上提并强健子宫，还可以促进骨盆区域的循环。

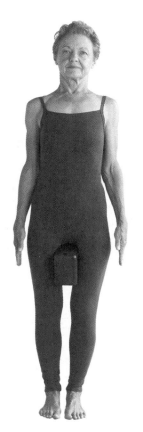

13.1 山式

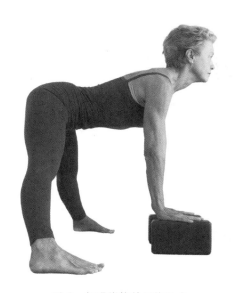

13.2 加强脊柱前屈伸展式

2. 加强脊柱前屈伸展式

将两块瑜伽砖放在身体前方的地面上，瑜伽砖之间的距离与肩同宽，双脚并拢，站立。将掌心向外转，从身体两侧将手臂举过头顶，伸展整个身体。呼气时，伸展脊柱进入前屈，将手放在瑜伽砖上。拉长脊柱，抬头向前看并保持背部凹入。自然地呼吸30～60秒，退出体式时，双手扶髋，提起躯干，回到站立姿势。

功效 这个体式有助于上提子宫并强健盆底肌。

3. 下犬式

靠墙放两块瑜伽砖，俯卧下来。双脚在瑜伽砖前方，手掌放在胸腔两侧的地面上，手指充分伸展并指向前方，翻转脚趾踩地。起身，双手和膝盖着地，然后将双脚踩在瑜伽砖上。

呼气，双手用力压向地面，脚趾压向瑜伽砖。抬高臀部，向上、向后移动大腿，保持双腿伸展。将臀部最大限度向上提，脚跟踩向瑜伽砖的方向。手臂和腿的动作可以使脊柱拉长，放松头部。保持体式30～60秒，深深地呼吸。

退出体式时，从瑜伽砖上下来，回到手、膝着地的姿势，稍微分开双膝，然后向后坐在脚跟上。

功效　将双脚踩在瑜伽砖上有助于上提并强健子宫，促进骨盆区域的循环，并强健盆底肌。

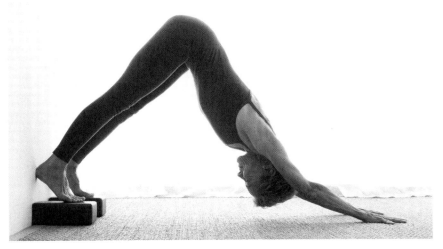

13.3　下犬式

4. 圣哲玛里琪 III 式

坐立，双腿向前伸展，弯曲左腿，左脚踩地并靠近耻骨。小腿紧贴大腿，保持右腿向前伸展。深呼吸，呼气时，伸展脊柱并且将躯干转向左腿方向，让腹部靠近大腿。左手放在身后离臀部几厘米远的地面上或瑜伽砖上，打开胸腔。抬起右臂，肘部弯曲，将肘部外侧放在左膝的外侧，手指尖指向天花板。转头看向左肩的方向，保持体式10～15秒，自然地呼吸。放松头部、手臂和腿，双腿向前伸直，然后换另一侧重复练习。

功效　这是一个对调节和按摩生殖器官、肝脏和肾脏很有益的体式。

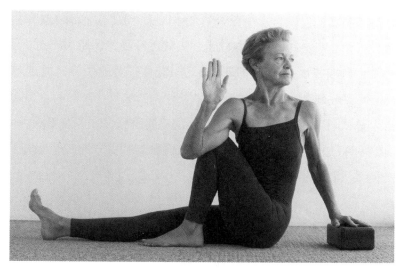

13.4　圣哲玛里琪Ⅲ式

5. 倒手杖式

（开始之前，请参看第36 ～ 37页。）在离墙60厘米处放一把椅子，距离要足够远，这样当腿伸直时，脚可以抵住墙壁，然后在椅子上放一条折叠好的毛毯。面向墙壁，双脚穿过椅背坐在椅子上。双手抓住椅子两侧，用肘部撑住身体慢慢向后仰，头、颈和肩膀超出椅座，并且肩胛骨要与椅座的前侧边缘相接触（可能需要将身体向椅座的后侧边缘移动一些）。双脚踩住墙壁，逐一移动双手握住椅子后腿。伸直双腿，双腿向内旋

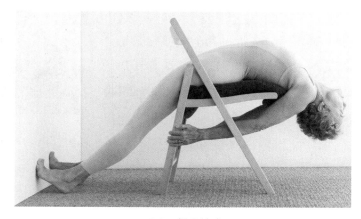

13.5　倒手杖式

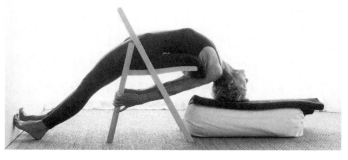

13.6　倒手杖式变体

转。如果你有颈部问题，可以将头落在一两个瑜伽枕上放松。如果你感到下背部疼痛，可以将脚抬高放在靠墙的瑜伽砖或瑜伽枕上。安静地呼吸，保持 30 ～ 60 秒。

退出体式时，弯曲膝盖，让整个脚掌落地。握住椅背的两侧，通过胸骨地上提起身。靠在椅背上，完成几个呼吸来放松背部。

功效　这个体式可以激活肾上腺，有助于纠正膀胱移位和子宫下垂。

注意　如果你有颈部问题，请向有经验的瑜伽老师寻求帮助。如果患有偏头痛、紧张型头痛或腹泻，请不要练习这个体式。

6. 大契合法

坐直，坐高，双腿向前伸展，将右脚跟靠近腹股沟，让右腿与左腿垂直。伸展手臂，将瑜伽带绕在脚的球骨上。大腿压向地面，上提躯干并伸直手臂，背部轻柔地凹入，胸骨向上提起。收下颌，使其靠向胸腔，完全地呼气。充分吸气，在拉长脊柱的同时，从耻骨开始将腹肌向后收，并向上提。保持呼吸 3 ～ 5 秒，更多地扩展胸腔。呼气，重复一次，然后换另一侧练习。

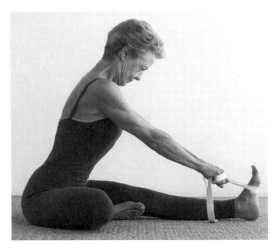

13.7　大契合法

功效　这个体式有助于平衡内分泌系统，调整子宫的位置，并增强盆底肌的能量。

7. 上弓式

屈膝仰卧，双脚分开，与髋同宽，脚跟靠近臀部。肘部弯曲，将双手放在头的两侧，手指朝着脚的方向。呼气时，提起髋部和胸腔，伸直手臂，伸展双腿。上提尾骨，让大腿的后侧移向臀部。退出体式时，屈膝，屈肘，慢慢地将身体落回地面。如果可以，保持体式 5 ～ 10 秒，如果不能，进入、退出体式两三次。

如果很难推起身体进入后弯，可以尝试做第 39 ～ 40 页的变体。

功效　这个体式能强化骨盆和腹部肌肉，激活内分泌腺，并有助于纠正子宫下垂。

注意 只有当上弓式已经成为你瑜伽练习的一部分时，才去练习无支撑的变体。如果你有颈部问题，请向有经验的瑜伽老师寻求帮助。如果患有偏头痛、紧张型头痛以及任何严重的疾病，请不要练习这个体式。

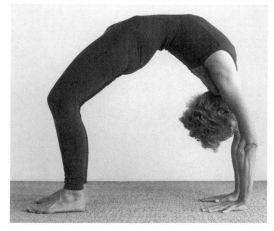

13.8 上弓式

8. 肩倒立

（开始之前，请参看第 54 ～ 55 页。）在离墙 20 ～ 25 厘米处放一把椅子，在椅座上放一条折叠好的瑜伽毯，并在椅子前方放两三条折叠好的毛毯。向后坐在椅子上，双腿弯曲，搭放在椅背上，将臀部移向椅座的中心。

先握住椅子两侧，再向下握住椅子前腿，躯干慢慢向下滑，让肩膀落在毛毯上，头落在地面上。做这些动作的同时要伸展脊柱并扩展胸腔来保持正确的姿势，逐一向后移动双手到椅子后腿，手臂要位于椅子两前腿之间。伸展双腿，大腿向内旋转，双脚抵靠在墙上休息或向上伸直双腿，保持双腿并拢，从腹股沟直到脚跟处伸展双腿。

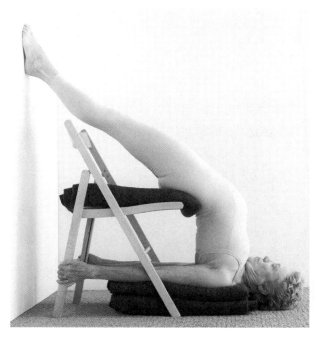

13.9 肩倒立

闭上眼睛，自然地呼吸，将胸腔带向下颌，保持体式 3 ～ 5 分钟。

退出体式时，弯曲膝盖，脚放在椅背上。松开双手，身体向下滑动，直到骶骨落于毛毯上，而小腿落在椅座上。休息片刻，然后向一侧转身，慢慢地坐起来。

功效 这个体式有助于改善甲状腺和甲状旁腺功能，舒缓神经，并纠正子宫异位。

注意 如果你有肩颈问题，患有高血压，处于经期，抑或有偏头痛或紧张型头痛，请不要练习这个体式。

9. 半犁式

将一条折叠好的毛毯放在瑜伽垫上，躺下来，双腿向后伸展，让肩膀落在毛毯上，将头置于椅座的下方。呼气时，在屈膝的同时摆动或上提臀部，双腿向上，让大腿完全在椅座上休息。如果需要增加高度来使双腿平行于地面，可以将毛毯垫在椅子上。将胸腔靠向下颌，而不是让下颌靠近胸腔，掌心朝上，闭上眼睛，放松。保持体式至少 5分钟。退出体式时，双手托住背部，缓慢地逐节向下卷落椎骨，向一侧转身，然后坐起来。

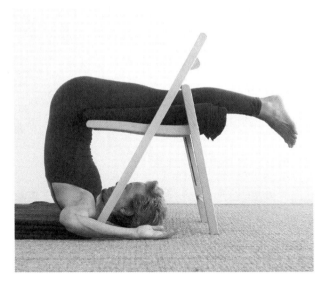

13.10　半犁式

功效　这个体式有助于减轻子宫区域的疼痛和沉重感，缓解泌尿功能障碍。

注意　如果你有肩颈问题，请不要练习这个体式。

10. 桥式肩倒立

将一个瑜伽枕横放在墙边，将另一个瑜伽枕与其垂直放置，使其形成"T"形，在地面上放一条折叠好的毛毯支撑头部。在瑜伽枕靠近墙壁的一端坐下，保持膝盖弯曲，

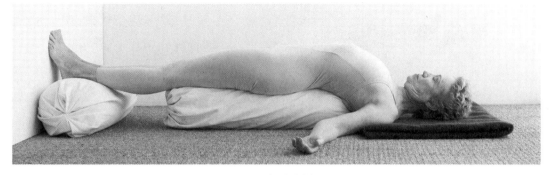

13.11　桥式肩倒立

向后躺在瑜伽枕上。向后滑动身体，直到背部中段来到瑜伽枕的末端，肩膀刚好落于地面上。让头和肩在毛毯上放松。双脚并拢，向墙壁伸直双腿，将脚跟放在横放的瑜伽枕上，脚触碰墙壁。双腿在身体前方伸直。手臂在舒适的姿势中休息，闭上眼睛，完全放松，保持腹部柔软，深深地呼吸，保持这个体式 5 ～ 10 分钟。

退出体式时，屈膝，慢慢地向一侧翻身，手推地起身。

功效　这个体式能够调节盆腔器官功能，给身心带来一种平静的感受。

11. 倒箭式

在离墙 7 厘米处放一个瑜伽枕。身材较高的女性，可能需要更高的支撑，比如在瑜伽枕上加一条折叠好的毛毯。坐在瑜伽枕上，右髋一侧接触墙壁。用手支撑身体，向后仰，翻转身体，将右腿靠墙，然后左腿靠墙，保持臀部靠近墙或抵在墙上。如果感到腿部僵硬或不舒适，可以将臀部稍微推离墙壁。躺下来，让瑜伽枕支撑下背部和肋骨，肩和头在地面上放松。如果颈部不适，可以将一条折叠好的毛巾或毛毯放在颈部下方。伸展双腿，手臂放在身体两侧，肘部弯曲，掌心向上。在这个体式中放松休息，闭上眼睛，保持 5 ～ 10 分钟。

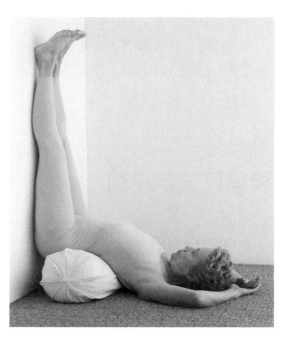

13.12　倒箭式

退出体式时，轻柔地将身体推离墙壁，直到臀部离开瑜伽枕，落在地面上。转身侧卧，安静地呼吸片刻，然后手推地起身。

功效　这个体式可以上提盆腔器官，调节盆腔器官功能，有利于缓解神经衰弱。

12. 摊尸式

仰卧，双腿向远处伸展，将手臂舒适地放在身体两侧，稍远离躯干一些，掌心朝上。向远处伸展双臂、双腿，完全放松。闭上眼睛，让一切放松。深呼吸几次。吸气，让气息充盈胸腔，不要让喉咙、颈部和横膈紧张。呼气，放松，身体向地面沉落，放松肩膀、颈部和面部肌肉。放松盆底肌（用来停止排尿的那些肌肉）以及臀部和腹部的肌肉，放松下背部。自然地呼吸至少10分钟。退出体式时，弯曲膝盖，慢慢地转身侧卧，保持片刻，然后轻柔地用手推地起身。

功效 这是一个非常适于休息的体式，它可以帮助你建立信心，缓解疲劳和抑郁，并使整个身体充满活力。这个体式还可以通过平衡交感神经系统来舒缓生殖系统。

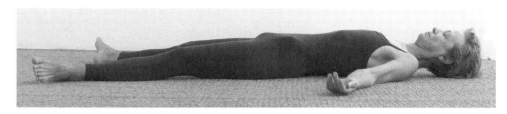

13.13 摊尸式

缓解尿失禁序列

1. 加强脊柱前屈伸展式

请按照第361页中的描述做加强脊柱前屈伸展式，保持体式30～60秒。

功效 这个体式有助于上提子宫并增强骨盆底部的能量。

2. 双角式

将两块瑜伽砖放在前方的地面上，两块砖之间的距离与肩同宽。双脚分开约120厘米（尽可能宽），保持双脚外侧平行，通过收紧股四头肌来向上提起髌骨，并保持大腿充分地上

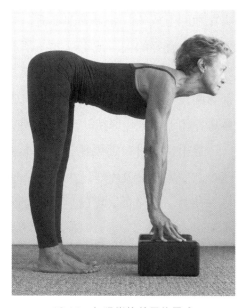

13.14 加强脊柱前屈伸展式

提。呼气时，从髋部前屈，手落在两脚之间的瑜伽砖上，与肩对齐。向天花板方向提起臀部，将肩胛骨收入背部，向前伸展胸腔。向前看并向前伸展躯干，保持整条脊柱向内凹入，可以的话，保持体式1分钟。退出体式时，手扶髋部，提起躯干，并拢双脚。

功效 这个体式有助于上提并强健子宫，还可以改善骨盆区域的循环。

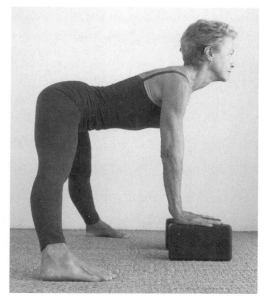

13.15 双角式

3. 大契合法

请按照第364页中的描述做大契合法。

功效 可以用这个体式来平衡内分泌系统，调整子宫，并增强盆底肌的力量。

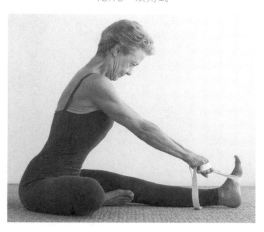

13.16 大契合法

4. 束角式

靠墙坐在一块瑜伽砖上，并上提腹部。弯曲双腿，打开双膝，双脚掌心贴合。抓住脚背，拉动脚跟靠向会阴或耻骨，双脚外侧应保持贴地。用头顶拉动脊柱向上伸展。如果感觉体式太难，可以尝试做第374页的变体。从腹股沟直至膝盖处拉长大腿内侧，双膝向下轻落，尽可能靠近地

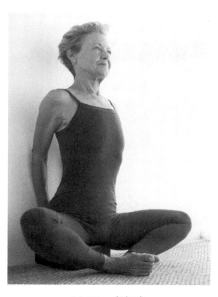

13.17 束角式

面。保持体式 30 秒或更长时间，自然地呼吸。放松双臂，逐一抬起双膝，退出体式。

功效 这个体式有助于调节并按摩肾脏，强健膀胱，上提子宫。

5. 坐角 I 式

靠墙坐在两条折叠好的毛毯或瑜伽砖上，充分向两侧张开双腿，双脚往回勾。将臀部肌肉向后、向两侧拉开。双手落在身后的毛毯或瑜伽砖上，帮助腹部向内收以及更大程度地打开胸腔，将肩胛骨收入背部。坐直，坐高，从腹股沟直到脚跟处伸展双腿，保持膝盖伸直。保持体式 30 秒或更长时间，自然地呼吸。

功效 这个体式有助于增强骨盆区域的循环，强健子宫，并强健膀胱。

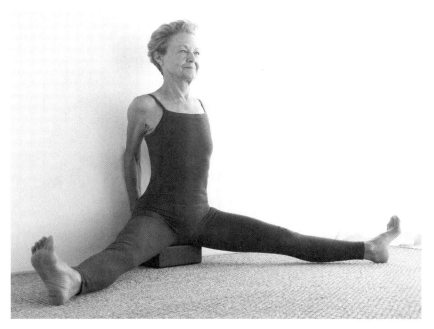

13.18　坐角 I 式

6. 仰卧束角式

将一个瑜伽枕放在身后，在瑜伽枕的另一端放一条毛毯以支撑头和颈部。屈膝，坐在瑜伽枕前方，骶骨触碰瑜伽枕边缘。将一条瑜伽带放在身后骶骨处，将瑜伽带向前拉过髋部、小腿，放在脚的下方（参看第 X 页）。将两个脚掌贴靠在一起，膝盖和大腿向两侧展开，将瑜伽带收紧，套牢双脚。向后躺下，让头和躯干在瑜伽枕上舒适地休息，让臀部和双腿落在地面上。如果感到下背部不适，可以用一两条折叠好的毛毯来增加支撑的高度。如果感到腿部肌肉紧张，可以将两条瑜伽毯卷起分别垫在两侧大腿根部。在体式中休息 5 ～ 10 分钟，深深地呼吸。

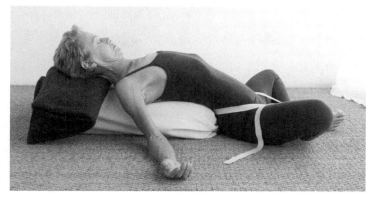

13.19　仰卧束角式

退出体式时，并拢双膝，将腿从瑜伽带中滑出，慢慢地向一侧翻身，手推地起身。

功效　这个体式有助于镇静神经，减轻骨盆区域的压力。

7. 肩倒立

（开始之前，请参看第 19 ～ 21 页。）在两条折叠好的毛毯上躺下来，用毛毯支撑肩膀，并在身体两侧伸展手臂。呼气时，屈膝，抬起双腿靠近胸腔，双手下压地面，双腿摆动越过头。双手支撑背部，肘部用力地压住毛毯。提起躯干，直到躯干与地面垂直，双膝靠近胸腔。保持双手支撑背部，抬起双腿，直到大腿与地面平行。最大限度向上伸展双腿，直到膝盖指向天花板。现在完全向上伸直腿，并通过脚跟向上伸展身体，直到整个身体垂直于地面，用双手上提后肋。

弯曲双腿，将膝盖向外展开，脚掌牢牢地互推，这样保持几个呼吸，练习 1 ～ 2 分钟（13.20）。伸直双腿，回到肩倒立，保持双手支撑背部，慢慢卷落下来，休息片刻。

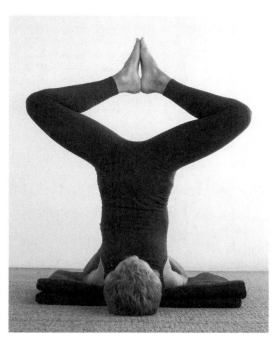

13.20　肩倒立

功效　这个体式有助于纠正泌尿功

能障碍，并对整个神经系统有很好的舒缓作用。

注意　如果你有肩颈问题，患有高血压，处于经期，有偏头痛或紧张型头痛，请不要练习这个体式。

8. 犁式

躺下来，用两条折叠好的毛毯支撑肩膀和颈部，头落在地面上。屈膝，将双腿靠近胸腔，呼气时，摆动或者上提臀部和双腿。用手支撑背部，然后将腿伸过头顶，将脚趾落在身后的地面上。收紧膝盖来保持双腿的活力，创造腿与面部之前的空间（13.21）。深长而缓慢地呼吸，保持体式30秒，并尽量持续3分钟。退出体式时，缓慢地逐节向下卷落椎骨，放松几个呼吸，深深地呼吸。

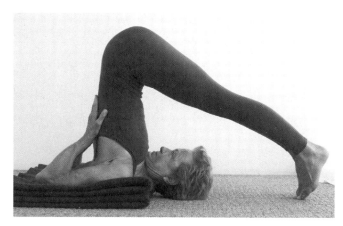

13.21　犁式

功效　这个体式有助于舒缓神经，缓解泌尿系统问题。

注意　如果你有颈部问题，请不要练习这个体式。

9. 桥式肩倒立

将一块瑜伽砖靠墙垂直放置，将另一块瑜伽砖放在身旁。屈膝躺下来，手臂放在身体两侧。臀部和胸腔尽量抬高，并用手支撑背部，手指朝着脊柱的方向。保持头和肩平放在地面上，更大限度地提起脊柱，更大限度地向上拱起，然后将一块瑜伽砖垂直放在臀部最饱满区域的下方。逐一伸直腿，将脚跟落于垂直放置的瑜伽砖上。放松手臂，让手臂在骶骨下方的瑜伽砖后相触，如果可以，将双手紧扣在一起。保持体式至少30秒，自然地呼吸。

退出体式时，屈膝，双脚落于地面。将骶骨下方的瑜伽砖拿开，缓慢地逐节向下卷落椎骨。在胸前抱住双膝，休息几个呼吸。

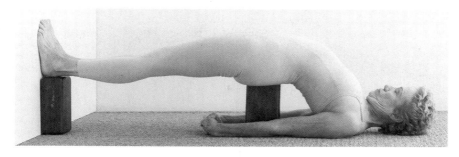

13.22 桥式肩倒立

如果这个体式做起来太困难，请用女性修复序列（参看第56～57页）中介绍的变体来代替这个体式。

功效 这个体式有助于增强肾脏功能并缓解焦虑。

10. 倒箭式

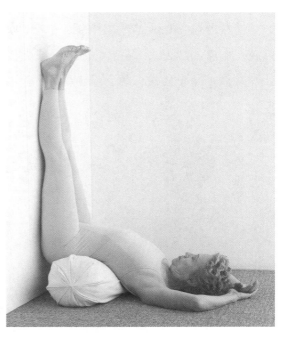

请按照第367页中的描述做倒箭式，保持体式5分钟或更长时间。

功效 这个体式有助于舒缓神经，减轻肾脏疾病，平静消化系统。

13.23 倒箭式

11. 摊尸式

请按照第367～368页中的描述做摊尸式，在体式中保持5～10分钟。

功效 这个体式会舒缓及激活整个身体。

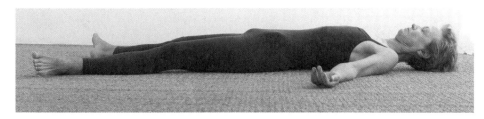

13.24 摊尸式

消除关节僵硬序列

1. 束角式

请按照第 369 ～ 370 页中的描述来做束角式，或者将双手放在身体前方的椅子上以获得支撑（13.26），保持体式 30 秒或更长时间，自然地呼吸。

功效 这个体式有助于调节并强健脊柱，增加身体的柔韧性。

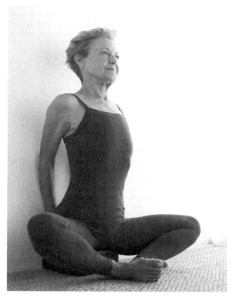

13.25 束角式

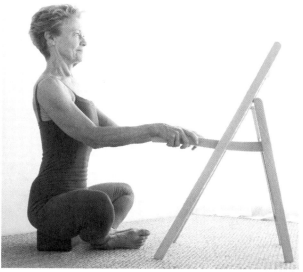

13.26 束角式变体

2. 坐角 I 式

请按照第 370 页中的描述来做坐角 I 式，保持体式 30 秒或更长时间，自然地呼吸。

功效　你可以用这个体式来缓解髋部关节炎带来的疼痛，并缓解腹股沟的僵硬。它还会拉长并强健脊柱，增强背部肌肉的灵活性。

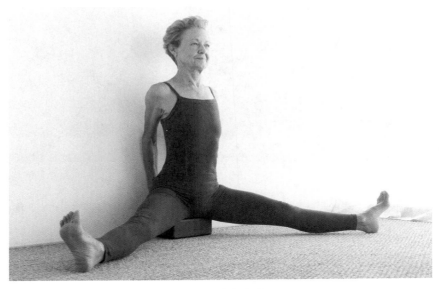

13.27　坐角Ⅰ式

3. 仰卧手抓脚趾伸展式Ⅰ

　　平躺在地面上，双腿并拢、伸直。吸气时，左膝向胸腔提起，将瑜伽带绕在脚掌球骨上。呼气时，将腿向天花板伸直（13.28A）。双手拉住瑜伽带，让腿靠近头部，保

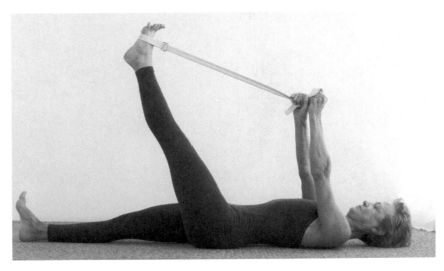

13.28A　仰卧手抓脚趾伸展式ⅠA

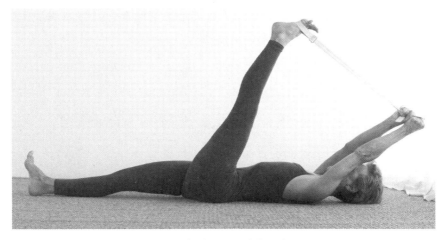

13.28B 仰卧手抓脚趾伸展式 I B

持左臀压实地面（13.28B）。保持右腿在地面上，并用力压地，脚趾指向天花板。为了获得更多的支撑，可以用脚抵住墙壁。轻柔地让腿在髋臼中前后移动来增加灵活性，并保持关节的润滑。慢慢地松开瑜伽带并换另一侧练习。

功效 这个体式有助于加强髋关节和腹股沟的灵活性，能够缓解下背部的僵硬，伸展腘绳肌和小腿肌肉，并强健膝盖。

4. 下犬式

俯卧在瑜伽垫上，手掌放在胸腔两侧的地面上，手指充分伸展并指向前方。起身，双手和膝盖着地，记住手和脚所处的正确位置。现在放一个瑜伽枕或一两条折叠好的

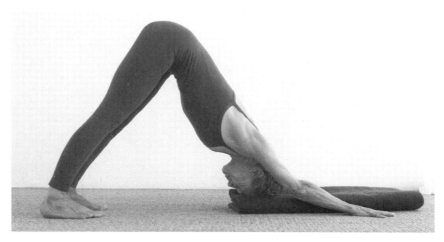

13.29 下犬式

毛毯，让辅助物与胸骨对齐。辅助物的高度要足够高以支撑头部，但是也不要过高，要让颈部有空间伸展。回到手、膝着地的姿势，翻转脚趾踩地。

呼气，双手用力压向瑜伽垫，手臂内侧向上伸展。再次呼气，抬高臀部，向上、向后移动大腿。保持双腿伸展，脚跟踩向地面。在将臀部向上抬起时，要保持双腿收紧，肘部伸直，同时将头在辅助物上放松。手臂和腿的动作使脊柱拉长，头部放松。保持体式 30 ～ 60 秒，深深地呼吸。

回到手、膝着地的姿势，双脚并拢，稍微地分开双膝，然后向后坐在脚后跟上。俯身向下，将前额靠在辅助物上休息，手臂在身体两侧放松，掌心朝上，彻底放松。这样保持 1 分钟左右，深深地呼吸。

功效 这个体式有助于缓解肘部、肩膀、手腕和双手区域因关节炎而引起的疼痛，同时也有助于缓解背部和腘绳肌的僵硬。

5. 下犬式

靠墙放两块瑜伽砖，两砖之间的距离与肩同宽。跪在墙壁前方，将双手放在瑜伽砖上，翻转脚趾踩地，保持双脚分开，与髋同宽。双脚向后

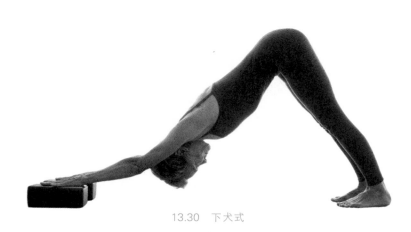

13.30 下犬式

走，直到与手的距离约 120 厘米，并与双手对齐。呼气时，双脚压向地面，双手压向瑜伽砖，接下来按照第 376 ～ 377 页中的描述做体式。

6. 上犬式

俯卧，双脚分开与髋同宽，脚趾向后，双腿用力拉伸。肘部弯曲，将手放在浮肋两侧，手指朝着头的方向，下巴放在瑜伽垫上放松。将大腿内侧向内旋转，胸骨和头顶向上提，带动上半身离开瑜伽垫。双手用力地推向瑜伽垫，尽可能高地上提胸骨，同时将骨盆带向双手。提起髋部，离开瑜伽垫，保持大腿拉伸，膝盖提离地面。肩胛

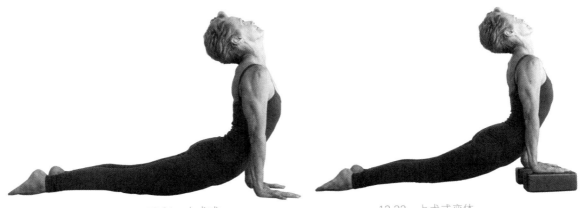

13.31　上犬式　　　　　　　　　　　　　13.32　上犬式变体

骨推向后肋，扩展胸腔，向后仰头，看向天花板（如果颈部有问题，请直视前方）。保持体式 15 ～ 20 秒。如果不能将大腿抬离地面，或不能展开胸腔，请在手下垫上瑜伽砖。退出体式时，呼气，肘部弯曲，将髋部、大腿和胸腔落在瑜伽垫上，低头，放松。

功效　这个体式能缓解肩膀以及上背部和下背部的紧张。当你情绪低落时，打开胸腔可以振奋精神，并有助于平复焦虑或紧张情绪。

7. 手臂上举式

以山式站立（参看第 361 页，请忽略瑜伽砖），将掌心向外转，从身体两侧缓缓地将手臂举过头顶，保持肩膀向下并且远离耳朵。提起胸腔，并将肩胛骨深深地收入背部。自然地呼吸，可能的话，保持体式 20 ～ 30 秒。若难以长时间保持该体式，也可以连续进入、退出体式两三次，平稳地呼吸。将手臂落回到身体两侧，退出体式。

功效　这个体式有助于缓解肩膀、手臂和脊柱的关节炎症状，强健膝盖、腿和脚踝，并且使腘绳肌得到伸展。

8. 加强脊柱前屈伸展式

以山式站立。将身体的重量均匀地分布在双脚之间，大腿内

13.33　手臂上举式

侧向上伸展，并将大腿向内旋转。手臂举过头顶，同时保持双腿和双膝的稳定，腰和肋骨向上伸展。呼气时，从髋进入前屈，身体两侧放松，身体靠向膝盖，双手落在双脚两侧并下压地面（13.34A）。如果手碰触不到地面，可以将手放在瑜伽砖上或抓住小腿。回到山式，双手在背后交扣，随着呼气进入前屈。通过手臂地伸展将双手带过头顶并靠向地面（13.34B），保持肩胛骨收入背部，同时远离颈部。

功效　用这个体式来强健并拉伸腘绳肌和膝盖，同时也增加了髋关节和肩膀的灵活性。

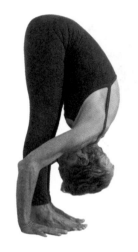 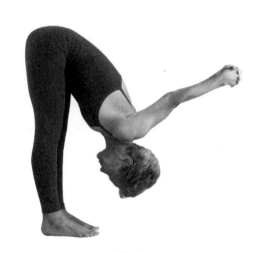

13.34A　加强脊柱前屈伸展式 A　　　　　13.34B　加强脊柱前屈伸展式 B

9. 三角伸展式

以山式站立。双脚分开约 110 厘米，右脚向外转动 90 度，左脚微微向内转。右脚脚跟应与左脚足弓对齐。如果需要，可在右脚外侧放置一块瑜伽砖。向两侧伸展手臂，上提股四头肌，上提腹部和胸腔。呼气时，保持背部挺直，向右伸展躯干并且将右手放在地面或瑜伽砖上。右手下压地面或瑜伽砖，将伸展的力向上贯穿胸腔，一直到达左臂。将肩胛骨收入背部，向天花板转动胸腔，直视前方或目视左手方向。向左转动腹部。自然地呼吸，保持体式 20 ～ 30 秒。吸气，向上提起躯干并再一次伸展躯干。换左侧重复该体式。然后向前转动脚趾，并拢双脚。

功效　这个体式非常有助于强健双腿、膝和脚踝，并能缓解肘部、肩膀、颈部和手腕的僵硬。

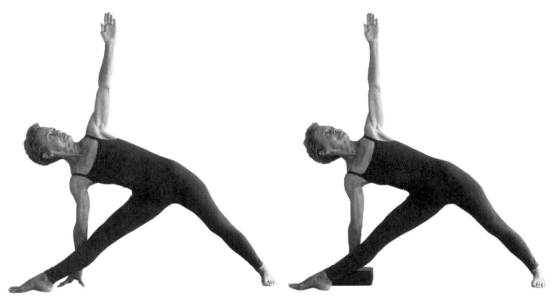

13.35 三角伸展式   13.36 三角伸展式变体

10. 侧角伸展式

以山式站立。最大限度分开双脚（约 140 厘米），左脚向外转动 90 度，右脚微微向内转动，左脚脚跟应与右脚足弓对齐。手臂向两侧伸展。呼气，屈左膝，让左大腿平行于地面且左小腿垂直于地面。屈膝后如果左膝超过了脚踝，可以将双脚间距离变宽。保持背部挺直，呼气，向左伸展躯干，将左手放在地面或瑜伽砖上，在右耳的上方伸展右臂。将肩胛骨收入背部，向天花板转动胸腔，直视前方或看向天花板。向右

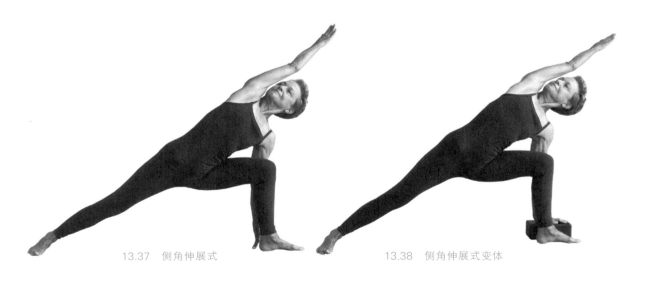

13.37 侧角伸展式   13.38 侧角伸展式变体

转动腹部。自然地呼吸，如果可能的话，保持体式20～30秒。吸气，起身并且挺直躯干。换右侧重复练习该体式，然后向前转动脚趾，回到山式。

功效 这个体式有助于打开髋关节，拉长脊柱。它也有助于增强双腿、膝盖和脚踝的力量，并能缓解肘部、颈部和肩膀的僵硬。

11. 双角式

请按照第368页中的描述来做双角式，保持体式20～30秒。如果保持体式有困难，可反复进入、退出几次。

功效 这个体式有助于释放背部、肩膀和腿的紧张。

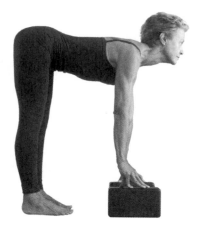

13.39 双角式

12. 俯英雄坐

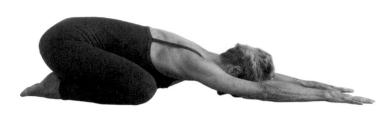

13.40 俯英雄坐

跪在地面上，双膝分开，略宽于髋部，大脚趾并拢。前屈，手臂和躯干向前伸展，头在地面或毛毯上放松。

功效 这个体式能够伸展和增强整个脊柱的力量，同时还能放松颈部和上背部的肌肉。

13. 仰卧束角式

请按照第370～371页中的描述做仰卧束角式，从腹股沟直至膝盖处拉长大腿内侧，释放大腿、膝盖和脚踝的所有压力，保持体式5～10分钟。

功效 这个体式能够轻地打开胸

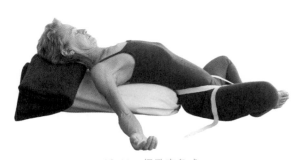

13.41 仰卧束角式

腔、髋部和腹股沟区域，并改善这些区域的循环。

14. 摊尸式

请按照第 367 ～ 368 页中的描述做摊尸式。如果感到下背部疼痛或紧张，可以将一个瑜伽枕放在膝盖下方。在体式中保持 5 ～ 10 分钟，自然地呼吸。

功效 这个体式能让整个身体得到放松。

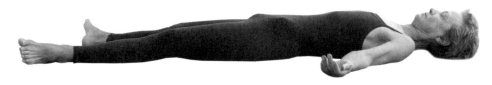

13.42 摊尸式

Chapter

14 缓解骨质疏松

对大多数女性来说，与潮热和更年期早期的经前期综合征相比，骨质疏松更令她们感到恐惧——即使对那些已经安然无恙地度过了更年期的女性来说也是如此，这让她们竞相转向了激素替代疗法。我有一个朋友，到目前为止，她在更年期还没有遇到任何问题，但却因为害怕患上骨质疏松症而开始使用激素替代疗法。弗雷达是一个和我一样身材瘦小的白人女性——这种身材患骨质疏松症的风险较高。她说，最让她害怕的是，她可能已经有骨质疏松症了，而她却毫不知情。

使弗雷达更恐惧的是骨质疏松症的定义。我一直认为骨质疏松症（字面意思是"松软的骨头"）是指与骨密度异常减少有关的骨折——这种疾病的特征是骨折、驼背和身高缩短。在脑海中我会把它和我 92 岁的艾玛阿姨联系在一起，当被问到她最近怎么样的时候，她总是回答说："很好，亲爱的，只是又矮了点。"医生们现在称骨质疏松症是一种无法逃脱的衰老状态，把它简单地定义为骨量的丢失，也就是说身体失去的骨细胞比它能产生的更多，这导致骨骼变得脆弱和不稳定，增加了骨折的风险。但这个定义存在一个问题，因为每个女性到三十多岁时，失去的骨细胞都会比产生的多。

统计数字着实令人触目惊心。据美国国家骨质疏松症基金会（U.S. National Osteoporosis Foundation）称，这种无声的疾病影响着 2800 万美国人，其中 80% 是女性，并且在你得知自己患上这种疾病前它便已经造成了长时间的损害。当婴儿潮一代结束更年期时，将会有 4100 万女性被认定为该病的高危人群。 主流媒体的文章中充斥着这样骇人的统计数字：在美国，每两名 50 岁以上的女性中就有一名会遭遇骨质疏松性骨折；37500 名美国人死于骨折引起的并发症；75 岁以上的女性中有 90% 患有骨质疏松症；绝经后的 10 年间，女性已经失去了超过 30% 的骨量。

有了这样的统计数据，可想而知医生们会想要开出一些处方预防或至少延缓骨量丢失带来的影响，可想而知，女性也想要按照处方来预防这种"无法避免的问题"——她们晚年的骨质疏松性骨折。

然而，许多女性已经开始质疑这种骨质疏松症是否真的无法避免。事实上，弗雷达问她的医生，为什么她绝经后的大部分时间都需要使用药物，而这些药物所能预防的问题，在她 75 岁或 80 岁时才可能影响她，或者并不会影响她。她想知道她是否可以做一些除服用激素以外的事情来预防骨质疏松。她的医生鼓励她去做骨密度扫描来评估骨密度，她开始服用钙镁补充剂，继续每天锻炼，并重新评估她的饮食。她提醒弗雷达，她进入更年期时越健康，也就是说，她现在积累的骨量越多，她患骨质疏松症的可能性就越小。

是什么导致了骨质疏松症

整体医学医生提醒我们，在很大程度上骨质疏松症是一种西方生活方式引起的疾病。没有人会认为大自然会创造出一个在更年期后便会自我毁灭的女性身体，并且让卵巢停止保持健康生活所需的雌激素和孕激素的分泌。据医学博士苏珊·洛夫说，骨质疏松症并不像主流医学媒体所宣扬的那样普遍。她说只有 25% 的女性最终会患上骨质疏松症。洛芙博士还提醒女性，骨密度的数值低并不一定意味着你患有骨质疏松症，然而，这是一个更高风险因素的征兆，也是重新评估你的生活方式的警钟。虽然雌激素和孕激素确实有助于保护骨骼，但大自然也会通过其他激素和器官为你提供你所需要的东西。不过，是否能保持身体健康，取决于你自己。如果你运动很少、吸烟、食用过多的蛋白质、糖和加工食品，并且饮用过多的酒精和咖啡因，就有可能耗尽你的激素资源，并为日后的骨质疏松症埋下隐患。

THE WOMAN'S BOOK OF YOGA & HEALTH **骨质疏松症的危险因素**

◇　有骨质疏松症家族史

◇　锻炼过度或不锻炼

◇　闭经（月经延迟）

◇　骨架瘦小

◇　钙吸收不良（通过验血和骨骼扫描确定）

◇　甲状腺机能亢进

◇　吸烟

◇　过量摄入酒精、红肉和咖啡因

◇　暴露于环境毒素中

◇　过早绝经或自然绝经前卵巢被切除

◇　使用如抗癫痫药物、类固醇和血液稀释剂的处方药

骨是如何形成的

从青春期开始，雌激素与孕激素之间的平衡可以确保月经周期的规律性，并让你

拥有一个健康、顺利的孕期。雌激素在月经周期的前半段中占主导地位，它让子宫为受精卵着床做好准备，同时刺激骨骼保持钙的含量。通过减缓破骨细胞（负责骨分解的细胞）的活动，雌激素对骨量的流失能起到一定的控制作用。孕激素可以刺激成骨细胞（负责形成新骨的细胞）。因为孕激素是在月经周期的第二阶段由卵巢分泌的，如果不排卵，就不能有效地形成新骨，你便会更快地失去骨量。压力过大、运动过度、体重迅速下降、维生素和矿物质缺乏以及某些处方药都会导致无排卵周期，并因此导致骨量减少。

在防止骨量流失方面发挥作用的内分泌系统制造的激素并不仅仅是雌激素和孕激素。根据苏珊·洛夫的说法，甲状旁腺和甲状腺分泌的激素可以调节新陈代谢，确保身体获得所需的钙。如果体内钙质不足，甲状旁腺会促使肾脏保持对钙的储备，并使得破骨细胞分解更多的骨并将钙释放到血液中。肾上腺类固醇腺体（对身体压力作出反应的腺体）可以帮助骨组织在紧急情况下释放钙（称为骨吸收）；睾丸素和其他雄性激素（绝经后由肾上腺分泌）能促进骨生长，以平衡类固醇的骨吸收作用。

破骨细胞寻找旧骨或受损的骨质，将其分解并移除。成骨细胞开始工作并形成新骨。骨细胞依赖维生素和矿物质来刺激其生长，如维生素 A、维生素 C 和维生素 K，如矿物质钙、镁、磷、锰、锌、铜和硅。维生素 D 能帮助骨骼吸收和利用钙。在 35 岁之前，成骨细胞和破骨细胞的作用是平衡的——旧骨溶解，新骨形成；然而，在 35 岁时，你的骨量已经达到峰值，破骨细胞分解的骨超过了成骨细胞能够形成的新骨，并且在 35 岁之后身体不会再产生很多新骨。

骨形成与骨分解都有一个重要的目标：确保身体有足够的钙来维持正常运作。如果没有足够的钙，身体就无法调节心跳、神经冲动的传导以及重要的凝血功能。肌肉和骨骼，甚至牙齿和牙龈的强度，都是由体内的钙含量决定的。事实上，钙是如此重要，以至于内分泌腺之一的甲状旁腺被专门指定为体内的钙调节器。如果体内有足够的钙，甲状旁腺会促进骨骼储存多余的钙（能够强化骨骼）；如果人体缺钙，甲状旁腺会要求骨骼释放一些钙（这会导致骨骼变得更软，也更多孔）。

当然，如果预防骨质疏松症所需要的只是大量的钙和雌激素，那么比世界上其他国家的女性摄入更多牛奶并接受更多激素治疗的美国女性们，骨质疏松症的发病率应该是最低的。然而，事实上并没有，相反美国女性患骨质疏松症的比例是最高的。事实是，更重要的一点是身体必须能够利用它所摄入的钙，而人的生活方式会干扰这一点。

反击

即使你做的一切都是正确的，一旦进入更年期，身体也会加速骨量流失。根据研究，激素替代疗法也无法阻止这种情况的发生。但科学家们可以确定的是，这种快速的骨量流失在绝经后会持续 5 ～ 10 年，随后便会趋于平稳。所以，进入更年期时你的骨量越多，那么随后的 10 年、20 年，甚至 30 年，你的剩余骨量也会越多。即使在骨质疏松症不成问题的国家，女性也会经历一定程度的骨量丢失。保持骨骼健康和预防骨质疏松症，减轻对健康的严重损害的关键在于均衡的饮食和充足的钙摄入、良好的负重锻炼计划以及应对压力的生活方式。

不幸的是，这种疾病的很多风险因素并非人为可控。例如，作为一名女性，弗雷达的骨量比男性少，对此她无能为力。她也是瘦小的骨架，祖母和母亲在晚年都遭受过椎骨的应力性骨折。对于这些因素，她也无能为力。然而，她能做的是创造一种预防性保护骨骼的生活方式。理想情况下，这些生活方式的选择应远早于女性进入更年期早期，最好是从二三十岁开始，但任何时候开始都不会太晚。

THE WOMAN'S BOOK OF
YOGA & HEALTH **帕特里夏说**

在日常练习中加入倒立体式和负重体式来应对骨质疏松症是很重要的。下犬式、头倒立和上弓式都是有益的。如果你是一个高级练习者，做手倒立或肘部平衡体式（如孔雀起舞式）也很有效。这些体式以及上弓式，可以让你提起自身的重量，这对增加骨量非常重要。

锻炼

即使是最保守的医生都相信锻炼可以增加绝经后女性的骨量。费城阿勒格尼大学医院骨质疏松症项目主任肯德拉·凯·朱克曼（Kendra Kaye Zuckerman）说，关键是你必须坚持锻炼，每天至少 30 分钟，每周 5 天。《健康》（*A Matter of Health*）一书的作者医学博士奎师那·拉曼（Krishna Raman）认为，锻炼是有效的，因为它能促进骨骼重塑，并"改善肠道对钙的吸收，促进钙在骨骼上的沉积"。然而，并非任何一种锻炼都能起到这个作用。负重锻炼和对骨骼施加压力的运动会刺激骨骼保持钙含量。医生建议步行或跑步，因为它们能够通过重力效应与肌肉收缩刺激脚、腿、骨盆和脊柱中的骨骼，相比之下，游泳（有助于缓解关节疼痛和关节的活动性受限）对增加骨密度没有任何作用。

如果你已经开始骨量流失，可能容易发生脊椎应力性骨折，那么跑步会给你的膝盖、脚踝和腰椎带来很大的压力。把负重锻炼局限于步行或跑步的另一个问题是，这些活动只对下肢有益，对加强手腕、肩膀、上背部或肘部没有任何作用。

关于有氧运动还要额外注意一点：不要过度。根据美国国家骨质疏松基金会的研究，运动过度和相应的体脂减少，实际上会增加你患骨质疏松症的概率。

THE WOMAN'S BOOK OF
YOGA & HEALTH **帕特里夏说**

◇ 保持良好的姿态，让头在肩膀的正上方，让肩与髋对齐，不给脊柱带来压力。练习以山式的体式要求坐立，站立和行走。

◇ 让身体得到全方位运动，从站立到坐立，从上到下，从前到后，从左到右，以增加和保持身体的灵活性。

◇ 结合修复性体式，让身体和肌肉完全放松。

良好的身体姿态

正如我们在本书中经常谈到的，正确的身体姿态对保持脊柱健康至关重要。如果你的脊柱比较脆弱，不良的身体姿态会增加脊柱骨折的可能性。如果头的位置在肩的前侧，那么头的重量并没有均匀地分布在脊柱上，而是导致胸椎前侧承受了大部分重量，容易使其发生应力性骨折。

像山式这样的站立体式有助于增强背部肌肉的力量并调整身体姿态。在每日的瑜伽练习中加入前屈和后弯体式可以加强脊柱前侧和后侧的力量，并有助于增强脊柱整体的灵活性。后弯变体可以被动地拉长胸椎，有助于防止应力性骨折。（如想了解更多体式，请参看第 8 章。）

饮食

人体摄入的食物对保持骨量有着重要的影响。即使你过去的饮食并不健康，立刻改善饮食也永远不会太迟。根据以下的建议来评估你目前的饮食状况。

少吃动物性蛋白

研究表明，素食女性的骨量流失远远少于肉食女性。事实上，在密歇根州西南部进行的一项研究表明，那些坚持素食 20 年的女性只有 18% 的骨量流失，而那些食肉的女性们则有 35% 的骨量流失。加州索萨利托预防医学研究所所长迪恩·奥尼什（Dean Ornish）博士认为，其中一个原因是，高动物蛋白饮食会导致身体通过尿液排出过多的钙。这意味着你的身体在实际上受益于它之前就已经将钙质排出体外。另一方面，素食者排出的钙要少得多，因此会受益于它强壮骨骼的能力。

补钙

充足的钙（更年期之前和期间每天 1000 毫克，绝经后每天 1500 毫克）对健康的骨骼和心脏都至关重要。但是，请记住，如果你的饮食阻止身体对钙的吸收，那么补再多的钙也于事无补。无论是摄入的钙太少，还是身体排出得过多，骨骼都会受到影响。根据载于 1998 年《内科新闻》网站上的一篇文章，服用钙（每天 1200 ～ 1500 毫克）和维生素 D（700 ～ 800 IU）补充剂可使绝经后女性骨折减少 50%。如果你不太喝牛奶或者你患有乳糖不耐症，不要气馁，你可以从各种来源获得足够的钙：深色绿叶蔬菜、巴旦木（扁桃仁）、豆腐、豆制品、味噌、海藻和三文鱼；橙汁——一杯橙汁和一杯牛奶所含的钙一样多；草药，如荨麻、马尾草、鼠尾草、燕麦草、琉璃苣、覆盆子叶和苜蓿。

使用钙补充剂，一定要按照标签上的说明服用，以保证钙的吸收。注意：不要试图从含有铝的抗酸药中获取钙，因为铝会导致钙被排出。一些钙，如碳酸钙，饭后吃才会更好地被吸收；其他类型，如柠檬酸钙，空腹服用效果更好。要更好地吸收钙，身体不仅需要足够的维生素 D，还需要镁、微量矿物质和盐酸（或胃酸），而这些都是绝经后女性所缺乏的。女性每天需要大约 2 毫克铜、3 毫克锰和 12 毫克锌。坚果、浆果、豆腐和番茄可以给你足够的锰和铜，海鲜和豌豆则是锌的优质来源。微量矿物质还能提升钙增加骨密度的能力。如果需要的话，你可以在当地的保健食品商店购买

THE WOMAN'S BOOK OF
YOGA & HEALTH **帕特里夏说**

◇ 为了保持关节的灵活性，在保持体式之前，先动态进出站立式几次。不要在一个体式中保持太久或锁住关节，而要专注于在关节中创造自由。

◇ 不要练习会挤压脊柱的体式，而要保持脊柱的拉伸。

◇ 如果你已经发生了骨质疏松性骨折，动作不要太猛烈。不要做可能会让脊柱承受重量的头倒立或其他无支撑的倒立体式。

到盐酸甜菜碱。

你还需要提防那些会跟你抢夺钙的家伙们。与过多的蛋白质对身体的影响一样，过多的盐会让钙从骨骼中滤出。注意加工食品、软饮料和罐头食品中隐藏的盐，碳酸饮料中的磷酸盐也会窃取你身体中钙的供应，咖啡因、酒精和尼古丁也一样。一些研究人员提醒说，每天喝三四杯含咖啡因的咖啡会让骨量流失的风险增加80%。吸烟，甚至适度饮酒都会使钙流失的风险加倍。

晒太阳

一周晒三四次太阳，每次 25 ～ 30 分钟，可以带来身体吸收以及有效利用钙所需的全部维生素 D。所以，涂好防晒霜，然后出门吧。

其他补充剂

塔夫茨大学的研究人员说，除了摄入足够的钙、镁和微量矿物质，增加维生素 K 的摄入也有助于提高骨骼抗损害的能力。如果你没有在服用稀释血液的药物，你可能要问问你的医生，每天增加维生素 K 的摄入量是否有意义。其实从食物中得到你所需的营养物质很容易。例如，只要半杯羽衣甘蓝，就可以提供 400 微克以上的维生素 K，同样数量的菠菜能提供 360 微克的维生素 K，而西兰花则是 113 微克。必需脂肪酸、维生素 B6 和维生素 C 以及叶酸也有助于形成良好、健康的骨骼结构。

充足的雌激素

人的身体必须有足够的雌激素供应来保持骨骼的强壮和健康，而且还可以将骨量流失降至最低。女性一旦进入更年期，卵巢便不再像以前一样分泌雌激素，所以身体必须另寻供应源。记住，每当进入一个新的生命阶段，人的身体都需要时间来调整。此前，女性在人生中至少经历过两次剧烈激素波动期（如果有孩子，便经历了更多次），所以你已经有过了激素剧烈波动的体验。现在你的身体需要时间来适应这个新阶段。

在适应阶段，你的骨密度会下降，对此你能做的并不多。身体将主要依靠肾上腺获得激素，体脂和肌肉（甚至卵巢）也会分泌一些雌激素。如果肾上腺因压力、不良的饮食或疾病而严重耗损，它们就无法工作。过度节食的人体脂很少，身体也无法从那里得到足够的雌激素。

激素替代疗法

1999 年 5 月，在克里帕鲁瑜伽中心的一次演讲中，苏珊·洛夫提出了一个有趣的问题。正如研究表明，女性在一生中会有两次明显的骨量流失，一次是在更年期后的 5～10 年，另一次是在 70 多岁时；但骨折，尤其是髋部骨折，一般要到女性七八十岁时才会发生；那么，她是否应该从更年期早期便开始接受激素替代疗法，来预防年老时才会发生的骨折呢？有没有可能等一位女性到了 75 岁，然后给她尽可能少的雌激素来预防这种骨折呢？激素治疗最危险的副作用就是会增加女性患乳腺癌和子宫内膜癌的风险，而这似乎是长期使用（超过 5 年）激素的结果。洛夫博士警告说，如果女性在 45 岁或 50 岁时不得不服用激素以预防 30 年后可能发生的髋部骨折，那么她们还未老到折断骨头前就可能已经死于自己设下的乳腺癌或子宫癌陷阱了。不幸的是，这些问题还没有明确的答案。

颇有争议的知名著作《关于更年期你的医生可能不会告诉你的那些事：天然孕激素的突破性著作》（*What Your Doctor May Not Tell You About Menopause*：*The Breakthrough Book on Natural Proge*）的合著者医学博士约翰·李（John Lee），为患有骨质疏松症的女性患者开具了天然黄体酮软膏处方。他说这种天然软膏通常有显著的疗效。他的理论是，雌激素除了能增加现有骨骼中的骨量，对形成新骨没有任何作用。但是孕激素是有作用的，只要你服用的孕激素不是人工合成的。李博士建议使用黄体酮软膏，因为这种方式的副作用比较小。洛夫博士建议使用微粒化黄体酮，已有研究表明，这种药物可以促进骨骼形成，并防止骨吸收。不幸的是，她提到的临床试验中所使用的微粒化黄体酮在我们国家还没有，而其他品牌的黄体酮可以从其他的复方药店（如威斯康星州麦迪逊市的女性国际药店）订购（需有医生处方）。同样，目前还没有足够的研究证明孕激素理论，也没有明确的证据表明服用雌激素或同时服用雌激素和孕激素可以预防老年性骨折。

其他有希望替代激素的药物包括福善美（Fosamax）这样的双磷酸盐。双磷酸盐的工作原理是抑制破骨细胞的骨吸收作用。不幸的是，目前还没有足够的研究来确定它们的效果。另外两种有希望的治疗方法是降钙素，这是一种来源于甲状腺的激素，以及一种叫作异丙黄酮素的生物类黄酮，它可以增强骨密度。最近的研究表明，甲状旁腺激素是一种很有前景的治疗方法。这种方法可以刺激骨质生长，并且副作用很小。目前为止，这种治疗方法的弊端是它只能通过每日注射进行治疗，但好消息是只需使用一两年。

即使你决定使用激素或其他形式的治疗方法，无论是现在还是当你变老时，记住，仅仅靠药物治疗（或草药替代疗法）并不能帮助你预防骨质疏松症。你仍然需要注意饮食；你仍然需要每天锻炼，最好包含一个全面的有负重体式的瑜伽练习；你仍然需要尊重身体发出的休息与修复的信号。骨质疏松症是一种可以致残的令人十分痛苦的疾病，但只要适当关注健康的各个方面，它便不一定是衰老的必然结果。

THE WOMAN'S BOOK OF
YOGA & HEALTH **激素替代疗法与骨质疏松症**

2001 年 4 月 15 日出版的《美国医学杂志》（*American Journal of Medicine*）上引用的一项研究表明，激素替代疗法并不能预防或逆转骨质疏松。这项研究是心脏和雌激素以及孕激素替代研究的一部分，该研究对 2700 名绝经后女性进行了为期四年的跟踪调查，以确定激素替代疗法对骨折的影响。根据研究结果，激素替代疗法并没有比安慰剂更有效地保护女性避免骨折。

瑜伽如何提供帮助

瑜伽可以在很多方面来提升身体健康。许多健康人士看到了它对抗压力的作用，而压力会损害神经内分泌系统和免疫系统。但瑜伽的功效不止于此。在 1988 年发表于《瑜伽文摘》杂志上的一篇文章中，作者玛丽·沙茨说，只要身体吸收了足够的钙，瑜伽就能刺激骨骼保持钙质。其中的奥秘就是，瑜伽中有一些可以影响整个脊柱、手臂、肩膀、肘部、腿部、膝盖、脚踝和脚的负重体式（如手平衡体式、倒立体式和站立体式），同时还能促进关节活动。加利福尼亚州立大学洛杉矶分校在 2000 年进行的一项尚未发表的小型研究中，发现了一个瑜伽疗愈师们早已知晓的情况：瑜伽实际上可以增加骨密度。实验中有 9 名女性实验对象练习了瑜伽，另外 9 名则没有。骨密度测试分别在实验开始时和 6 个月后进行。结果，瑜伽练习者的椎骨密度增加了，而没有练习瑜伽的实验对象椎骨密度没有任何变化。有趣的是，瑜伽练习者的髋骨密度有所下降。然而，医生们认为这种降低实际上预示着骨密度随后将会增加。

B.K.S. 艾扬格认为，瑜伽通过挤压出不新鲜的血液或淋巴液，并用新鲜的含氧血液或淋巴液重新浸润该区域，帮助身体吸收它所需的营养。倒立体式，尤其是肩倒立和犁式的效果尤为显著。根据艾扬格的说法，这些体式可以通过喉锁将不新鲜的血液从这个区域挤压出去，从而调节你的甲状腺和甲状旁腺（这两个腺体对新陈代谢至关重要）。当退出体式并释放喉锁时，颈部区域将会沐浴在新鲜的血液之中。换言之，倒立体式有助于头部和颈部的循环，从而使腺体恢复活力。

在帕特里夏的教学实践中，她教授学生前屈体式来安抚其肾上腺，减轻"战斗或逃跑反应"的影响，然后再通过后弯体式来激活肾上腺。她说扭转体式对调节肾上腺同样有效，而肾上腺可以为健康的骨骼提供足够的雌激素和雄激素。

许多老年人容易跌倒，这往往是因为他们对自己的正常活动能力失去了信心；还有一些人则因为视力低下、肌肉萎缩（通常是由缺乏锻炼引起的）、姿势不良或关节炎。瑜伽可以改善身体姿态和协调能力，增强肌肉力量，增加灵活性，并更好地保持身体的平衡。

你可以按照我们下面给出的序列来练习瑜伽体式，或者你也可以练习经典体式（如第1章和第2章所示）。如果你正在被骨质疏松症所困扰或者患骨质疏松症的风险很高，在开始练习瑜伽之前请咨询你的医生。如果你的活动能力受限，虽然有一些体式是可以做到的，但最好还是先咨询你的医生。显然，骨质疏松症对那些正在忍受煎熬的人来说真的是一个进退两难的状况。如果你锻炼过度，或者做了错误的锻炼，你不仅会感到更多的疼痛，还会有骨折的风险；但如果你不锻炼，肌肉会变得越来越僵硬和无力，并且会失去极为重要的钙质而承担骨折的风险。因此，你必须向瑜伽疗愈师和有相关知识背景的医生寻求专业建议。

预防骨质疏松序列

1. 山式

双腿并拢，站直，将身体的重量均匀地分布在前脚掌与脚跟之间。通过股四头肌（大腿前侧）的上提来收紧双膝。通过向后转动肩膀并将肩胛骨收入背部来上提胸骨并扩展胸腔。上提腹部，在将尾骨向内收的同时不要将大腿向前推。保持手指并拢，掌心朝着大腿，手臂向下伸展（14.1A），让肩膀远离耳朵。当双脚牢牢地向地面扎根时，想象脊柱从身体的中心向上延长。自然地呼吸，放松盆底肌、肩膀和颈部，保持体式30～60秒。

手臂上举式

以山式站立，将掌心向外转动，从身体两侧缓缓地将手臂举过头顶，保持肩膀向下并且远离耳朵（14.1B）。提起胸腔，将肩胛骨深深地收入背部。如果难以平衡身体，双脚分开一些或者背靠墙壁练习。如果可以，保持体式 20 ～ 30 秒；也可以进入、退出体式两三次。

祈祷式手臂

为了更大限度地打开胸腔和肩膀，继续以山式站立，双手在背后并拢，做成祈祷式（14.1C），注意不要拱背。如果觉得拉伸过于强烈，可以将手臂在背后交叉，并握住肘部。练习过程中应保持身体的正位，就像手臂在身体两侧时一样。

功效　不同手臂的姿势有助于缓解肩、手臂、上背部和下背部区域的僵硬，改善全身的循环，并纠正身体姿态问题。

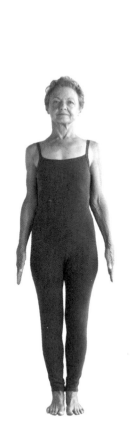 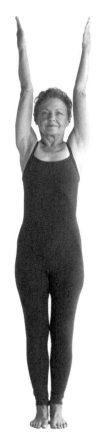 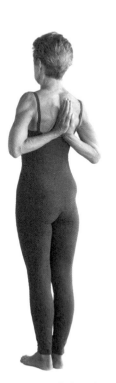 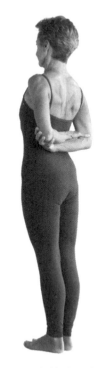

14.1A　山式 A　　　　14.1B　手臂上举式 B　　　　14.1C　祈祷式手臂 C　　　　14.1D　祈祷式手臂 D

2. 加强脊柱前屈伸展式

双脚稍微分开站立，双手在背后交扣。呼气，将腰和侧肋向地面拉伸，进入前屈。伸展手臂，将双手带过头顶，靠向地面，保持肩胛骨远离颈部。保持体式 10 ～ 15 秒，慢慢地回到站立体式，休息片刻。

功效 双手在背后交扣，会更大限度地打开胸腔，还可以消除肩膀、肘部、手腕和手指的紧张和僵硬。

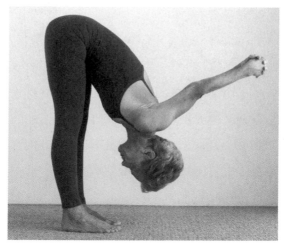

14.2 加强脊柱前屈伸展式

3. 下犬式

为了调整好手和脚之间的距离，俯卧下来。手掌放在胸腔两侧的地面上，手指充分伸展并指向前方。翻转脚趾踩地，起身，双手和膝盖着地。如果你的柔韧性足够好，请保持双脚并拢。

呼气，双手压向瑜伽垫，手臂内侧向上伸展。再次呼气，抬高臀部，向上、向后移动大腿，保持双腿的伸展，臀部向上提，同时将脚跟踩向地面。手臂和腿的动作可以拉长脊柱，放松头部。保持体式 30 ～ 60 秒，深深地呼吸。让头部完全放松，放松颈部。退出体式时，回到手、膝着地的姿势，向后坐在脚跟上，然后抬头。

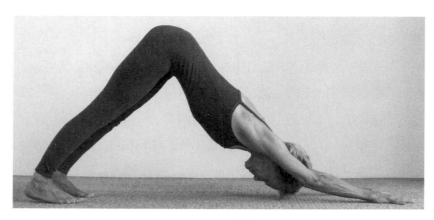

14.3 下犬式

功效 这种承重练习会强健手臂、腿和脊柱，同时拉长脊柱，还有助于缓解肩膀、颈部和手臂的僵硬。

4. 战士 I 式

以山式站立，在舒适的前提下，最大限度地分开双脚（约130厘米宽），脚趾朝着正前方。手臂向两侧伸展，与肩同高并平行于地面，掌心向下。向上翻转掌心，举起手臂，直到双臂与耳朵对齐并彼此平行。肘部伸直，从股四头肌开始向上拉动身体并上提腹部和胸腔。呼气，将躯干和右腿向右转动90度，左脚向右转动60度；吸气，前臂向上伸展；呼气，弯曲右腿，使大腿与小腿形成直角。如果膝盖向前超过了脚踝，需要增加双腿之间的距离。在舒适的前提下，将躯干向天花板伸展，同时尽量向后仰头，看向大拇指。如果颈部不适，保持头直立并向前看。反复进入、退出体式几次，来增加髋和膝的灵活性。

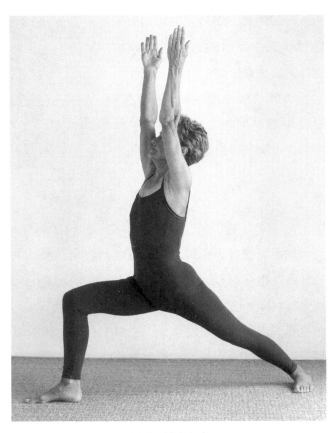

14.4 战士 I 式

变体 如果需要额外的支撑或稳定性，可以将前脚脚趾推向墙壁，手也放在身体前方的墙壁上，直视前方。每次呼气，进入、退出体式，弯曲和伸直前腿三四次。最后一次屈膝时，双手从墙壁上移开，向头上方伸展手臂，掌心相对。保持肩胛向下、向内内收，打开胸腔。注意，膝盖不要超过脚踝，自然地呼吸几次，回到山式，换另一侧练习。

功效 这个承重体式有助于增加髋部和下背部的活动性，进入和退出体式的动作也能保持关节的灵活性。

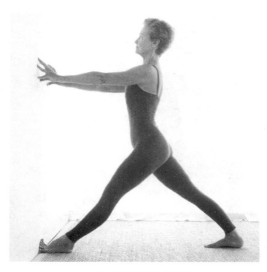

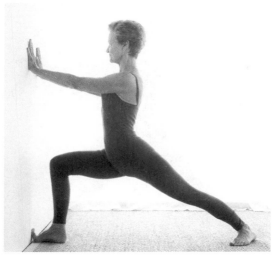

14.5A　战士Ⅰ式变体A　　　　　　　　　14.5B　战士Ⅰ式变体B

5. 战士Ⅱ式

以山式站立。最大限度分开双脚（约130厘米宽），左脚向外转动90度，右脚微微向内转动，左脚脚跟应与右脚足弓对齐。手臂向两侧伸展且平行于地面。呼气，屈左膝，让左大腿平行于地面且左小腿垂直于地面。屈膝后如果左膝超过了脚踝，需要

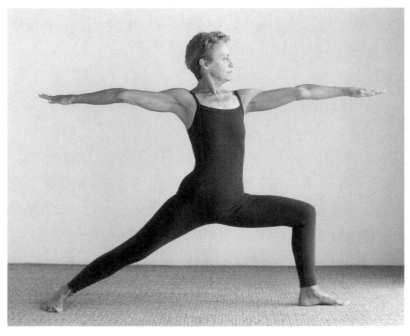

14.6　战士Ⅱ式

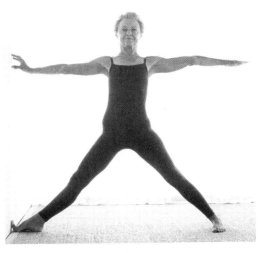

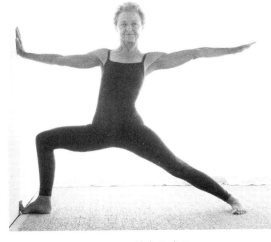

| 14.7A 战士Ⅱ式A | 14.7B 战士Ⅱ式B |

加大双脚间的距离。转头，看向左臂方向，目光越过手指。想象手臂就像在拔河一样被分别拉向两侧。反复进入、退出体式几次来增加关节的灵活性。

变体 如果需要支撑，可以一只脚抵墙，一只手扶墙来练习。反复进入、退出体式几次，吸气时蹬直靠近墙壁的腿，呼气时屈膝，如有必要，可稍微地放松手臂。最后一次进入体式时，手离开墙壁，保持几个呼吸，然后并拢双脚，换另一侧练习。

功效 这个体式对改善身体姿态，拉长并强健脊柱，增加髋部、背部和双腿的柔韧性都有很大的帮助。因为这个体式对于双脚、脚踝和腿来说是一种承重练习，因此促进了这些区域的骨骼保持钙质。

6. 三角伸展式

以山式站立。双脚分开约107厘米，右脚向外转动90度，左脚微微向内转动。右脚脚跟应与左脚足弓对齐。在右脚外侧放一块瑜伽砖，手臂向两侧伸展，上提股四头肌，上提腹部和胸腔。呼气时，保持背部挺直，向右伸展躯干，将右手放在瑜伽砖上。右手下压瑜伽砖，由胸腔向上伸展左臂，一直到达左臂。将肩胛骨收入背部，向天花板方向转动胸腔，直视前方或目视左手方向。向左转动腹部。自然地呼吸，保持体式20～30秒。吸气，向上提起躯干并充分伸展躯干。换左侧重复练习该体式。然后向前转动脚趾，并拢双脚，回到山式。

变体 如果这个体式太有挑战性，或者你感到不稳定，请用矮凳或椅子代替瑜伽

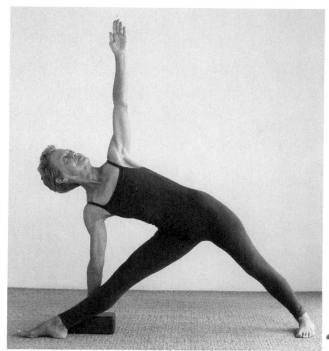

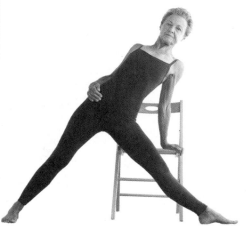

14.8　三角伸展式　　　　　　　　　　　　　　14.9　三角伸展式变体

砖。将一只手放在椅子上，另一只手扶髋，保持手臂与腿的活力与强壮，放松肩膀、颈部和面部肌肉，自然地呼吸几次。

功效　这个体式可以拉长并强健脊柱，促进骨盆区域循环，十分有助于增强身体的灵活性与稳定性。这个体式对于你的手臂、腿和脊柱来说是一种承重练习，因此促进了这些区域的骨骼保持钙质。

7. 三角扭转式

以山式站立，双脚分开 100 ～ 110 厘米，左脚向外转动 90 度，右脚微微向内转动，左脚脚跟与右脚足弓对齐。在平行于右脚的外缘处放一块瑜伽砖。呼气时，转动躯干，面向左方，右腿、右膝向内旋转，右手指尖落在瑜伽砖上。收紧双腿，将右肩胛骨收入背部，从而保持胸腔的扩展。自然地呼吸 15 ～ 20 秒，吸气，起身，转身，换另一侧重复练习该体式。

如果这个体式做起来太困难，可以把瑜伽砖换成椅子，让手落在椅子上，也可以在椅子上垫毛毯或瑜伽枕来增加高度。反复进入、退出体式几次，来保持关节的润滑

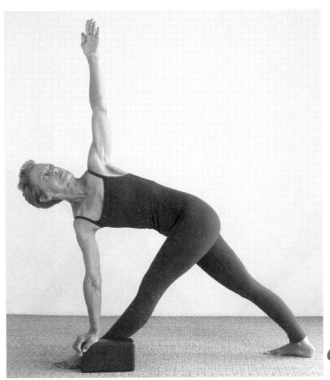

14.10 三角扭转式

14.11 三角扭转式变体

和灵活。可以的话，在最终体式中保持几个呼吸。

功效 这个体式有助于促进腿、手臂和脊柱的骨骼保持钙质。这个体式也会拉长并强健胸椎，增加肩膀、臀部和背部的柔韧性，并改善身体姿态。

8. 站立玛里琪扭转式

椅子侧面靠墙，在椅座靠墙的一侧放一块瑜伽砖。为防止瑜伽砖滑动，可以先在椅座上放一张瑜伽垫。面朝椅子站立，身体左侧靠墙，保持

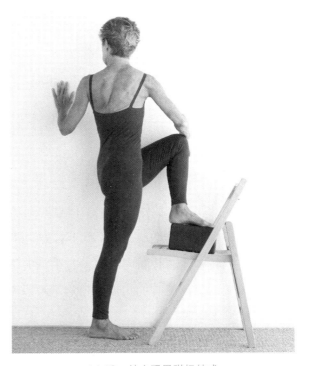

14.12 站立玛里琪扭转式

右腿的稳定。左脚放在瑜伽砖上。吸气，身体向上伸展，呼气时，右手放于左膝上，左手放于墙壁上。反复进入、退出体式几次，每次通过更深地吸气让身体向上伸展，通过更彻底地呼气让躯干得到更大限度的扭转。调转椅子，换右脚重复练习该体式。

功效 这个体式有助于拉长并强健脊柱，释放上背部和中背部的僵硬。

9. 骆驼式

跪在地面上，膝盖和双脚分开，与髋同宽。手掌放于臀部，呼气时，稍微将大腿向前移动，同时向上提起侧肋。慢慢后弯，提起胸腔，拓宽双肩。双手从臀部移至双脚，抓住脚跟。如果手不能落到脚跟上，可以在脚踝一侧放置瑜伽砖，让手落在瑜伽砖上，手指与双脚指向同一方向。大腿应垂直于地面。如果觉得舒适，向后仰头，平稳地呼吸 10 ～ 15 秒。如果这样做太难，可反复进入、退出体式几次。

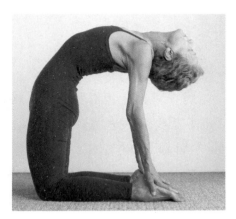

14.13 骆驼式

退出体式时，逐一将手收回。呼气时，慢慢由胸椎开始上提身体，利用大腿的肌肉带动身体复位，最后抬起头。

功效 这个体式有助于促进脊椎保持钙质，强健脊柱和上背部肌肉。

注意 如果你患有偏头痛、紧张型头痛或高血压，请不要练习这个体式。

10. 上弓式

屈膝，仰卧。双脚分开，与髋同宽，脚跟靠近臀部。肘部弯曲，双手放在头的两侧，手指朝着脚的方向。呼气时，提起髋部和胸腔，伸直手臂，伸展双腿。上提尾骨，让大腿后侧移向臀部。退出体式时，屈膝，屈肘，慢慢地将身体落回地面。如果可以，保持体式 5 ～ 10 秒，如果不能，反复进入、退出体式两三次。如果很难推起身体进入后弯，可以尝试用瑜伽砖和瑜伽枕做第 39 ～ 40 页的变体。

功效 练习这个承重的体式对身体十分有益，因为这个体式让你提起了自身的重量，促进了背部、手臂、肩膀、腿和脚的骨骼保持钙质。同时它也有助于增强胸腔和脊柱的灵活性。

注意　只有当上弓式已经成为你瑜
伽练习的一部分时，才去练习无辅助的
变体。如果你有颈部问题，请向有经验
的瑜伽老师寻求帮助。如果你患有偏头
痛、紧张型头痛、心脏病以及任何其他
严重的疾病，请不要练习这个体式。

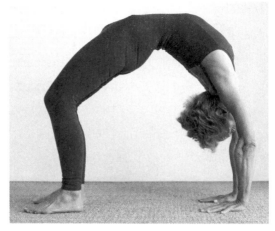

14.14　上弓式

11. 俯英雄坐

跪在地面上，双膝分开，略宽于
臀部，大脚趾并拢。前屈，手臂和躯干向前伸展，头在地面或毛毯上放松。保持体式
20～30秒，伸展背部。

功效　这是一个可以平衡后弯练习的舒缓体式，这个体式可以伸展和调整脊柱，
释放背部、颈部、肩膀和手臂的紧张。

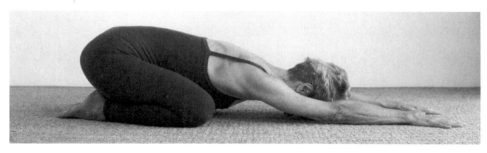

14.15　俯英雄坐

12. 倒箭式及其循环

在离墙 7 厘米处放一个瑜伽枕。坐在瑜伽枕上，右髋一侧接触墙壁。用手支撑身
体，并向后仰。翻转身体，将右腿靠墙，然后左腿靠墙，保持臀部靠近墙或抵在墙上。
抬腿时，如果臀部离开了墙壁，则用脚踩墙，手撑地提起髋，将臀部移回原位。如果
感到腿部不适，可以将臀部稍微远离墙壁。躺下来，用瑜伽枕支撑下背部和肋骨，尾
骨落向地面的方向，肩和头落在地面上（14.16A）。如果颈部不适，可以将一条折叠好

的毛巾或毛毯放在颈部下方。伸展双腿，肘部弯曲，掌心向上，将手臂放在身体两侧。在这个体式中放松休息，闭上眼睛，保持 5 分钟。

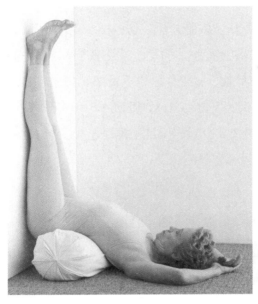

14.16A　倒箭式及其循环 A

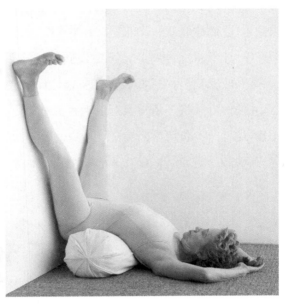

14.16B　倒箭式及其循环 B

循环

保持躯干不动，双腿向两侧张开（14.16B）。保持这个姿势 3 ～ 5 分钟，自然地呼吸。

保持躯干的位置不动，弯曲膝盖，在脚踝处交叉双腿，在这个姿势中再保持 3 ～ 5 分钟（14.16C）。

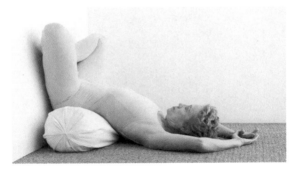

14.16C　倒箭式及其循环 C

轻柔地将身体推离墙壁，直到臀部从瑜伽枕上滑落于地面，双腿和大腿后侧应在瑜伽枕上放松休息。在这个姿势中休息 5 分钟，也可以保持更长时间（14.16D）。

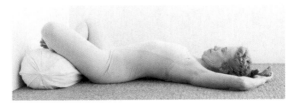

14.16D　倒箭式及其循环 D

退出体式时，松开双腿，将身体推离瑜伽枕，转身侧卧。轻柔地呼吸片刻，之后手推地起身。

功效　这个修复性体式能让你在放松下背部的同时获得深度的放松。

13. 摊尸式

仰卧，双腿向远处伸展。将手臂舒适地放在身体两侧，稍远离躯干一些，掌心朝上。向远处伸展双臂和双腿，让它们完全放松。闭上眼睛，让一切放松。深呼吸几次，吸气时让气息充盈胸腔，不要让喉咙、颈部和横膈紧张。呼气时，放松身体，向地面沉落，放松肩膀、颈部和面部肌肉。保持腹部柔软、放松，放松下背部。如果感到颈部紧张，可以将一条折叠好的毛毯放在颈部和头的下方。自然地呼吸 5 ～ 10 分钟，退出体式时，弯曲膝盖，慢慢地转身侧卧。保持片刻，然后轻柔地手推地起身。

功效　这个体式能带来一种完全放松、轻盈和宁静的感受。

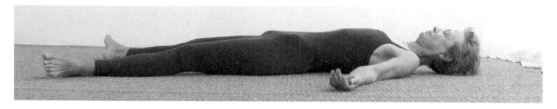

14.17　摊尸式

强健你的心脏

我曾经问过我 88 岁高龄的祖母关于变老她最害怕的是什么，她是否担心骨质疏松症？即便她当时站得又高又直，但还是承认："有一点担心，想到会摔坏髋部或者腿我就害怕，因为这样的话就必须得有人照顾我，这一点我没有办法忍受。"

"还有别的吗？"我追问道。

她说："在身体准备好以前我已经失去了意识。"

"那你的心脏呢，奶奶？你可曾担心过心脏病发作？"我继续追问道。

她回答说："不，宝贝儿，那是男人容易得的病。我唯一关心的是我的心里要有足够大的空间来装下我的孙辈们和曾孙辈们。"

不幸的是，心血管疾病已不再是男性才有的健康问题。实际上，大众媒体、医学资料、家庭医生和妇科医生都提醒说，女性在 65 岁之后死于心脏病的概率大大提高。研究表明，在 45～64 岁的女性中，每十名女性中就会有一名女性患有某些形式的心血管疾病，而在 65 岁以上的女性中，每四名女性中就有一名受心血管疾病的影响。实际上，死于心脏病的女性人数比死于癌症的女性人数要多。

这些数据让我们更加不能忽略绝经后期的心脏病风险。幸运的是，即便是患病风险高的女性也可以通过改变生活方式来降低其影响，这包括采取激素替代疗法、改变饮食、补充维生素、做瑜伽、冥想、参加互助小组或者参与社区服务等。瑜伽在呵护心脏方面特别有效，因为它可以全方位地应对这个问题，为女性从身体上、情感上和精神上提供应对方法。

你的心脏

心脏本身是由两个泵组成的，每个泵分别有一个空腔，顶部为心房，底部为心室。含氧的血液从肺部进入左心房，经过左心室泵入主动脉，然后由主动脉通达全身。当含氧血液在全身循环后，耗尽氧气的缺氧血液从右心房回到心脏，接着流进右心室，然后通过肺动脉泵入肺部。

让血液进出心脏并流向全身依靠的是强有力的心脏搏动，而强大、稳定的搏动需要强大的心肌有节律地收缩。心脏搏动将富含氧气的血液送往全身的组织，然后再将血液泵回肺部重新吸氧。身体在休息时，心跳平均每分钟达到 60～100 次。当心脏在

人的心脏

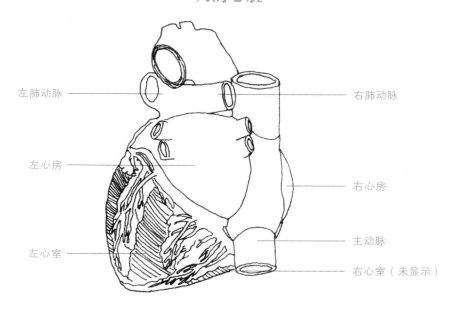

左肺动脉

右肺动脉

左心房

右心房

主动脉

左心室

右心室（未显示）

两次强有力的收缩中间休息的时候，血液会流回到上方的腔室：含氧血液充满左心房，而缺氧血液则涌向右心房。

当心脏通过动脉把血液泵到全身的时候，会在动脉壁上形成一定的压力。健康专家们通过手臂来测量血压。当心脏收缩时，血压升高，此时测试到的最高心跳次数（通常在 100 ～ 140 之间）代表收缩压或者高压。当心脏在两次心跳之间短暂放松时，压力会略微下降，这个较低的数值（通常在 60 ～ 85 之间）代表舒张压或者低压。中枢神经系统调节着心跳的节律，这也是为什么当你感到焦虑或者害怕时心跳会加速。

是什么出了问题

从生理上来说，心脏病，或者更确切地说，心血管疾病包含了所有心脏和血管相关的问题。一种类型的心脏病与动脉硬化有关，这一过程便被称为动脉硬化。这类疾病也包括：冠心病，其特征是流向心肌的血液减少；心绞痛，由严重的冠心病导致；心肌梗死，心脏的一条供血血管被完全阻塞；心脏传导问题会导致心脏搏动异常，称为心律失常。心脏也可以发展出一些结构性问题，通常由感染引起，如风湿性心脏病或室间隔缺损等心脏室壁遗传性缺陷。

高血压不仅仅是心肌本身的问题，也可能成为冠心病的成因之一。高血压如果不治疗，仅仅是经年累月与高血压的抗争便可致使心肌劳损，从而成为其他心脏疾病的一个诱因。

虽然中风与心脏问题没有直接关系，但颈动脉硬化（通向大脑的大动脉）却是致使中风的众多成因之一。

高胆固醇

大家都听说过胆固醇是引起心脏疾病的主要风险因素。实际上，胆固醇本身并不是问题。胆固醇这种由肝脏分泌的脂肪物质，在细胞膜的形成过程中发挥着核心作用，它可以使胆盐吸收脂溶性维生素并修复细胞损伤，它也是雌激素、孕激素、睾丸素和皮质醇等必需激素的重要组成部分。当身体已习惯于自己分泌胆固醇时，人从食物中，特别是动物制品、部分氢化脂肪和饱和脂肪中得到的多余胆固醇，就有可能会带来问题。当然，也有些女性不管吃什么或者做多少锻炼，天生就是高胆固醇。

关于胆固醇的争论变得更加复杂。多年来，主流医学界普遍认为高胆固醇会导致心脏病。现在对女性心脏问题的研究倾向于区分坏胆固醇（低密度脂蛋白，简称 LDL）和好胆固醇（高密度脂蛋白，简称 HDL）。研究人员推测，低密度脂蛋白（请注意，只有某一种低密度脂蛋白）会导致冠状动脉问题。

就像高血压一样，低密度脂蛋白可以破坏冠状动脉壁，导致阻塞，减少流向心脏以及腿部和大脑的血流。过量的低密度脂蛋白会积聚在冠状动脉的中层。为了清除低密度脂蛋白，动脉会分泌化学物质来将它氧化。这样，低密度脂蛋白就会变得更加危险，它会在动脉内形成脂肪条纹。如果高密度脂蛋白的含量足够高，在被氧化了的低密度脂蛋白造成太多破坏之前，高密度脂蛋白通常会将其清理掉。如果高密度脂蛋白的含量不足，身体的免疫系统便会向这个区域输送白细胞。不幸的是，这些白细胞也会被堵在那里，导致斑块的形成。由此形成的斑块（有时会钙化）会使动脉变窄，从

饮食补充建议

确保你的维生素补充剂中含有足够量的铜、铬、硒以及抗氧化维生素 A、维生素 C 和维生素 E。铜、铬和硒可以降低胆固醇，从而降低心脏病发作的风险。西兰花、青椒、番茄、卷心菜、绿叶蔬菜、草莓和葡萄柚中含有维生素 C；胡萝卜及其他绿色和黄色蔬菜中含有大量维生素 A；巴旦木（扁桃仁）、榛子、花生和葵花籽以及橄榄油、红花油和小麦胚芽油是维生素 E 的优质来源。

而减缓流向心脏的血液。如果心脏得不到其所需的血液供应，就会出现令人痛苦的胸痛。这种被称为心绞痛的疼痛是警示心脏问题的一个重要信号。心绞痛经常发生在使心脏搏动加快的高强度体力活动中；而当心脏处于休息状态时，它通常会消失。如果你忽略了心绞痛，也没有改变生活方式，你很可能是在为自己埋下心脏病的隐患，因为长此以往，动脉会被完全阻塞，心肌便得不到养分。

饮食确实可以控制过多的胆固醇生成，保障动脉畅通。但是基因常常决定你如何代谢脂肪。有些女性天生胆固醇高，其他一些人则想吃什么就吃什么。更年期可能会增加一些女性的低密度脂蛋白，同时降低高密度脂蛋白，尤其是绝经后久坐而体重又增加的女性。

其他生理指标

升高的甘油三酯和高半胱氨酸通常表明一个人存在心脏问题。事实上，一些医生认为，与高血压或高胆固醇相比，这两种物质中的任何一种升高都更能威胁动脉健康。与高密度脂蛋白、低密度脂蛋白和胆固醇相似，甘油三酯也是一种脂质物质。和低密度脂蛋白一样，它们在人体内的水平越低，人患心脏病的可能性就越小。高半胱氨酸是人体代谢蛋氨酸这种氨基酸时产生的副产品。高水平的高半胱氨酸和低于正常水平的叶酸似乎能增加冠心病的患病风险，特别是女性。单纯增加维生素 B 的摄入量（特别是叶酸、B12 和 B6）可以显著降低高半胱氨酸的水平。

吸烟对心脏和肺一样有害。尼古丁可以氧化低密度脂蛋白，破坏动脉血管壁，甚至可以让动脉血管痉挛，阻碍血液的有效输送。肥胖是心脏的另一个敌人，它会导致血压升高，特别是如果你的腰臀比率低的话，有时细腰丰臀的女性心脏状况更好。换句话说，梨形身材比苹果形身材更健康。幸运的是，很多女性在体重下降时，血压也会几乎立刻降下来。

THE WOMAN'S BOOK OF
YOGA & HEALTH **帕特里夏说**

◇ 如果你患有高血压，即使已经通过药物控制了血压，也不要练习无支撑的倒立或后弯体式，但可以练习交叉瑜伽枕式或仰卧束角式这类有支撑的后弯体式。它们具有增加心肺循环和恢复神经系统平衡的双重作用。

◇ 如果血压正常就可以做倒立体式，这些体式会促进循环，使血液和淋巴液从骨盆和腿部流向心脏。

引起心脏病的情感和精神因素

人体心血管系统的生物学原理无法展现心脏疾病的全貌，抛开对你的情感和精神状态的审视去谈心脏健康是不可能的。你可能会从例行体检中得知你的动脉有点堵塞，或者你生平第一次查出患有高血压，或者你的低密度脂蛋白水平上升了，而你的高密度脂蛋白水平下降了。即使你和你的医生决定尝试通过锻炼和饮食来恢复平衡，但你只有开始审视生活中的其他方面，才可能取得真正意义上的成功。显然，血压不会自己升高，动脉也不会无缘无故堵塞。

十多年前，医学博士迪恩·奥尼什和他的研究团队开始了一项研究，该研究旨在说明情绪压力、孤立、敌意、愤世嫉俗和自卑对心脏的影响。奥尼什确信高水平的胆固醇、被氧化的低密度脂蛋白、甘油三酯、尼古丁和高半胱氨酸仅仅是致病因素的一部分。他创设了一个名为"打开你的心"的项目，通过给病人们提供饮食、瑜伽、观想、冥想、团体互助和其他生活方式的改变来改善病情。研究结果表明该方法效果非常显著。尽管这一结果令西方医疗机构感到意外，但同我交谈过的许多女性都觉得这是必然的。一位女士评论说："毕竟，在我的人生中，有无数次我感到心碎万分、心灰意冷或者痛心疾首。而当我开心的时候，我的心会因喜悦而雀跃，我感到心被打开，我的心脏兴奋地快速跳动着。"

《瑜伽的疗愈之路：被科学证明的缓解压力、打开心扉和丰富人生的古老智慧》（ *The Healing Path of Yoga： Time-Honored Wisdom and Scientifically Proven Menthods That Alleviate Stress， Open Your Heart， and Enrich Your Life* ）一书的作者妮莎拉·黛维（Nischala Devi）帮助迪恩·奥尼什在其位于加州索萨利托的预防医学研究所创建了瑜伽项目。她说，心脏功能是一个绝妙的隐喻，告诉我们需要去平衡生活中的得与失。很多女性总是忙于照顾别人，却在照顾自己时遇到了问题。把自己放在第一位会让她们感到自私，但心脏会告诉你把自己放在第一位是自然的，而不是自私的。心脏在以含氧血液的形式向全身输送营养时，从没有忘记过首先完成自我供给；如果忘记了，它就会死去。就像一颗不健康的心脏对你的身体没有好处一样，如果你不健康，你就不能很好地滋养周围的人。

当我的祖母说她要让心里拥有足够大的空间来装下她对所有的孙辈和曾孙辈的爱时，她言外有深意。她的活力与她去接纳并与每一代人共同成长，以及她从家人和朋友那里得到的爱和尊重有着深深的联系。

在《女性生命之书：女性生命周期的生理、心理和灵性》一书中，琼·博里森科说了一个简单而又深刻的道理：我们随着生活慢慢变老。如果我们在成长过程中远离他人，对于我们遇到的事情充满怀疑和愤怒，那么我们的晚年将在愤怒、怨恨和孤独中度过。然而，如果"我们的关注点一直都放在爱、学习和服务他人上面，我们将逐渐发展出犹如神谕般的智慧，以及由同理心和相互关联的思维自然生长出的慈悲"。迪恩·奥尼什博士的研究表明，在晚年保持社交的女性（和男性），其心脏病和免疫功能紊乱的发病率都会较低。

妮莎拉·黛维在她的心脏瑜伽工作坊中说，处于情感或精神痛苦中的女性更倾向于封闭自己，紧锁心门。这反过来又使情绪层面的身体收缩，从而引起更大的痛苦。她的药方是瑜伽和积极的意象。做瑜伽体式时带着观照并坚定默诵经文，会让身体调动疗愈力量，并将这些能量带到有病痛的地方。她在书中还给出了一个建议："永远讲真话，这样心就不会被令人疑惑的矛盾所堵塞。"就像老话说的那样——心口如一。

曾经苦苦挣扎于抚养孩子和发展事业的女性们在孩子长大成人以及退休之后可能会感到空虚和被边缘化。我的朋友乔安娜就在她的三个儿子离开家后变得很沮丧。作为一名母亲和妻子，她将其一生都倾注在了对子女的养育和对家庭的情感关怀上。正如她告诉我的，"他们离开后我觉得自己没有价值了，我一直觉得自己在他们的生活中是不可替代的，可是现在他们身边有了其他重要的人和自己的生活，虽然这也是我特别希望他们能够拥有的，但我有时仍会觉得被冷落。我觉得自己已经老到无法接受新事物了，我甚至都不知道那些新事物是什么。如果我能做的只是打扫厕所和收一收干洗衣物那该怎么办？"当乔安娜的医生说她有高血压时，她很震惊。毕竟，她一直很健康。她的医生是一位严厉但富有同理心的整骨医师，他告诉乔安娜，在取得她的同

THE WOMAN'S BOOK OF
YOGA & HEALTH **心脏健康饮食计划**

迪恩·奥尼什博士的"打开你的心"项目，成功地测试了低脂素食对逆转心脏病的功效。在他的《迪恩·奥尼什博士的心脏病逆转计划：唯一一个经科学证明能逆转心脏病的系统》一书中，他建议患者每天的食物摄取如下：

◇ 不超过 10% 的脂肪，尽可能食用单不饱和脂肪酸；

◇ 70% ～ 75% 的碳水化合物，特别是复杂碳水化合物，它们比简单碳水化合物更难转化为脂肪；

◇ 15% ～ 20% 的非动物性蛋白质（该饮食清单中允许食用蛋清和脱脂牛奶或酸奶）；

◇ 5 毫克胆固醇。

意前，他暂时不会给她开降压药。她必须更加关注自己的生活，学习瑜伽，或者做一些减压锻炼来缓解焦虑，提振精神——走出家门，加入俱乐部，上一节课，去做志愿者，做任何事情，让自己不再感觉被孤立和沮丧，与外界联结，并感到被需要。

乔安娜这样去做了。她开始在当地的临终关怀组织做志愿者，在那里她发现她可以很好地发挥自己照顾他人的能力和组织能力。虽然她不再需要照顾自己的孩子，但是她找到了一个需要她的新社群。6 个月后，她说她感到自己比过去几年都更开心了，她降低的血压值也反映了这一点。

THE WOMAN'S BOOK OF
YOGA & HEALTH **草药辅助**

大师级草药学家和临床营养师小唐纳德·扬塞（Donald Yance）做了大量关于心脏病的演讲。1998 年 6 月在马萨诸塞州国际草药研讨会上，他向他的心脏病患者推荐了以下草药：

◇ 山楂：用于治疗动脉高血压、冠状动脉损伤、心绞痛、瓣膜功能不全，以及扬塞博士所说的心脏老化或压力过大。

◇ 昙花：用于治疗二尖瓣返流或主动脉瓣返流、心悸和脑血流不畅。须连续服药几个月后才会看到效果。

◇ 益母草：用于治疗伴有或不伴有心悸的神经兴奋、甲状腺机能亢进和高血压，与黄芩、黑升麻、灵芝和镁搭配使用效果最佳。

◇ 黑升麻：用于治疗痉挛。

◇ 彩叶草：用于治疗高血压，它能放松平滑肌并起到促进血管舒张的作用。

◇ 金雀花：用于心律失常和改善静脉回流。

◇ 生姜、蒜、银杏、姜黄、卡宴辣椒和花椒皮可用于抑制血小板聚集和调节血液循环。

哈佛医学院的心脏病专家，医学博士赫伯特·本森（Herbert Benson）的研究表明，冥想和渐进式放松可以降低血压，并稳定不规则的心跳。最近，研究人员对"服务他人（古代瑜伽士称之为业瑜伽）对心脏病的影响"产生了兴趣。业瑜伽并不像听起来那么深奥，乔安娜在临终关怀组织的工作就是一个很好的例子。在当地的救济厨房担当分发餐食的志愿者，做年轻女孩的"知心大姐"或者导师，在社区组织一次食品捐赠活动，这些都是在践行业瑜伽，或者说是在无私地服务。

关于激素替代疗法的争论

统计数字表明，女性在更年期后心脏病的发病率会显著增加。然而，一个最大的疑问是激素替代疗法能否逆转这一趋势。多年来，医生们，甚至那些不提倡激素替代疗法或雌激素替代疗法的人，都认为心脏病高危女性应该服用雌激素（如果她们做过子宫切除手术）或同时服用雌激素和孕激素（如果子宫仍然完整）。一些研究似乎也证实了这一观点，包括"护士健康研究"项目，该研究跟踪了 122 000 名女性长达 20 年，并证明了绝经后服用雌激素的女性患心脏病的概率是未服用雌激素女性的一半。不幸的是，这些研究都不是双盲或安慰剂对照实验，而且均未研究 65 岁以上的女性。

THE WOMAN'S BOOK OF
YOGA & HEALTH **帕特里夏说**

◇　练习仰卧体式来放松大脑和腹部，打开胸腔。记住这种感觉，如果你能够打开心灵去接受爱、幸福和世界所给予的可能性，它就很难被恐惧、愤怒、痛苦和孤独所束缚。本章中所建议的那些打开胸腔的体式，可以调节呼吸，打开胸腔，改善心肺功能。仅仅是上提胸腔并放松肩膀的动作便可以提振精神。在心脏周围创造更多的空间，会给头脑带来一种轻盈感。

◇　练习站立体式来伸展整个身体和增强能量，并通过打开肩膀、胸腔和肋腔来改善身体姿态。这些体式还可以促进下肢循环。如果你患有高血压，练习站立体式时，不要将手臂举过头顶。

　　心脏和雌激素替代研究是一项针对 2 763 名绝经后心脏病女性的临床试验，该研究的最新信息与"护士健康研究"项目中的发现相矛盾，该研究认为雌激素替代疗法对降低心脏病发病率没有任何作用。事实上，这项研究显示，心脏病发作的风险在激素替代治疗的第一年可能会增加，然后在第二年才会降低。尽管激素替代疗法确实降低了低密度脂蛋白的水平，提高了高密度脂蛋白的水平，但我们显然需要更多的研究来确定其真正的利弊。由美国国家卫生研究院赞助的"女性健康倡议"临床试验中，有几项正在进行的对患有心脏病和没有心脏病的女性的研究，但研究结果尚未完全公布。

瑜伽如何提供帮助

　　如果心脏病是一个由很多乐手组成的不和谐的交响乐团——生理上的各种指标、负面情绪和缺少精神联结——那么还有什么能比瑜伽这个指挥者更好地把这些乐手们和谐地组织在一起呢？瑜伽练习与其他所有要素——身体姿势、静心呼吸、富有同情心的社区服务——协同工作来为心脏提供一个健康的环境。

　　在身体层面，瑜伽体位法和被称作调息法的呼吸技巧可以帮助自主神经系统达到平衡，对血压产生有益的影响。其他研究学者在临床试验中所证明的理论是古代瑜伽士和现代瑜伽老师们所知晓的：瑜伽可以帮助身体从对心脏、免疫系统和内分泌系统的压力中解脱出来。正如帕特里夏所说的，在身体中所创造的平和、力量和柔韧性，可以转化为头脑中的平静、稳定和灵活。带着这种觉知的状态融入世界，会让你感到更能掌控自己的生活，并能在潜在问题发展成疾病之前觉察它们。

瑜伽体式也能促进循环。为了让身体拥有良好的循环，你需要强大的心脏、健康的肌肉和运行良好的肺。记住，心脏向全身提供含氧血液，而肌肉和肺将血液泵回心脏。吸气时，在横膈向下移动的过程中，不仅空气会进入肺，血液和淋巴液也会从腹部上升到胸部。瑜伽，被翻译为"联合"或"结合在一起"，将对立的事物结合在一起。在帕特里夏的课堂上，她会教授学生各种各样的体式来让她们的身体全方位地运动。这样的序列编排使得身体可以经历屈曲和伸展，挤压和浸润，平静和激活——所有相反的作用结合起来，能够带来良好、强健的健康循环。

帕特里夏建议患有高血压的学生练习前屈体式，尤其对于由压力引起的高血压。这些体式能让你感到安全、满足和被滋养，特别是当身体在体式中被支撑时，肌肉几乎完全没有紧张感。站立或坐立前屈体式——无论是经典体式还是变体——都能帮助交感神经系统安静下来，让身体全然放松，并拉长收紧的肌肉。此外，根据 B.K.S. 艾扬格的说法，这些带有挤压效果的体式可以按摩内脏器官，增加胃部、肝脏、肠道和胰腺的循环。

每个前屈体式都能让你在体式中去体会身体正在发生的重要变化。一位刚开始练习瑜伽的朋友瑞秋告诉我，她每次练习加强背部伸展式都能增加对自己的认识。尽管她努力地保持安住在当下，像老师说的那样安静而充分地呼吸，但有时她的思绪还是会跑掉，纠结于过去和未来。当这种情况发生时，她会注意到肌肉如何变化（如果回忆不美好，肌肉会紧张起来；如果回忆让她微笑，肌肉便会放松），她的呼吸如何变得

THE WOMAN'S BOOK OF YOGA & HEALTH 帕特里夏说

◇ 在你的日常瑜伽练习中加入摊尸式——终极放松体式。这个体式可以让大脑得到修复，让你重获充沛的精力，给身体和情绪带来一种安宁感和平静感，并让你有机会给自己一些时间反思和自我调整。

◇ 如果你患有高血压或其他心脏问题，在开始练习本书提供的序列之前，请先咨询一下医生（最好是了解瑜伽的医生）。

急促或平静下来，她的心跳如何加快或减慢，这些都取决于进入她脑子的想法。"这帮助了我，"瑞秋说，"每当有压力大的事情发生时，我尝试去发现身体里正在发生什么，现在我觉得我可以通过做些事情让自己尽快平静下来。"

稳定血压序列

一般来说，女性修复序列有益于镇静神经并能让心情恢复平静，如果选择做女性修复序列，请略过头倒立。如果患有高血压，一定不要做无支撑的倒立体式。

1. 摊尸式

将一个瑜伽枕放在身后的瑜伽垫上，将一条折叠好的瑜伽毯放在瑜伽枕的远端来支撑头部。沿着瑜伽枕的一端坐下来，臀部接触瑜伽枕，向后躺在瑜伽枕上，头在瑜伽毯上休息。手臂在身体两侧放松，掌心朝上，双脚远离彼此，放松下来。专注呼吸，完全放松肩膀、颈部和面部肌肉，保持腹部柔软、放松。吸气时，让气息进入胸腔，但不要让喉咙、颈部和横膈紧张。可以将眼枕轻轻地盖在眼睛上来除去外界的干扰，以获得更深入的放松。让眼睛休息，自然地呼吸 5 ～ 10 分钟。

退出体式时，弯曲膝盖，慢慢地转身侧卧，保持几个呼吸，然后手推地起身。

功效　这个体式有助于降低血压，舒缓自主神经系统。

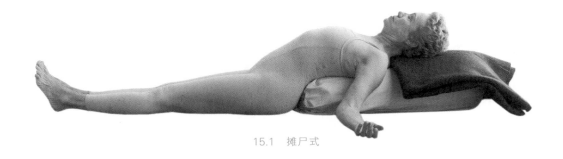

15.1　摊尸式

2. 交叉瑜伽枕式

在瑜伽垫上放一个瑜伽枕，再在其上方交叉放一个瑜伽枕，使其形成"十"字。

为支撑头部，可以在瑜伽枕的一端放一条折叠好的瑜伽毯。坐在瑜伽枕的中央，向后躺，让脊柱落在瑜伽枕上并被瑜伽枕支撑，而头的后侧落在瑜伽毯上。将手臂放在头的两侧，掌心朝上，肘部弯曲，完全放松。如果感到下背部紧张，可以将双脚抬高，放在瑜伽砖上。在体式中放松几分钟，深深地呼吸。退出体式时，屈膝，向一侧转身，双手推地起身。

功效 这个体式扩展了胸腔区域，能改善循环和呼吸，让你在身体层面和情感层面上打开心扉。

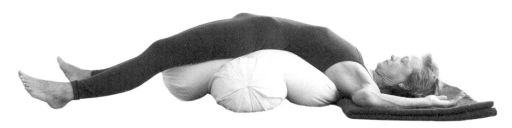

15.2 交叉瑜伽枕式

3. 加强脊柱前屈伸展式

将一把放有衬垫的椅子放在身体前方约 60 厘米的地方，面朝椅子站立。将掌心向外转动，从身体两侧将手臂举过头顶，拉伸整个身体。随着呼气，伸展脊柱并进入前屈，让头在椅座上休息。闭上眼睛，在头的上方交叠手臂。放松颅骨底部、颈部、肩膀和腹部，可以的话，保持体式 2 分钟，用椅子作为支撑，缓缓起身。

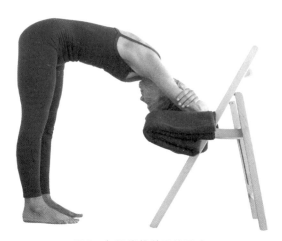

15.3 加强脊柱前屈伸展式

功效 这个体式可以让全身平静下来，并安抚大脑，因此对调节血压很有帮助。

4. 下犬式

俯卧下来，手掌放在胸腔两侧的地面上，手指充分伸展并指向前方。起身，双手和双膝着地，记住手和脚的位置。在瑜伽垫上放一个瑜伽枕或一两条折叠好的瑜伽毯，让辅助物与胸骨对齐。辅助物的高度要足够高才能支撑起头部，但是也不要过高，要让颈部有空间伸展。回到手、膝着地的姿势，翻转脚趾踩地。

呼气，双手用力压向瑜伽垫，手臂内侧向上伸展。再次呼气，抬高臀部，向上、向后移动大腿。保持双腿伸展，脚跟踩向地面。臀部向上抬起时，要保持双腿收紧，肘部伸直，同时让头在辅助物上放松。手臂和腿的动作使脊柱拉长，头部放松。保持体式30～60秒，深深地呼吸。退出体式时，回到手、膝着地的姿势，向后坐在脚跟上，直接进入到下一个体式。

功效 让头部获得支撑的体式能够稳定血压，使心灵和心脏都得到平静。

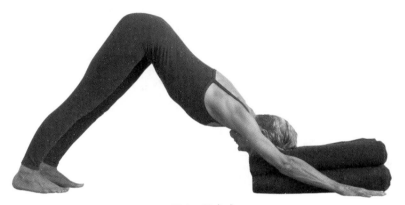

15.4 下犬式

5. 俯英雄坐

跪在地面上，将一个瑜伽枕放在身体正前方。双膝分开，横跨在瑜伽枕上，脚趾并拢。前屈，在瑜伽枕上方伸展躯干，将瑜伽枕压进腹部。在瑜伽枕上方交叠手臂，再将头在手臂上休息，完全放松5～10分钟。用手推起身体，回到坐立姿势。

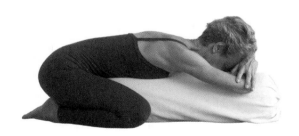

15.5 俯英雄坐

功效 这个体式有助于缓解呼吸困难并降低血压。

6. 头碰膝式

坐在地面上，双腿向前伸展。向身体一侧弯曲右膝，使其与左腿成 45 度角，右脚跟靠近右侧腹股沟。右膝在舒适的前提下，尽量向后打开，保持左腿伸直。

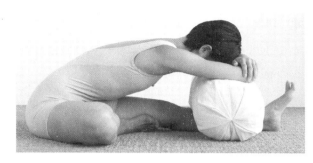

15.6　头碰膝式

将一个瑜伽枕或一条折叠好的瑜伽毯放在伸直的腿上，转动腹部和胸腔，使胸骨与左腿中心线对齐。吸气时，从骨盆底端向上提起躯干，呼气时，躯干前倾并让手臂在瑜伽枕上休息，交叠手臂，环抱头部。如果感到不舒适，可以增加辅助物的高度。头在放松的同时不要让颈部有压力，背部和腿的后侧也不要有任何的压力和紧张。在体式中保持任意你感觉舒适的时长，最好保持 2 ~ 3 分钟，自然地呼吸，更多地关注呼气。吸气起身，伸直右腿，弯曲左膝，换另一侧练习。

功效　这个体式有助于缓解心绞痛，并能调节血压。

7. 加强背部伸展

坐在地面上或者一两条折叠好的瑜伽毯上，双腿向前伸展，将一个瑜伽枕或折叠好的瑜伽毯横放在小腿上。饱满深长地吸气，脊柱向上伸展并提起胸骨和头，保持背部轻柔地向内凹。呼气时前屈，在双腿的上方伸展躯干，在辅助物上交叠手臂，环抱头部。如果背部和腿

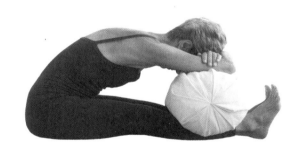

15.7　加强背部伸展

仍感到紧张，可以增加辅助物的高度。轻柔地呼吸，稍微延长呼气的时间来释放所有的紧张。保持这个体式任意你感觉舒适的时长，用呼吸帮助身体放松，保持腹部柔软。吸气，起身。

功效　这个体式能让血压恢复正常，减轻心绞痛，还能给心脏带来深度放松。

8. 仰卧束角式

将一个瑜伽枕放在身后，以支撑头部和颈部，可以在瑜伽枕的另一端放一条瑜伽毯。屈膝，坐在瑜伽枕前方，骶骨触碰瑜伽枕边缘。将一条瑜伽带放在身后骶骨处，将伸展带向前拉过髋部、小腿，

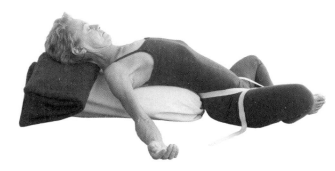

15.8　仰卧束角式

放在脚的下方（参看第 X 页）。两脚掌相互贴合，膝盖和大腿向两侧展开，将瑜伽带收紧，套牢双脚，向后躺下，让头和躯干在瑜伽枕上舒适地休息，让臀部和双腿落在地面上。如果感到下背部不适，可以用一两条折叠好的瑜伽毯来增加支撑物的高度。如果感到腿部肌肉紧张，可以将两条瑜伽毯卷起分别垫在两侧大腿根部。在体式中休息5 ～ 10 分钟，深深地呼吸。

退出体式时，并拢双膝，将腿从瑜伽带中滑出，慢慢地向一侧翻身，手推地起身。

功效　这个体式能够轻柔地打开胸腔和心脏区域，改善呼吸和循环，并调节血压，给整个神经系统带来平衡和平静。

9. 倒箭式

在离墙 7 厘米处放一个瑜伽枕。如果你很高，可能需要更高的支撑，可以在瑜伽枕上加一条折叠好的瑜伽毯。坐在瑜伽枕上，右髋一侧接触墙壁。用手支撑身体，向后仰，翻转身体，将右腿靠墙，然后左腿靠墙，保持臀部靠近墙或抵在墙上。如果感到腿部僵硬或不适，可以将臀部稍微远离墙壁。躺下来，用瑜伽枕支撑下背部和肋骨，肩

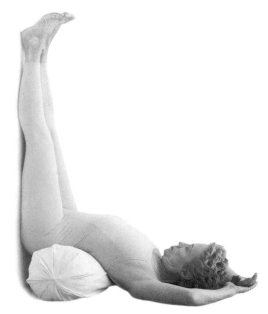

15.9　倒箭式

和头在地面上放松。如果颈部不适，可以将一条折叠好的毛巾或瑜伽毯放在颈部下方。伸展双腿，将手臂放在身体两侧，肘部弯曲，掌心向上。在这个姿势中放松，闭上眼睛，保持至少 5 分钟。

退出体式时，轻柔地将身体推离墙壁，直到臀部滑下瑜伽枕，落在地面上，转身侧卧，轻柔地呼吸片刻，手推地起身。

功效　这个体式有助于缓解心悸、呼吸困难和高血压。

致 谢

在完成了本书的写作后，我深觉必须要感谢我曾经历的每一次谈话，读过的每一本书，上过的每一节课和曾指导我练习的每一位瑜伽老师——简而言之，感谢那些到目前为止影响了我的生活和健康的每一个人和每一件事。很遗憾，我不能真的让感谢名单比书的正文还要长，因此只能列出与本书关系最密切的人以抒感恩之心。

一个要感谢的是帕特里夏·瓦尔登，如果没有她，我不可能完成这本书。任何上过她的课或参加过她的工作坊的人都知道，帕特里夏全心全意地将自己倾注在瑜伽教学中。当然，我很感激她分享了自己关于瑜伽的原理、体式编排和女性健康问题等方面的丰富知识，还不知疲倦地在照片拍摄中给模特提供指导，并审阅手稿。同时，我也觉得在准备本书期间能够遇到这么棒的朋友很幸运。

帕特里夏与B.K.S.艾扬格——她敬爱的老师及其女儿吉塔和儿子普尚的关系是她工作和灵感的来源。普尚·艾扬格是一位伟大的当代瑜伽士，他的瑜伽体式和调息法技巧已经在全世界被传授。他也是瑜伽疗愈性应用的大师，瑜伽被视为一种整体的健康方法在很大程度上是因为他的工作。吉塔·艾扬格凭借自身的努力成了一位享誉世界的老师，她孜孜不倦地倡导并推动着瑜伽与女性健康。当你使用帕特里夏在本书中提供的序列时，便是受益于吉塔·艾扬格的开创性工作。

我要特别感谢来自明尼苏达州，拉克雷森特的艾扬格瑜伽老师克里斯·索德克，她不仅帮助帕特里夏编写了许多体式指导，而且还在孕期序列、产后恢复序列和背部护理序列上与她进行了大量的合作，用她仅有的一点业余时间在很多方面帮助我们。我也要感谢朱迪斯·汉森·拉萨特来为本书撰写前言。她对人体，特别是女性瑜伽方面的知识对我尤为有帮助，她还教会我如何更好地去做头倒立。

我想我从来没有遇到过比瑜伽社群中的成员更慷慨的人。她们中的许多人奉献了她们的见解，她们宝贵的时间，她们奔放的热情。热心的凯瑟琳·德·洛斯·桑托斯为我提供了私教课程，以确保我在全书的写作过程中保持健康。她还担任我们的体式拍摄模特，也给其他模特提供指导，并在一旁为我们加油打气——凯瑟琳，我向你致敬。而马萨诸塞州剑桥哈佛广场瑜伽中心的负责人埃莉诺·威廉姆斯也放下了她的工作室，离开了家，一路奔赴加州来给我们做体式拍摄模特。特别感谢塔拉·史塔林、伊兰娜·罗森博格、卡罗尔·斯托特和玛丽·奎恩，她们很早就和我们一起工作了；感谢艾米·斯通，温妮·陈，雅典娜·帕帕斯，安·奥斯汀，爱丽丝·洛基和罗尼·布里塞特，她们与凯瑟琳·德·洛斯·桑托斯和埃莉诺·威廉姆斯一起使这本书增色不少；我很感激 Yoga Mats 公司的布伦达·毕比一经接洽便决定为拍摄提供辅具；还要感谢 Marie Wright Yoga Wear 公司和 Hugger Mugger 公司慷慨地为体式拍摄模特们提供服装。当然，我永远都要感激与戴维·马丁内斯和他的团队——克里斯汀·弗拉默和弗兰克·加廖内的合作机会。戴维不仅以他精美的摄影技术使本书生动了起来，他优雅的气质和源源不断的幽默感也丰富了我的生活。另外，感谢造型师伊万·门多萨和弗朗斯·杜尚，他们帮助模特们在照片中呈现出了最美的状态。

我也很感激那些影响过我的女性们——她们的教导、写作、演讲以及与我的非正式对话，都在以这样或那样的方式为书中的章节添砖加瓦：克里斯蒂安·诺斯鲁普博士、苏珊·洛夫和苏珊·拉克，她们代表我们所有人不断挑战主流的医学定论，每位女性和她的医生都应该阅读她们的著作；琼·博里森科的演讲和著作帮助了许多女性去发现生命中的每个阶段向她们所展现的力量和馈赠；医学博士南希·朗斯多夫，医学博士维罗妮卡·巴特勒以及梅兰妮·布朗博士，出版了关于女性与阿育吠陀的著作；心理神经免疫学博士坎德丝·珀特；我非常棒的草药学家朋友和同事们，罗斯玛丽·格拉德斯塔、蒂耶罗娜·露·道格、阿曼达·麦克夸德、苏珊·薇德、戴安娜·德·卢卡和明迪·格林，都教会我很多；还有迪安·奥尼什、妮莎拉·黛维、珍妮特·巴拉斯卡斯、吉尼亚·保利·哈登、格雷琴·纽马克、玛丽·沙茨博士、芭芭拉·卡普兰·赫林、朱迪斯·汉森·拉萨特，以及其他一些通过疗愈性瑜伽工作使许多人受益的人。我很担心我可能把某些人遗漏在名单之外——如果真的有遗漏，请记得，总有一天早上我醒来的时候，脑子里会想着你的名字，心里会充满感激。

感谢布里·玛雅·提瓦瑞和瑜伽老师吉尔·爱德华兹、明耶、艾米·库珀、贾妮丝·盖茨、莎拉·鲍尔斯、帕特里夏·沙利文、莎伦·甘农和安吉拉·法默，她们每一位都为这门古老的艺术带来了独特的女性气质，并以非常特殊的方式帮助了我。还要感谢克里帕鲁瑜伽中心的老师和工作人员，她们滋养了我，并总是让我感到我是个受欢迎的人。我要特别感谢我的好朋友，西海岸的马克·道伊和温迪·施瓦茨、东海岸的理查德和米歇尔·斯特纳，当生活中那些令人分心的事情阻碍工作的正常开展时，他们为我提供了一个可以静心写作的地方。

我非常感谢所有参与本书编辑工作的人。《瑜伽》杂志的主编凯瑟琳·阿诺德和健康专栏的编辑詹妮弗·巴雷特阅读了每一章，并给了我重要的反馈意见。医学博士巴克斯特·贝尔、菲尔·卡塔尔福、医学博士迈克尔·泰勒、弗兰·根德林、医学博士托马斯·奥尔登、艾米·库珀、唐娜·福恩、吉尼亚·保利·哈登、格雷琴·纽马克和克里斯·博斯金也给我提供了宝贵的见解。我的经纪人约瑟夫·斯皮尔和我的写作伙伴斯蒂芬·科普、安妮·库什曼以及已故的里克·菲尔兹都为我提供了帮助。我要向香巴拉出版社的皮特·特纳表示感谢，他从一开始就看好这个项目，并鼓励我向前迈进；向詹妮弗·德维恩表示感谢，感谢她绘制了迷人的线条图；向目光敏锐的校对人迪安娜·萨特表示感谢；向出色的文字编辑凯伦·施泰布表示感谢，感谢她订正了所有的瑕疵；尤其是艾米丽·鲍尔，她的热情和对细节的关注让我一直没有偏离正轨，并完成了这本书。

如果没有家人的爱和支持，我绝对不可能完成这本书。特别感谢我的父母对我从不动摇的信念，他们相信我可以做任何我想做的事；感谢我的两个女儿，莎拉和梅根，她们尽其所能参与到我的工作中，并只在适当的时间来找我，让我保持专注和清醒，同时也同我分享她们自己独特的见解、经验和真诚；当然还要感谢我的丈夫，也是我最好的朋友吉姆·基奥，他不知道他的批判眼光和惊人的综合能力对我的帮助有多大。我一直认为嫁给作家和编辑是个好主意，现在我对此确信不疑，尤其当他还是一个会做饭和打理家务的人！

非常感谢所有信任我的女性向我分享了她们的故事，并允许我在这里讲述，从而让其他女性从她们的经历中受益。感谢荣格精神分析心理学家马里恩·伍德曼，在那个特别的夜晚，她用她的话语、真挚和鼓励让我懂得：充满激情地绽放着生命力，真切地安住于自己的身心灵当中的美丽女性的真正含义。

琳达·斯帕罗

2001 年 12 月